超声实用手册系列

妇科超声检查

第2版

主　编　鲁　红

主　审　徐佩莲　宋伊丽

副主编　金杭美　韩建一　俞　坤

编　者（以姓氏笔画为序）

王军梅　浙江大学医学院附属妇产科医院

张　珂　浙江大学医学院附属妇产科医院

金　敏　浙江大学医学院附属第二医院

金杭美　浙江大学医学院附属妇产科医院

周一敏　浙江大学医学院附属妇产科医院

俞　玎　杭州市妇产科医院

姚维妙　浙江大学医学院附属妇产科医院

徐佩莲　浙江省人民医院

韩建一　浙江省人民医院

鲁　红　浙江大学医学院附属妇产科医院

科学出版社

北　京

内 容 简 介

全书分 16 章，全面阐述了妇科相关异常和疾病的超声检查和诊断方法，超声技术的拓展应用及新技术在妇科的应用。疾病包括宫颈疾病、子宫肿瘤、卵巢肿瘤、输卵管肿瘤、妊娠滋养细胞疾病、异常妊娠、子宫内膜异位症、盆腔炎症、女性生殖器官发育异常等。拓展应用和新技术部分介绍了超声在不孕症及辅助生育技术中的应用，在计划生育中的应用，三维超声在妇科的应用，超声在女性盆底功能障碍性疾病中的应用，妇科超声介入性诊断和治疗，以及超声造影在妇科的应用。第 2 版替换和新增了近百幅病例图片，收录了最新的妇科肿瘤临床分期和三维宫腔输卵管超声造影的内容。本书内容简明严谨，图文并茂，便于理解和阅读；妇科临床知识丰富，便于超声医师掌握相关妇科知识，也便于妇产科医师掌握相关超声知识。

本书适合超声科医师、妇产科医师和相关专业研究人员阅读参考。

图书在版编目 (CIP) 数据

妇科超声检查 / 鲁红主编 . —2 版 . —北京：科学出版社，2022.10
（超声实用手册系列）
ISBN 978-7-03-067866-9

Ⅰ . ①妇… Ⅱ . ①鲁… Ⅲ . ①妇科病－超声波诊断 Ⅳ . ① R711.04

中国版本图书馆 CIP 数据核字（2021）第 011119 号

责任编辑：郭 颖 郭 威 / 责任校对：张 娟
责任印制：赵 博 / 封面设计：龙 岩

科学出版社 出版
北京东黄城根北街 16 号
邮政编码：100717
http://www.sciencep.com

北京中科印刷有限公司印刷
科学出版社发行 各地新华书店经销

＊

第一版于 2009 年在人民军医出版社出版
2022 年 10 月第 二 版 开本：880×1230 1/32
2025 年 1 月第四次印刷 印张：10 3/4
字数：341 000

定价：128.00 元
（如有印装质量问题，我社负责调换）

主编简介

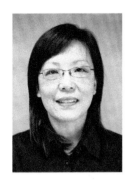

鲁 红 浙江大学医学院附属妇产科医院超声科主任、主任医师。

中国医学影像技术研究会超声分会妇产科专业委员会常委、中华医学会超声医学分会妇产科专业委员会委员、中国医师协会超声医师分会委员、国际妇产科超声协会（ISUOG）会员。浙江省医学会超声医学分会副主任委员兼妇产科专业组组长，浙江省医师协会超声医师分会副会长，浙江省产前诊断中心副主任，浙江省产前诊断质控中心副主任兼影像组组长，浙江省超声医学质控中心副主任，浙江省医学会医疗损害技术鉴定专家。国家及浙江省住院医师规范化培训基地放射影像组负责人。

1983年浙江医科大学（现浙江大学医学院）医学系毕业，1983—1993年从事妇产科临床工作，1994年至今主要从事妇产科超声诊断。从医30多年，在国内外核心期刊发表学术论文60多篇，主持和参与国家级、省级及厅级研究课题20多项，主编及参编《胎儿畸形产前超声诊断》《妇科超声诊断与鉴别诊断》《妇科超声诊断学》《实用妇产科诊断和治疗技术》《子宫肌瘤现代诊治》《子宫内膜异位症》《葡萄胎、绒毛膜癌及相关疾病》及"十一五"高等医药院校精品课程规划教材《超声影像学》等学术专著。

主审简介

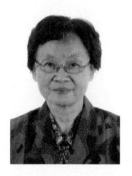

徐佩莲 浙江省人民医院超声科主任医师。1958年毕业于浙江医学院医疗系本科。现任浙江省超声医学专业岗位培训中心主任、浙江中医药大学影像教研室副主任；曾任浙江省人民医院超声科主任20年、浙江省医学会超声医学分会第四、第五届主任委员，中国超声医学工程学会委员和情报中心委员，浙江省超声医学工程学会理事及副会长。浙江省第七、第八届人大代表。从事临床、超声工作51年。担任国家级、省级多种杂志编委。发表论文20余篇。主编超声专业著作1部，合编著作2部，参与译编专业书籍1部。1992年起享受国务院政府特殊津贴。

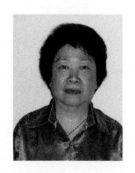

宋伊丽 浙江大学医学院附属妇产科医院超声科主任医师，浙江省医学会超声医学分会副主任委员，硕士生导师。1982年从事妇产科超声诊断至今，在妇产科超声诊断方面积累了丰富的经验。

副主编简介

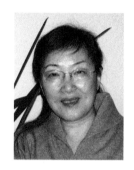

金杭美 浙江大学医学院附属妇产科医院妇科主任，主任医师，硕士生导师。主要研究方向为妇科疑难病诊治、盆底功能障碍性疾病以及生殖道畸形的临床与基础研究，主持多项国家及省级科研项目，获省部级科技进步奖2项。在国内外核心期刊发表论文60余篇。参编妇科泌尿、盆底重建学等著作6部，是其中2部的副主编。

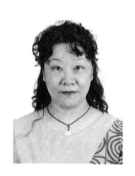

韩建一 浙江省人民医院超声科副主任，主任医师，浙江省超声质量控制指导中心副主任。1982年毕业于浙江医科大学医学系。从事超声医学临床、科研、教育工作26年，对心血管、腹部、妇产科及浅表器官的超声检查具有全面和丰富的临床经验。承担浙江中医药大学及浙江省超声岗位培训中心教学工作。参编专著4部，在学术刊物上发表论文30余篇。

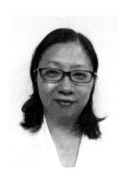

俞　玲 浙江大学医学院硕士研究生毕业，从事妇产科超声工作10余年，擅长妇科肿瘤、子宫畸形的诊断与鉴别诊断，在妇产科超声造影以及介入超声方面有一定造诣。在国家一级刊物上发表论文6篇，完成2项市院级科研项目，参与1项国家级科研项目，参与《胎儿畸形产前超声诊断》的编写工作。

第2版前言

　　《妇科超声检查》第1版出版至今已有13年，作为以实用性内容为主，贴近临床的妇科超声检查参考书，本书深受广大超声医师和临床医务工作者的欢迎。在第2版时，我们仍遵循初衷，尽力提供给大家一本语言简洁严谨，图像典型清晰，方法新颖前沿的妇科超声检查精品参考书。

　　超声医学的快速发展，得益于超声检查方法的不断推陈出新。在第2版中，我们替换和新增了近百幅超声图片，更新了妇科肿瘤的临床分期，补充了滋养细胞肿瘤的超声表现，增加了三维宫腔输卵管超声造影、超声盆底功能评估等诸多新的章节和内容。

　　借本次再版机会，我感谢读者对《妇科超声检查》的喜爱，特别是对提出宝贵意见的读者致以真诚的谢意。我们将继续收集病例，完善本书，恳请同道们指正。

浙江大学医学院附属妇产科医院

超声科主任　主任医师

鲁　红

2022年10月10日

第1版前言

　　女性的生理健康对提高民族整体素质，促进社会和谐稳定都具有重要意义。在各种检查手段不断推陈出新的年代，超声检查在实时、价廉、无创伤、可重复等优势的基础上，也不断提高分辨力，不断有新颖的检查方法出现，为临床诊断提供准确、科学的影像依据。妇科超声诊断有其特殊性，诊断的正确性在很大程度上取决于超声医生的临床知识和对相关疾病的了解程度，只有"意识在前"才能在诊断上精、准。本书在讨论妇科疾病时，从病因、病理特征、临床表现出发，进一步阐述超声表现。这种以临床为基点，进而讨论影像学的方法，期望对某一疾病有初步的概念后，对该疾病各种超声表现相对应的病理基础也有进一步的了解，这样，才能真正理解超声表现。本书同时也着重介绍了妇科三维超声的应用、女性盆底功能障碍性疾病的超声检查，这两部分内容是目前妇科超声较为前沿和发展迅速的学科，希望对广大的医生有所帮助。

　　感谢浙江省人民医院徐佩莲主任对本书工作的大力支持。感谢浙江大学医学院附属妇产科医院超声科全体同仁对本书资料收集、图片采集的无私贡献。书中存在缺点、不足之处，敬请同道们批评指正。非常感谢！

浙江大学医学院附属妇产科医院

超声科主任

鲁 红

2009 年 12 月

目 录

第 *1* 章

妇科超声概述

第一节　女性生殖系统生理解剖和声像图

一、女性生殖系统解剖

女性生殖系统包括外生殖器、内生殖器及相关的血管、淋巴和神经（图1-1）。

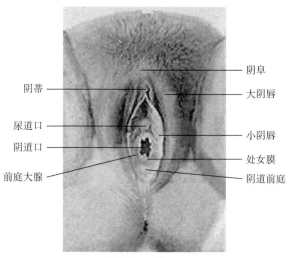

阴蒂

尿道口

阴道口

前庭大腺

阴阜

大阴唇

小阴唇

处女膜

阴道前庭

图1-1　女性外生殖器

（一）外生殖器（external genitalia）

外生殖器包括阴阜、大阴唇、小阴唇、阴蒂及阴道前庭。外生殖器病变可以用高频超声探头或腔内探头外套消毒保护膜检查。

1. 阴阜（mons pubis） 指位于耻骨联合前方的皮肤隆起。青春期该处皮肤开始生长阴毛，呈尖端向下的三角形分布。

2. 大阴唇（labium majus） 指两股内侧纵行隆起的皮肤皱襞，上连阴阜，向下止于会阴，前端为子宫圆韧带终点，后端在会阴体前融合。大阴唇含皮脂腺和汗腺，皮肤有色素沉着，上长阴毛，内侧面粉红色，类似黏膜。大阴唇皮下脂肪层内含有血管、淋巴管和神经，该处受伤后易形成血肿，此处超声检查可用经阴道探头或高频探头放置皮肤表面。大阴唇遮盖小阴唇、阴道口和尿道口。

3. 小阴唇（labium minus） 指大阴唇内侧的一对薄皱襞，有丰富的神经末梢，其前端相互融合包绕阴蒂，形成阴蒂包皮和阴蒂系带，后端与大阴唇后端会合，形成阴唇系带。

4. 阴蒂（clitoris） 位于小阴唇顶端的联合处，分头、体、脚3部分，属于敏感组织，具有勃起功能。

5. 阴道前庭（vaginal vestibule） 指小阴唇之间的菱形区，其前方有阴蒂、尿道外口，后方有阴道口及阴唇系带，阴道口与阴蒂系带之间为舟状窝。阴道前庭内可见4个结构：①前庭球（vestibular bulb），位于前庭两侧，由具有勃起性的静脉丛构成。②前庭大腺（major vestibular gland），开口于小阴唇与处女膜之间的沟内，性兴奋时分泌黏液，腺管口闭塞可形成囊肿或脓肿。③尿道口（urethral orifice），后壁有一对尿道旁腺，常有细菌潜伏。④阴道口（vaginal orifice），阴道口周缘为处女膜（hymen），由一层薄的黏膜组成，其大小、形状、厚度因人而异，孔的形状多样，大多为单孔，也有间隔状和筛状孔，经血由此孔流出。处女膜初次性交或剧烈运动后撕裂，发生疼痛并出血。处女膜破裂后，黏膜呈许多小圆球状物，成为处女膜痕残迹。也有女性出生时就没有处女膜。

6. 会阴（perineum） 为阴道口和肛门之间的软组织，由皮肤、肌肉及筋膜组成，厚3～4 cm，表层较宽厚，深部逐渐变窄呈楔形；肌肉层由会阴浅深横肌、球海绵体肌及肛门外括约肌等肌腱组成中心腱，称"会阴体"。会阴是骨盆底的一部分，起重要支持作用。分娩时，如保护不好，常造成裂伤，如不及时处理，日后易发生膀胱、直肠膨出和子宫脱垂。阴道前庭及会阴都是妇科超声检查良好的窗口。

（二）内生殖器（internal genitalia）

内生殖器包括阴道、子宫、输卵管、卵巢，是妇科超声检查主要的器官（图1-2）。

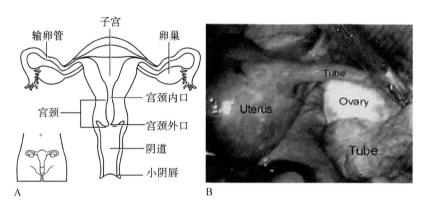

图1-2 女性内生殖器
A. 内生殖器图示；B. 腹腔镜下内生殖器
Uterus. 子宫；Tube. 输卵管；Ovary. 卵巢

1. **阴道（vagina）** 位于真骨盆下部中央，呈上宽下窄的管道结构，前壁长7～9 cm，与膀胱、尿道相邻，后壁长10～12 cm，与直肠贴近，上端包绕宫颈部分称阴道穹，分前、后、左、右4个穹，其中后穹位置最深，与体腔最低位的直肠子宫陷凹紧密相邻，临床上常在后穹进行穿刺或引流。阴道下端开口于阴道前庭后部。阴道壁有很多横纹皱襞，具有很大伸展性。

阴道壁由黏膜、肌层和纤维组织膜构成。黏膜呈淡红色，由复层鳞状上皮覆盖，无腺体，它受性激素影响可有周期性变化；肌层由两层平滑肌纤维构成，外层纵行，内层环行；肌层外面有一层纤维组织膜，含较多弹性纤维及少量平滑肌纤维。阴道壁富含静脉丛，局部受损时易出血或形成血肿。

阴道的正常分泌物由黏膜毛细血管渗透出的少量渗出液与脱落上皮、宫颈黏液等混合而成，呈蛋白样或乳状，量不多，能湿润阴道。青春期后，由于卵巢性激素的刺激，使黏膜上皮内含有丰富的动物淀粉，经阴道杆菌分解作用后变成乳酸，以致阴道内分泌物呈弱酸性（pH 为 4.5），可防止致病菌在阴道内繁殖，即阴道的自净作用。

2. 子宫（uterus） 成人子宫呈前后略扁的倒置梨形，长7～8 cm，宽4～5 cm，厚2～3 cm，重约50 g，分子宫底、子宫体和子宫颈3部分。子宫底是指子宫上部，位于两侧输卵管子宫开口之间圆钝、隆突部分，两侧为子宫角，与输卵管相通。子宫下部为子宫颈，呈圆柱状，长2.5～3.5 cm，最窄处为峡部，上部与宫体交界处为宫颈内口，称解剖学内口；下部由宫腔内膜转为宫颈黏膜处称组织学内口，非妊娠期峡部长约1 cm，妊娠中期以后，峡部逐渐变长，变薄，临产时可达7～11 cm。黏膜层有许多腺体能分泌碱性黏液，形成宫颈管内的黏液栓，将宫颈管与外界隔开。宫颈黏膜受性激素影响，也有周期性变化。宫颈下部1/3伸入阴道内部分称宫颈阴道部，下端为宫颈外口，开口于阴道内，呈圆形，已产妇宫颈外口受分娩影响，形成横裂。宫底与宫颈之间为上宽下窄的子宫体部，由3层组织构成，外层为浆膜层（脏腹膜），与肌层紧贴，但在子宫前面近子宫峡部处，腹膜与子宫壁结合较疏松，向前反折以覆盖膀胱，并形成膀胱子宫陷凹，覆盖此处的腹膜称膀胱子宫反折腹膜，与前腹壁腹膜相连续。子宫后壁的浆膜层，在宫颈后方及阴道后壁折向直肠，形成直肠子宫陷凹，称道格拉斯窝，向上与后腹膜相连续。宫体中间为肌层，厚约0.8 cm，由平滑肌和弹性纤维组成，肌束纵横交错如网状，分3层，外层肌束纵行，内层环行，中层多方交织，肌层内有血管。宫体内层为子宫内膜，是一层粉红色的黏膜组织，从青春期开始受卵巢激素的影响，其表面2/3发生周期性变化，称功能层，与肌层邻近的1/3内膜无周期性变化，称基底层。

宫体、宫底内的腔称子宫腔，呈尖端向下的扁三角形，宫腔容量约5 ml。

3. 输卵管（fallopian tube） 是一对弯曲的喇叭状肌性管道，位于阔韧带上缘，长8～14 cm，直径0.5～1.2 cm，内端与子宫底部相连，外端游离于腹腔，由内向外，依次为①间质部：又称子宫部，位于子宫壁内，开口于子宫腔，长约1 cm，管腔最窄；②峡部：子宫壁外侧较细的一段，长2～3 cm；③壶腹部：峡部外侧，粗而弯曲的部分，是卵子受精的部位，长5～8 cm；④漏斗部：又称伞部，输卵管远离子宫的部分，膨大呈漏斗状，开口于腹腔，长1～1.5 cm，在开口的游离缘有许多指状突起，有"拾卵"作用。

输卵管黏膜的上皮细胞有纤毛，通过纤毛摆动和输卵管平滑肌的收缩，使受精卵向子宫腔运行。

4. 卵巢（ovary）　卵巢是女性盆腔内一对扁圆形的生殖腺，上端接近输卵管腹腔口，由卵巢悬韧带悬系在盆腔，下端由卵巢固有的韧带连于子宫，前缘由卵巢系膜连于子宫阔韧带，后缘游离。

卵巢外面覆盖着表皮，表皮下是由致密结缔组织组成的白膜，白膜内为卵巢实质，分皮质和髓质，皮质在髓质外，占实质的大部分，由不同发育阶段的卵泡和结缔组织组成。卵巢在青春期前体积较小，表面光滑，性成熟期后，体积增大，并由于排卵留下的痕迹，表面出现凹凸不平。髓质位于卵巢的中央和近门部，主要由疏松结缔组织构成。内含较多的血管和淋巴管，与皮质无明显界线，近卵巢门处有少量平滑肌和门细胞。成年女性卵巢 4 cm×3 cm×1 cm 大小，重 5～6 g。绝经后卵巢变小变硬，超声不易检查到。

（三）女性生殖器相关血管、淋巴

1. 阴道的血管、淋巴　阴道上部的血管由子宫动脉的阴道支分布，中部由膀胱下动脉的分支分布，下部由肛门动脉及直肠下支的分支分布。各支相互吻合。阴道两侧的静脉丛汇入子宫阴道静脉丛，经子宫静脉注入髂内静脉。

阴道上部的淋巴管及宫颈淋巴管与子宫动脉阴道支伴行。大部分沿子宫动脉干注入髂外及髂内淋巴结，一部分注入闭孔淋巴结；阴道中部前壁淋巴管多与阴道动脉伴行，一部分经膀胱淋巴结注入髂内淋巴结；阴道后壁中部的淋巴管，向后外方注入臀下或臀上淋巴结。阴道下部淋巴管与外阴部的淋巴管汇合注入腹股沟浅淋巴结。

2. 子宫的血管、淋巴　子宫的血管主要由子宫动脉供应。子宫动脉起始于髂内动脉前干，在腹膜后沿盆壁下行，然后向内穿行阔韧带基底部、子宫旁组织，距子宫颈 2 cm 处，从前上方横越输尿管到达子宫外侧缘，于阴道上端宫颈部分成上支、下支。上支又称子宫体支，较粗，分成子宫底支、输卵管支及卵巢支。下支较细，又称宫颈-阴道支，分布于宫颈阴道上部。子宫动脉的二级分支为弓状动脉（图 1-3），放射状穿过肌层，再发出垂直支进入子宫内膜并弯曲呈螺旋状称螺旋动脉（图 1-4）。

子宫底和子宫体上 2/3 部发出集合淋巴管，经阔韧带上部与输卵管及卵

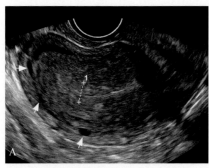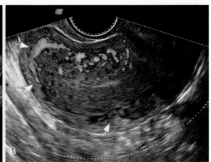

图1-3　子宫肌层弓状动脉（箭头所指）
A. 二维；B. 能量图

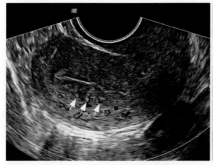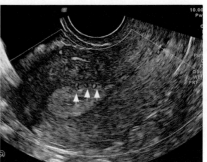

图1-4　内膜内螺旋动脉（箭头所指）

巢的淋巴管汇合，沿卵巢血管上行，在肾下端平面注入腰淋巴结。子宫体下1/3部淋巴管向外经阔韧带基底部注入髂血管淋巴结。子宫颈淋巴管可向3个方向行走：向外注入髂外淋巴结；向后外注入髂内、闭孔、髂总淋巴结；向后注入骶淋巴结。

二、女性生殖系统生理和声像图

（一）女性生理分期

女性自出生至绝经，大致可分成以下6个阶段。

1. 新生儿期（neonatal period）　指出生后4周内的婴儿。由于在母体内受胎盘及母体卵巢分泌的女性激素影响，新生儿一般外阴较丰满；乳头及周围乳房稍隆凸，有的还有少许乳汁溢出。子宫宫颈总长度可达

3.0 ～ 3.5 cm。卵巢容积约 1 cm³。出生后，女性激素下降，有的新生儿可出现少许阴道出血。

2. **儿童期（childhood）** 指出生 4 周至 12 岁的阶段。其生殖器呈幼稚型，子宫颈部较长，宫颈与宫体之比例可呈 2∶1 或 3∶2。卵巢体积小，细长形，子宫三径之和为 5 ～ 6 cm。阴道上皮薄，无皱襞。约 8 岁以后，卵巢内卵泡发育并分泌性激素，开始显示女性特征。

3. **青春期（adolescence）** 指自月经初期至生殖器官发育成熟的阶段。此期内身体及各器官逐渐发育成熟，卵巢体积增大，形态接近椭圆形，其内卵泡发育并分泌雌激素，月经来潮，但不规则。生殖器发育呈成人型（图1-5），子宫体增大较宫颈增大幅度大，出现女性第二性征（secondary sexual characteristics）。

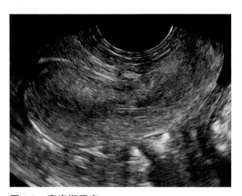

图1-5　青春期子宫

4. **性成熟期（sexual maturity）** 指 18 岁左右开始，持续 30 年。此期卵巢功能成熟，卵巢内卵泡周期性排卵，在性激素的作用下，生殖器官及乳房均发生周期性变化。

5. **绝经过渡期（menopausal transition period）** 指月经从不规律到最后一次月经来潮的间期。世界卫生组织（WHO）将此阶段的 1 年内称围绝经期。此期卵巢功能衰退，雌激素功能降低，可出现血管舒缩功能障碍和神经精神症状（临床上称为更年期综合征），月经周期由规律性变成不规律及紊乱，月经量也有增多或减少的改变，一般以减少多见，且此期为无排卵性月经。

6. 绝经后期（postmenopausal period） 指月经永久性停止时期。在早期，卵巢尚能分泌少量雄激素，在血液中转化为雌酮。逐渐卵巢功能由衰退到衰竭，生殖器官进一步萎缩老化，月经停止。

（二）子宫内膜的周期性变化

正常子宫内膜的周期性变化可分 3 个时期（图1-6）。

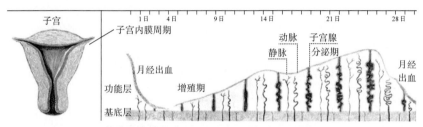

图1-6 子宫内膜的周期性变化

1. 增殖期（proliferative phase） 指月经来潮的第5～14天，相当于卵泡发育的成熟阶段，此期又可分成 3 期：①增殖早期，指月经周期的第5～7天，此期子宫内膜薄，腺上皮细胞呈立方形或低柱状，间质致密，细胞呈星状，间质中小动脉较直，壁薄。声像图表现为线状强回声，厚2～4 mm。②增殖中期，指月经周期的第8～10天，子宫内膜腺体数增多、增长、弯曲，腺上皮细胞增生活跃，呈柱状，有分裂，间质明显水肿。声像图上呈三线征或均质型中等回声。③增殖晚期，指月经周期第11～14天，内膜逐渐增厚，10～14 mm，表面高低不平，呈波浪状，上皮细胞呈高柱状，核分裂增多，腺体更长、弯曲，星状间质细胞互相结合成网状，组织水肿明显，小动脉内径增宽、弯曲。约在排卵后48 h内，声像图上功能层子宫内膜由低回声转变成强回声，三线征逐渐消失。

在增殖期由于子宫平滑肌的收缩，子宫内膜可出现波动，这种波动也叫涌动。从增殖早期到晚期涌动逐渐加强。

2. 分泌期（secretory phase） 指月经周期第15～28天，分3期：①分泌早期，是月经周期第15～19天，内膜腺体更长，弯曲更明显，腺上皮细胞核下出现含糖原的小泡。②分泌中期，指月经周期第20～23天，内膜更厚并呈锯齿状，腺体内出现顶浆分泌（上皮细胞顶端胞膜破裂，细胞内糖原排入腺腔），间质疏松，高度水肿，螺旋小动脉增生卷曲。③分泌晚期，指月经周期第 24 ～ 28 天，内膜增厚呈海绵状，腺体开口面向宫腔，有糖原等分泌物溢出，间质更疏松水肿，表面上皮细胞下的间质分化为肥大的蜕膜样细胞，螺旋小动脉增长迅速，更弯曲，超出内膜厚度，管腔扩张。声像图上可在强回声内膜与宫壁肌层回声之间出现低回声晕，内膜回声进一步增厚，呈椭圆形或蝌蚪形。分泌期后，子宫内膜涌动逐渐减弱。

3. 月经期（menstruation phase）　指月经来潮至第 4 ～ 5 天。此期雌激素、孕激素水平下降，前列腺素的合成活化，刺激子宫肌层收缩，引起内膜功能层的螺旋小动脉持续痉挛，内膜缺血坏死，血管壁通透性增加，使血管破裂导致内膜底部血肿形成，促使组织坏死、剥脱。变性坏死的内膜与血液混合排出即为月经血。

月经期，子宫收缩从宫底开始向宫颈移动；从卵泡期到月经中期，子宫内膜从宫颈向宫底运动。

（三）宫颈黏液的周期性变化

月经来潮后，雌激素水平降低，宫颈黏液分泌量少，排卵期雌激素水平升高，黏液稀薄、透明，分泌量增多，经阴道超声可见宫颈管裂隙状暗区，为宫颈黏液回声。排卵后受雌激素影响，黏液量减少，质地黏稠、浑浊，拉丝度差，易断裂。

（四）卵巢的周期性变化

卵巢位于子宫两旁、髂血管内侧。周边皮质产生卵泡回声偏低，中间髓质回声较强，髓质内有血流信号。每个月经周期一般有一个优势卵泡发育、排卵和黄体形成。

1. 卵泡的发育及成熟　卵泡发育始于胚胎期，新生儿出生时，卵巢内约有 200 万个卵泡。儿童期，多数卵泡退化；近青春期，只剩下约 30 万个卵泡；生育期，每月有一批卵泡发育，但其中只有 1 个优势卵泡发育成熟，并排出卵子。卵泡的发育过程分 4 个阶段。

（1）始基卵泡（primordial follicle）：外层为单层、梭形前颗粒细胞，内为初级卵母细胞。

（2）窦前卵泡（preantral follicle）：是初级卵母细胞发育完全的阶段。卵母细胞增大，外围有透明带，颗粒细胞增殖为多层，外围间质细胞包绕，形成卵泡膜的内泡膜层和外泡膜层；颗粒细胞与卵泡膜层之间为基底膜层；

出现卵泡生长发育所必备的3种特异性受体：即卵泡刺激素（FSH）、雌二醇（E_2）和睾酮（T）受体。

（3）窦状卵泡（antral follicle）：即次级卵泡，内有卵泡腔，含卵泡液。窦状卵泡的颗粒细胞获得黄体生成激素（LH）受体，在LH协同作用下产生的雌激素量增多。

（4）排卵前卵泡（preovulatory follicle）：为卵泡发育的最后阶段，卵泡液急剧增加，卵泡体积增大，直径可达15～20 mm，向卵巢表面突出。其结构由外到内为：卵泡外膜（为致密的卵巢间质组织，与卵巢间质无明显的界线）、卵泡内膜（细胞呈多边形，较颗粒细胞大，含有血管）、颗粒细胞（呈立方形，不含血管，由卵泡内膜提供营养）、卵泡腔（内含大量卵泡液）、卵丘（突出于卵泡腔，内含卵细胞）、放射冠（围绕卵细胞的一层颗粒细胞，呈放射状排列）。

2. 排卵（ovulation） 排卵前雌激素呈高峰，使下丘脑释放大量促性腺激素释放激素（GnRH），促使垂体合成和释放促黄体生成素（LH）和促卵泡生成素（FSH）。LH使初级卵母细胞发育成熟为次级卵母细胞，使卵泡黄素化，产生少量孕酮，在LH、FSH与孕酮协同作用下，激活卵泡液内蛋白溶酶活性，溶解卵泡突起的尖端部分，形成排卵孔；同时，卵泡液内的前列腺素显著增加，使卵泡壁释放蛋白溶酶，并促使卵巢内平滑肌收缩，发生排卵。一般排卵发生在下次月经来潮前14 d左右。

3. 黄体形成与退化 排卵后，卵泡液外流，壁塌陷，卵巢颗粒细胞和卵泡膜细胞向内侵入，周围有卵泡外膜包围，共同形成黄体。在LH作用下，卵泡颗粒细胞和卵泡内膜细胞黄素化，分别形成颗粒黄体细胞及卵泡膜黄体细胞，当黄体直径达10～20 mm时，其功能也达高峰，一般在排卵后7～8 d，也即月经周期第22天左右，如卵子未受精，则黄体在排卵后9～10 d开始退化，黄体细胞缩小，周围的结缔组织及成纤维细胞侵入黄体，组织纤维化，外观色白，称白体。

（五）输卵管的周期性变化

输卵管位于卵巢上方，超声一般不能显示，当盆腔内有较多积液时，超声可能显示正常的输卵管。当输卵管积水、积脓、内有占位时，超声可显示。雌激素和孕激素调节着输卵管的周期性变化，雌激素促使输卵管黏膜上皮纤毛细胞生长，非纤毛细胞分泌增加，并促进输卵管肌层有节律收缩。孕激素抑制黏膜上皮纤毛细胞的生长，减低分泌细胞分泌黏液，增加输卵管收缩幅度，减少收缩频率。在雌激素和孕激素的协同作用下，使受精卵在输卵管内能正常运行。

（六）阴道的周期性变化

阴道在卵巢雌、孕激素的作用下也有周期性变化，但超声表现不明显，且超声大多只能显示阴道上 1/3 段。

第二节　妇科常用超声检查方法和测量

超声成像是利用超声波的物理特性，通过超声工程技术和计算机技术，显示出人体脏器形态学的改变，也称超声影像学，它属于医学影像学的范畴。随着声学理论和计算机技术的发展，超声影像学的新技术不断推出，并广泛用于临床，现将妇科常用的超声检查种类介绍如下。

一、检查方法

（一）二维超声（brightness mode）

即 B 型超声。它是以灰度来表示回声的强弱，利用探头发射的多条或单条声束快速反复扫描，组成二维平面图像。由于成像速度快，显示的是动态的切面图像，在切面图像上反映出了组织的解剖结构，故也称实时灰阶成像，是最常用、较安全的检查方法。二维超声检查的途径如下。

1. 经阴道超声检查（transvaginal sonography，TVS）　在已婚妇女中经阴道超声检查是妇科最常用的检查方法。高频端扫式探头，有较长的柄，柄端为小凸阵探头，探头频率因超声仪类型而不同，如 5 ～ 9 MHz 或 6 ～ 10 MHz。检查前患者须排空膀胱，探头顶端放少量耦合剂，外套消毒的薄橡胶套后，将探头缓慢伸入阴道内，紧贴阴道穹或宫颈多方向检查，以清晰显示盆腔内器官。

2. 经腹壁超声检查（transabdominal sonography，TAS）　目前常用探头为凸阵探头，探头频率 3.5 ～ 5.0 MHz。检查前，膀胱适度充盈，将探头置于下腹部耻骨联合上方，做纵、横、斜等多方向检查。

3. 经直肠超声（transrectal sonography，TRS）　常用探头有端扫式阴道/直肠两用探头及杆式一侧线阵高频探头，以前者常用。前者探头频率同阴道探头；后者探头频率多为 5 ～ 9 MHz。检查前先行肛门指检，对严重的外痔患者禁用。图像观察同 TVS。TRS 适用于未婚并肥胖或不宜做 TVS 的患者。

4. 经会阴超声（transperineal sonography，TPS） 检查前，探头涂耦合剂，外套消毒套，并外涂耦合剂，置于会阴部或阴道前庭部。此法对宫颈、阴道及后位子宫的显像较 TAS 清楚。对会阴及外阴部肿块的检查可用高频探头（同前一样准备）直接放于肿块上探查。经会阴三维超声检查还能显示盆底情况，目前已在临床上愈来愈多地被应用。

（二）彩色多普勒超声（color Doppler sonography，CDS）

包括彩色多普勒血流成像（color Doppler flow imaging，CDFI）和频谱多普勒 2 种。CDFI 是根据多普勒效应的原理，通过自相关技术和彩色编码，使血管内红细胞与探头之间相互运动所产生的频移以红色、蓝色等信号显示，并重叠于二维图像上，构成一幅既反映组织或脏器的解剖结构，又显示其内血管粗细、分布和血流方向等情况。频谱多普勒超声是以频谱的幅度反映取样框内选定的血管内的血流速度，并根据收缩期和舒张期血流速或平均血流速计算出阻力指数和搏动指数等。频谱多普勒超声常用的有脉冲式和连续式多普勒 2 种。脉冲多普勒是检测所选定血管内某点或小范围的血流动力学变化。连续式多普勒超声是检测选定血管内超声束通路上的血流动力学变化，它能检测高流速的异常血流，一般用于心脏异常血流的检测，在妇科超声检查中，一般用脉冲多普勒已满足要求。

（三）彩色多普勒能量成像（color Doppler energy imaging，CDE）

彩色多普勒能量成像是根据单位面积内所通过的红细胞数量及运动度作为能量信号进行成像。它的特点如下。

（1）能量信号的信噪比高，能检测低流量、低流速的血流。

（2）相对无角度依赖性，可同时显示出空间互成角度的血管（但探测角度＞80°时，接收到的回波信号强度会有改变，使检测低速血流的敏感度降低）。

（3）无尼奎斯特频率极限限制，无色彩混叠现象，能显示高速血流，又能显示低速血流。

（4）不能显示血流方向。现有部分彩色超声仪上有方向性的能量图可显示血流方向。

（四）三维超声（three-dimensional ultrasonography，3D-US）

三维超声成像是超声技术的又一进展，分静态三维成像和动态三维成像。在妇产科的应用已有10多年的历史。尤其在妇科对子宫畸形、宫腔病变、节育器异常的诊断有一致的好评，详见第13章。

二、妇科各种检查方式的优劣势、适应证及禁忌证

（一）经阴道超声检查

1. 经阴道超声检查的优势

（1）5～9 MHz的探头频率（固定频率或变频探头）比腹部常规用的3.5 MHz探头频率高。分辨率比腹部探头明显提高。探头在阴道内紧贴宫颈及穹隆，所以盆腔脏器显示更清晰。

（2）无须憋尿，不须等待，为患者争取时间，减轻憋尿痛苦。

（3）肥胖患者做经阴道超声检查时，因探头紧贴宫颈，无须经过腹部多层组织和较厚脂肪，声波吸收少，图像较经腹部超声检查明显清晰。

（4）对于前位及后位子宫显示较满意。

（5）对于子宫、卵巢、输卵管及盆腔细微病变的显示明显优于经腹部超声检查。可以进行很好的鉴别诊断，如宫腔内子宫黏膜下肌瘤和内膜息肉，宫颈肌瘤和宫颈癌，颈管内黏膜下有蒂肌瘤和宫颈息肉，内膜癌是否累及肌层、卵巢内微小病变、输卵管病变等均能得到很好的显示，尤其是血流信号的显示更敏感，更容易引出血流频谱。

（6）对盆腔内微小包块及积液显示效果较满意，早期诊断未破裂宫外孕明显优于经腹部超声。对于盆腔积液量的测量较准确。

（7）随着介入性超声在妇产科临床的应用，经阴道超声引导下穿刺不仅可用于取卵，还可用于卵巢囊肿、盆腔脓肿的穿刺注药等。

2. 经阴道超声检查的劣势

（1）由于分辨率增高，必然降低探测深度，频率5 MHz、聚焦区在10 cm的阴道探头对水平位子宫宫底还能显示，随探头频率增大，聚焦区距离缩小，远场显示效果欠佳。对子宫较大肌瘤或多发肌瘤、盆腔内较大肿物或蒂较长位置偏高的肿物，经阴道超声不能显示全貌，所以此类患者需要经腹部及阴道联合扫查，才能更准确地帮助诊断。

（2）禁忌证相对较多。

（3）对于水平位子宫显示不满意。

（4）手术造成的粘连子宫，由于宫颈较长，宫体位置较高，也很难得到很好的显示。

3. 经阴道超声检查的适应证

（1）观察正常子宫及双侧卵巢大小、形态、包膜及卵泡数目及其周期变化等。

（2）检测卵泡。

（3）诊断早孕，观察早期妊娠胚胎发育。

（4）结合临床及实验室检查对早期异位妊娠进行诊断，并对异位妊娠进行介入治疗。

（5）结合临床及实验室检查对子宫及卵巢肿瘤进行诊断，并对子宫、卵巢肿瘤及盆腔进行彩色多普勒和频谱血流观察。

（6）早期发现子宫内膜病变，对绝经后妇女内膜观察尤其重要，可为宫腔镜手术提供依据。

（7）对盆腔脓肿、炎性渗出、炎性肿块等病变进行诊断。

（8）对各种疑难病变及细小病变进行超声阴道下的穿刺诊断和介入治疗。

4. 经阴道超声检查的禁忌证

（1）未婚女性。

（2）阴道出血。

（3）阴道炎。

（4）老年性和放射性阴道萎缩。

（5）先天性阴道闭锁。

（6）子宫切除手术3个月内。

（二）经腹部超声检查

1. 经腹部超声检查的优势

（1）除患者腹部皮肤条件不允许，无明显禁忌证，应用广泛。

（2）由于探头频率较低，虽然分辨率降低，但探测深度深，对于盆腔内大子宫、大包块的观察优于经阴道超声检查。

（3）凸阵探头能得到更大的扇形图像，对于整个盆腔的观察优于经阴道超声检查，易于观察包块与盆腔内其他器官的关系。

（4）对于水平位子宫及手术后粘连宫体位置较高的子宫显示良好。

2. 经腹部超声检查的劣势

（1）由于探头频率较低，分辨率降低，对子宫及附件的观察不如经阴道超声检查清晰。

（2）须憋尿，急诊患者不能及时诊断，对部分泌尿系疾病的患者尤为痛苦。

（3）受肥胖或腹壁瘢痕影响，声束被吸收较多或不能透过，图像质量较经阴道超声明显下降。

（三）经肛门超声检查

一般用于有经阴道超声检查禁忌证且经腹部超声分辨率不够的患者，其图像质量与经阴道超声相似。禁用于肛门疾病者。

（四）经会阴超声检查

此法针对宫颈、阴道、尿道及直肠的观察。对会阴及外阴部肿块的检查可用高频探头直接放于肿块上探查。目前多用于妇科泌尿及显示盆底情况（详见第14章）。

三、妇科超声检查技巧

（一）经阴道超声检查

1. 检查顺序

（1）观察患者的宫颈及宫颈管。

（2）获得满意的子宫正中矢状切面（图1-7）。在此切面上，我们能观察到子宫的体部、子宫的底部及部分的宫颈管和宫腔。

（3）向一侧摆动探头，不要旋转，观察子宫的侧壁及该侧的卵巢及附件，直至卵巢在图像上消失，然后回到正中矢状切面，探头向另一侧摆动，观察子宫的另一侧壁及另一侧卵巢及附件后，仍回到子宫的正中矢状切面。

（4）逆时针方向旋转探头90°，此时获得横切面（图1-8），从宫颈到宫底方向，缓慢移动探头观察宫颈及子宫直至子宫消失，回到宫底部的子宫横切面，在此切面上子宫呈一椭圆形，内可见宫底部内膜。

（5）向两侧摆动探头，再次观察两侧的卵巢及附件情况。

2. 注意事项

（1）当探头进入阴道后，检查者需一边观察图像，一边进入，以期得到最佳的检查图像，此时探头应尽量贴着阴道前壁进入，因为如果是前倾

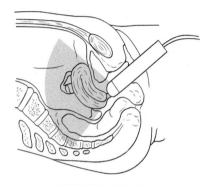

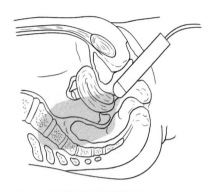

图1-7　阴道超声检查纵切面　　　　图1-8　阴道超声检查横切面

子宫的话，探头在阴道后穹，检查者仅能观察到直肠，相对来说，阴道前穹及侧穹更易获得满意的图像。

（2）进入时，根据探头上的标志，将探头放在纵切的位置，进入时应缓慢以减轻患者的不适。

（3）探头可以倾斜或摆动向任何方向以获得最佳检查平面。

（4）探头可以向前加压或向后退，调节探头与检查部位的距离，以获得最佳图像质量，还可以在患者腹部加压，推动检查脏器，以减少检查脏器与探头的距离，获得满意图像。

（二）经腹部超声检查

1. 检查顺序　与经阴道超声检查相同。

2. 注意事项

（1）经腹壁超声检查时，膀胱必须适度充盈（图1-9），膀胱充盈的目的是将含有气体和内容物的肠道向四周推移，使超声束能以尿液充盈的膀胱作为透声窗，达到清晰显示子宫附件的目的。膀胱适度充盈的要求是充盈膀胱的底部能达到子宫底水平。膀胱如充盈不足，则子宫底、宫腔及附件显示不清；如膀胱充盈过度，则盆腔内器官可被推挤变形，或被推出到超声的聚焦带以外，尤其是后屈位子宫，可使子宫底更向后，使声像图显示不满意，同时附件区包块也可之被推挤移位，不利于鉴别肿块来源。

（2）急诊患者不宜行经阴道检查的，可消毒尿道外口和外阴部，插入导尿管，注入生理盐水300 ml左右，使膀胱达到适度充盈后再做经腹部超

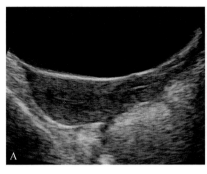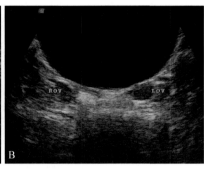

图1-9　腹部超声显示子宫和卵巢
A. 平位子宫；B. 双侧卵巢，ROV. 右卵巢；LOV. 左卵巢

声检查。

（3）横切时，对附件的观察使用膀胱作为透声窗：在患者腹壁的左侧，斜向右下方观察右侧附件，同样在患者腹壁的右侧，斜向左下方观察左侧附件。

四、正常的子宫及附件的超声图像及测量

（一）正常子宫超声图像

子宫位于盆腔的中央，分为宫体与宫颈2个部分，宫颈是一个圆柱形的器官，向下与阴道相连，子宫峡部是子宫最窄的地方，相当于宫颈内口的水平，也是分隔宫体与宫颈的部位。宫颈的回声详见第2章第一节。

1. 子宫体的回声特征（图1-10）

（1）浆膜层：为子宫的最外层，是子宫与其相邻器官如膀胱或肠管的交界面，在超声上表现为一纤细的强回声。

（2）子宫肌层：分为内层（肌纤维环形排列）、中层（肌纤维交叉排列）、外层（肌纤维纵形排列）3层，中层与外层以弓状动脉分隔，外层的回声略低于中层，而内层表现为围绕子宫内膜的一圈中等偏低的回声，其回声强度低于中层。

（3）内膜：为一薄的条状强回声，分为功能层和基底层。生育年龄妇女内膜的厚度及回声随月经有周期性的变化（图1-11）。月经期的子宫内膜厚1～4mm，呈线样回声，仅余基底层，功能层脱落；增殖期（月经周

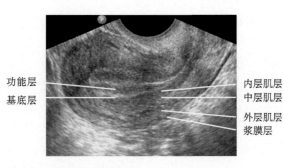

功能层
基底层
内层肌层
中层肌层
外层肌层
浆膜层

图 1-10　正常子宫超声表现

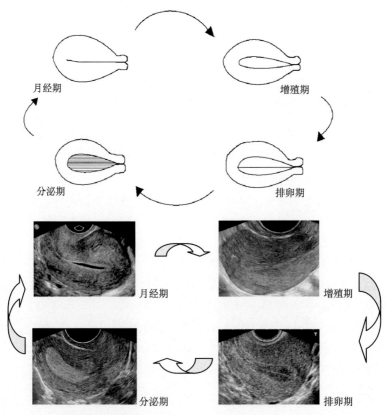

月经期
增殖期
分泌期
排卵期

月经期
增殖期
分泌期
排卵期

图 1-11　月经周期与子宫内膜变化

期第 6 ~ 14 天）内膜厚 5 ~ 7 mm，回声与肌层相比更强，围排卵期内膜呈"三线征"，由相邻两层内膜间的宫腔线回声和内膜低回声组成；分泌期（月经周期第 15 ~ 28 天）子宫内膜更厚，可达 7 ~ 16 mm，回声更强。

2. 子宫体的位置判断（图 1-12）　由于子宫在盆腔内位置不同，根据宫腔线与颈管线之间形成的角度可分为前位、平位和后位 3 种。在矢状切面上，前位子宫的宫体位于宫颈前，角度＜180°；平位子宫者宫体与宫颈在同一水平，角度 180°；后位子宫的宫体位于宫颈后方，角度＞180°；后倾

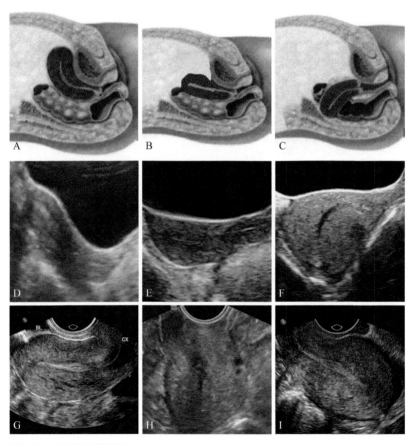

图 1-12　子宫体位置判断

A、D、G. 前位子宫，BL. 膀胱，CX. 宫颈；B、E、H. 平位子宫；C、F、I. 后位子宫；A ~ C. 示意图；D ~ F. 经腹部超声；G ~ I. 经阴道超声

后屈子宫形态似弯曲的茄子。在横切面上，宫体部呈椭圆形，子宫角部向左右延伸，可显示左、右侧输卵管和卵巢。

TVS图像方位较TAS略难，矢状切面时，以膀胱作为定位标记，邻近膀胱壁的是子宫前壁，另一侧为子宫后壁。横切面时，移动探头方向决定患者左、右侧。

3. 子宫的超声测量

（1）子宫三径的测量：应在子宫纵切面上测量宫体的长径和前后径，在其横切面上测量横径。纵切面以清楚显示宫腔线和宫颈管线相连为标准切面（图1-13A）；长径是宫底至宫颈内口之间的距离；前后径是与宫体纵轴相垂直的最大前后距离。横切面以近子宫底部的标准横切面，显示宫腔线最宽处，两侧宫角处横切面稍下方（图1-13B）；横径测量宫体两侧的最大横径。

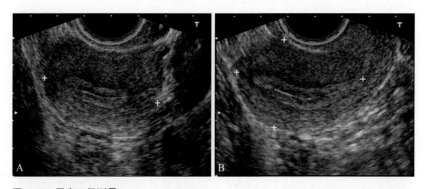

图1-13 子宫三径测量
A. 纵切面；B. 横切面

生育年龄妇女宫体长径5.0～7.5 cm，前后径3.0～4.5 cm，横径4.5～6.0 cm。已生育妇女子宫三径之和为15～18 cm；未生育妇女为12～15 cm。绝经后妇女宫体长径3.0～5.0 cm，前后径2.0～3.0 cm，横径2.0～3.0 cm。

（2）宫颈测量：长径为宫颈内口至外口的距离，为2.0～3.0 cm；前后径为垂直宫颈管长轴的最大前后距离，为1.5～2.0 cm；横径为宫颈横切面最大宽径，为2.0～3.0 cm。

（3）子宫内膜测量：经阴道超声是测量子宫内膜的最佳手段。在显示连续宫腔线的子宫体矢状面上，测量子宫肌层与内膜交界面处（基底层高回声）之间的距离（图 1-14），并测量最厚处的内膜前后径，如果存在明显的宫腔积液时，前后层内膜须单独测量，两者相加，液体不计在内（图1-15）。

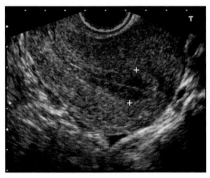 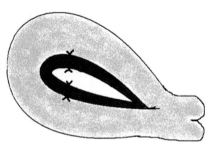

图1-14　内膜测量（三线征）
子宫正中矢状面上，将游标中心置于内膜
厚度最大处，双层内膜包含在内

图1-15　有宫腔积液时子宫内膜测量
不计入宫腔积液

绝经后子宫内膜的研究报道很多，不同厚度的内膜处理意见大致相同（表1-1）。大多认为内膜厚度 > 5 mm 为不正常；内膜厚度 ≤ 4 mm 时不需要刮宫。但东方妇女和西方妇女子宫内膜厚度不同，据报道，日本绝经后妇女 3 mm 是内膜病变的临界值。

规范的测量方法是内膜厚度测量可重复性的关键，测量游标正确的放

表1-1　绝经后妇女子宫内膜不同厚度的处理建议

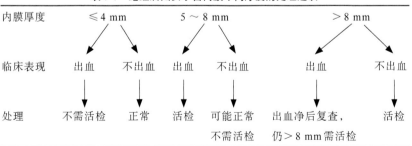

内膜厚度	≤ 4 mm		5 ~ 8 mm		> 8 mm	
临床表现	出血	不出血	出血	不出血	出血	不出血
处理	不需活检	正常	活检	可能正常不需活检	出血净后复查，仍 > 8 mm 需活检	活检

置有重要意义。但无论怎样超声测量还是有误差，因此，大多学者认为，绝经后妇女子宫内膜厚度临界值差 1 mm 以内，内膜厚度 3 mm 也应警惕恶性病变。

（二）正常卵巢超声图像

卵巢多位于子宫体两侧，同侧髂血管内侧，超声检查卵巢情况，可作为寻找依据。正常卵巢呈杏仁形，内部回声略高于子宫体，育龄妇女卵巢内超声可见卵泡，在月经的不同时期卵泡由 1 mm 大小可以发育至 18 ～ 25 mm。卵泡发育成熟排卵后形成血体，再逐渐演变成黄体，有时形成黄体囊肿，壁厚周边有血管环。借助卵泡和黄体的存在，超声可以较容易辨别卵巢。

各年龄段卵巢大小不同，出生时卵巢位于骨盆入口处，大小为 1.5 cm×0.3 cm×0.25 cm；婴幼儿卵巢生长缓慢，近表面处见细小卵泡，长 1.5 ～ 2.0 cm，宽约 0.3 cm，厚 0.1 ～ 0.5 cm；青少年期卵巢降入盆腔，长 3.0 ～ 3.5 cm，宽 1.5 ～ 2.0 cm，厚 1.0 ～ 1.5 cm；生育期皮质内含不同阶段的优势卵泡（图 1-16）和黄体（图 1-17）、白体、纤维体；卵巢基质内的纤维逐渐增生，随着皮质加厚，髓质部分相应变小。绝经后，卵巢皮质逐渐变薄而萎缩，髓质相对增大，至老年期完全萎缩，皮质在周围仅为一薄层，大小仅为生育期一半左右（图 1-18）。各年龄段卵巢容积的大小用简化的椭球体公式计算：容积 = 长 × 宽 × 厚 /2。正常成年女子 ≤ 6 ml，12 岁以前为 2 ml，2 岁以前 < 1 ml。有报道生育年龄妇女卵巢三径之和 8 cm，最长径 ≤ 4 cm。绝经前三径之和为 6.5 cm；绝经 1 ～ 2 年三径之和为 4 cm，最

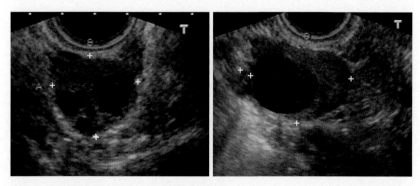

图 1-16　卵泡期卵巢，其中一个发育为优势卵泡

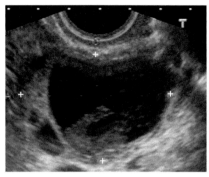

图1-17　卵巢黄体血肿

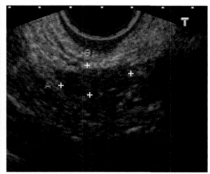

图1-18　绝经期卵巢

长径≤2 cm；绝经5～6年约1.5 cm×0.75 cm×0.5 cm（表1-2）。

因肠道气体干扰，超声往往显示困难。

表1-2　各年龄段卵巢容积大小

不同年龄段	平均容积（ml）	标准差
青少年期	3.0	2.3
生育期	9.8	5.8
绝经后	5.8	3.6

计算卵巢的容积为（长×宽×厚）×0.523

（三）正常输卵管超声图像

输卵管是细长而弯曲的管状结构，自宫底部蜿蜒伸展，内径一般＜5 mm，常规超声检查难以发现，仅输卵管积液、扩张或盆腔积液（图1-19）时可以显示。

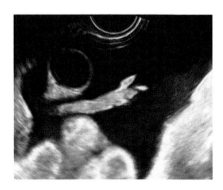

图1-19　正常输卵管

因大量盆腔积液衬托，输卵管得以显示

第三节 妇科特殊超声检查技术

宫腔超声

宫腔超声探头是高频与微型相结合的探头。20世纪60年代Von Miscky首次应用装在金属杆顶端的超声探头行宫腔内检查。1972年，Bom率先使用实时宫腔内探头。

1. 宫腔超声探头 可由3组晶片组成：第1组晶片位于探头顶部，频率7.5 MHz，90°；第2组晶片位于宫体中部，频率7.5 MHz，150°；第3组晶片位于宫颈内口水平，频率10 MHz，150°（图1-20）。

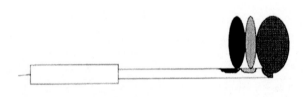

图1-20 宫腔超声示意图

2. 宫腔超声方法
（1）排空膀胱，取膀胱截石位。
（2）常规消毒、铺巾。
（3）用探针探查子宫深度。
（4）探头直径7 mm，需用Hegar扩张器扩张宫颈至8号。探头2～3.5 mm者，不须扩张宫颈。
（5）将探头经宫颈放置在宫腔底部，启动第1组晶片，观察宫底部；启动第2组晶片，观察宫腔中下部；启动第3组晶片，观察子宫内口及宫颈口情况。
（6）宫腔探头是高频与微型相结合，频率12.5 MHz及15～20 MHz，直径2 mm。操作时将探头置于宫底，在缓慢退出过程中，可在垂直于探头的方向进行360°实时扫描。可观察宫腔一系列横切面图像。

3. 宫腔超声临床应用
（1）宫腔内病变如子宫肌瘤和腺肌瘤的诊断和鉴别诊断；子宫内膜增

生过长和内膜息肉的诊断；子宫内膜癌的诊断，并观察浸润情况；宫内节育器的位置，观察有无嵌顿情况；宫腔粘连或出血的检查；人工流产后出血及滋养细胞疾病的诊断。

（2）宫颈癌浸润情况的检查。

（3）了解早期胚胎发育情况，但只适用于孕 7～8 周的胚胎检查；异位妊娠时，观察宫腔情况及子宫内膜变化。

4. 宫腔超声局限性

（1）探头频率高，虽提高了纵向分辨率，但相应降低了侧向分辨率。由于分辨率随距离增加而降低，因此，适宜于对微小病变的观察，不适用于较大病变的检查。

（2）扫查半径小，仅适用于子宫内膜及肌层病变的检查，不能做附件的超声检查。

（3）须无菌操作，禁忌原有急性、亚急性炎症病例的检查。

（4）存在一定的风险，如对宫颈癌、子宫内膜癌检查有引起癌细胞扩散的危险；有引起子宫损伤及穿孔的可能；对早期胚胎检查有引起流产、出血、羊水外漏的可能等。

（徐佩莲　鲁　红）

第 2 章

宫颈疾病的超声诊断

第一节 概　述

一、正常宫颈及阴道

子宫颈是子宫的下端部分，由纤维、肌肉与其上端子宫体部分连接，宫体与宫颈交界处为子宫内口。宫颈在阴道穹突出于阴道内被阴道穹封固。它分阴道上部与阴道下部，两者几乎等长。宫颈本身基本上为圆锥形，颈管形状为纺锤形，但其总体形态是极为多变的。未产妇女呈圆柱形，长3 cm，直径2.5 ～ 3.5 cm。经产妇宫颈的特征表现是比未产妇宫颈更大和更呈圆柱形。宫颈管连接宫腔与阴道，上面在内口水平与宫腔相连续，而下面在外口水平与阴道相通。

宫颈壁由黏膜、肌层及外膜构成。子宫颈黏膜被覆上皮有两种：宫颈阴道部分被覆以复层鳞状上皮，宫颈管内膜为单层柱状上皮。

阴道呈上宽下窄的管道，上端包绕宫颈，下端开口于阴道前庭后部。阴道前壁长7 ～ 9 cm，与膀胱和尿道相邻；后壁长10 ～ 12 cm，与直肠相邻。环绕宫颈周围的部分称阴道穹。按其位置分前、后、左、右4部分，其中后穹最深，与盆腔最低部位的直肠子宫陷凹紧密相邻。阴道壁由黏膜、肌层及纤维组织膜构成。

二、正常子宫颈及阴道超声表现

正常子宫颈纵切面呈圆柱形，横切面呈椭圆形（图2-1）。宫颈前后径比子宫体窄，中央为梭形管腔，有较多黏液时可见少量无回声区。宫颈壁由内至外分别为，稍强回声的黏膜层，厚2 ～ 4 mm；均匀等回声的肌层；连续线状偏强回声的外膜层，边缘整齐（图2-2）。纵切面超声测量宫颈内口至宫颈外口距离为宫颈长度，长2.5～3.5 cm，横切面测量宫颈横径2.5～3.0 cm。彩色多普勒血流显像见宫颈内为点状或短棒状血流信号（图2-3）。

经腹部超声纵切面可见阴道上1/3图像。阴道壁表现为条状低回声，其中央可见线状的强回声为阴道内的气体。

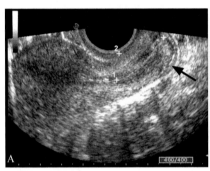
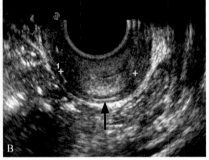

图2-1　正常宫颈
A. 宫颈纵切面；B. 宫颈横切面；↑. 强光带为宫颈与阴道壁的边线

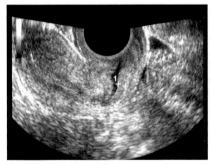
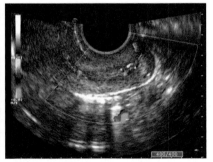

图2-2　正常宫颈的黏膜层
回声偏强，厚约0.37 cm，宫颈管内见少量液性暗区

图2-3　彩色多普勒血流成像见正常宫颈内显示星点状血流信号

第二节　宫颈炎症

　　子宫颈是阻止病原体进入内生殖器的一个重要防线，但本身却受各种疾病因素的侵袭而发生炎症。宫颈炎可分为急性和慢性两种，以慢性宫颈炎为常见。在育龄妇女中，已婚经产妇大部分有慢性宫颈炎。其病理类型分为：宫颈糜烂（cervical erosion）、宫颈肥大（cervical hypertrophy）、宫颈息肉（cervical polyp）、宫颈腺囊肿（Naboth cyst）和宫颈黏膜炎（endocervicitis）。主要临床表现为白带增多；伴有息肉形成时，易有血性白带或性交后出血。不同类型的宫颈炎症其超声图像表现各不相同，但常多个表现同时存在。宫颈糜烂不引起宫颈形态学的改变，所以超声检查对其无意义。

一、宫颈肥大

　　【病理特征】　宫颈肥大是由于慢性炎症长期刺激，子宫颈组织反复充血、水肿、炎性细胞浸润及结缔组织增生所致。

　　【超声表现】　宫颈肥大时，其宫颈横径、前后径及长度有不同程度的增大。宫体大小正常。宫颈外形规则，各层结构尚清晰。宫颈肌层回声可稍增强或增强，分布欠均匀，宫颈管线清晰。彩色多普勒超声表现宫颈内血流信号不丰富，仅在急性发作时血流信号增多（图2-4）。

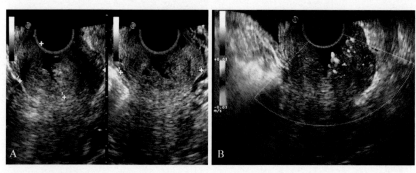

图2-4　宫颈肥大

A. 宫颈前后径及横径明显增大，前后唇对称，回声稍增强，分布欠均匀；B. 彩色多普勒超声显示宫颈后唇血流稍丰富

二、宫颈囊肿

【病理特征】　宫颈腺囊肿又称纳氏囊肿（nabothian囊肿），慢性炎症致腺上皮鳞化和上皮下间质的纤维化导致宫颈管内膜腺体颈部狭窄或阻塞，分泌物滞留，腺体单纯性扩张而形成的。肉眼观察宫颈表面突出多个小囊泡，较深部的囊肿可不表现出来。一般无特殊症状。

【超声表现】　宫颈前后唇以及内外口之间肌层及黏膜层内均可发生宫颈囊肿。其超声表现为圆形或椭圆形的无回声区，伴侧方声影，后方回声增强，合并感染时囊肿内可呈低回声，其大小可由数毫米至数厘米不等，可单发或多发（图2-5，图2-6）。

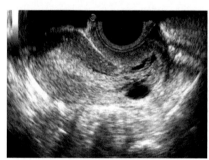
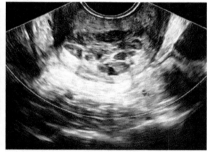

图2-5　宫颈多发囊肿
宫颈黏膜层至肌层内可见多个大小不等的液性暗区

图2-6　宫颈多发囊肿伴感染
宫颈见多个液性暗区，内部透声差

三、宫颈息肉

【病理特征】　宫颈息肉绝大部分来自颈管内膜，故又称宫颈内膜息肉。大多数宫颈息肉属于炎性刺激引起。在慢性宫颈炎时，宫颈内膜表面上皮、腺体和间质增生，使颈管的皱襞肥大而突出，渐渐向外生长并垂悬而成为息肉。宫颈息肉多数为单发性，呈扁圆形或长圆形，淡红色或红色，表面光滑，有时略呈分叶状，常有一蒂与颈管内膜相连，偶尔基底广阔。一般大小数毫米，也可大如蚕豆样。

【超声表现】　小型息肉超声不易发现。较大息肉可表现为宫颈管黏膜层或宫颈外口处呈扁圆形或条状实质性的突起，回声可为均匀的低回声、中等回声或强回声，宫颈管线仍可清晰显示。彩色多普勒血流成像可见星点状血流，或见血流伸入内。宫颈息肉常可合并宫颈囊肿（图2-7）。

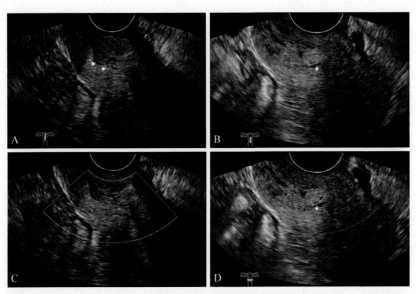

图2-7 宫颈息肉
A、B. 颈管内见少量积液，宫颈息肉为强回声，边界清晰；C、D. 彩色多普勒超声显示宫颈息肉星点状血流

第三节 宫颈肿瘤

宫颈良性肿瘤比较少见。按病理类型有上皮性、间叶性和上皮成分与间叶成分混合性肿瘤。相对较常见的有鳞状上皮乳头状瘤、平滑肌瘤和腺肌瘤。

一、宫颈肌瘤

【病理特征】 子宫颈平滑肌瘤是宫颈良性肿瘤中发病率相对较高的一种疾病。根据肿瘤组织来源可分为原发性宫颈平滑肌瘤和继发性宫颈平滑肌瘤。前者是来自于子宫颈间质内肌组织或血管肌组织。因为在宫颈间质内仅含极少量平滑肌，故原发性宫颈平滑肌瘤的发病率较低。常见的是继发性宫颈肌瘤,是子宫体肌瘤位于子宫颈部位。

【临床表现】 宫颈肌瘤的发生率仅为宫体肌瘤的1/12。由于宫颈肌瘤缺少自觉症状,往往发现时肿瘤常已长至较大。

宫颈肌瘤按生长部位可分为4种类型:前壁、后壁、侧壁和悬垂型。最常见的部位是后壁,其次是前壁和侧壁。悬垂型是指肌瘤生长在宫颈管内,渐突入阴道内,形成黏膜下宫颈肌瘤。

多数宫颈肌瘤无症状,若为悬垂型宫颈肌瘤,或肌瘤较大压迫周围脏器可出现相应症状。

【超声表现】

1. 子宫颈肌壁间肌瘤　子宫体形态正常,回声均匀。宫颈前后径、长径或横径增大,宫颈肌壁间可见实质性团块,呈低回声或高回声,形态规则,边界清晰,多呈类圆形,可向外突起。肌瘤变性时其内部回声可呈现多样化改变。CDFI显示包块周边呈环状、半环状血流信号或不显示血流信号,包块内部可呈条状或星点状血流信号(图2-8～图2-10)。

2. 子宫颈黏膜下肌瘤　子宫体形态正常,内膜线清晰。宫颈管内可见实质性团块,可呈低回声或高回声,形态规则,边界清晰,多呈类圆形,子宫内口未开,宫颈管与宫腔不相通。CDFI显示其内血流丰富,血流呈环状或线状,经阴道超声检查血流更明显(图2-11)。

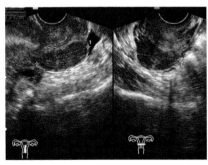

图2-8　宫颈肌瘤
宫颈后唇见低回声结节,边界清晰,略向外突起

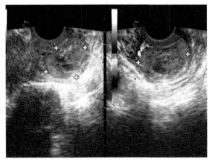

图2-9　宫颈肌瘤囊性变
宫颈后唇肌瘤内部回声不均,可见大小不等的液性暗区

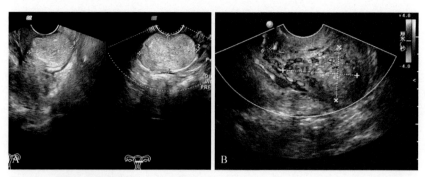

图2-10 宫颈肌瘤脂肪变性

A. 宫颈后壁边界清晰的强回声；B. 彩色多普勒超声显示肌瘤周边环状血流

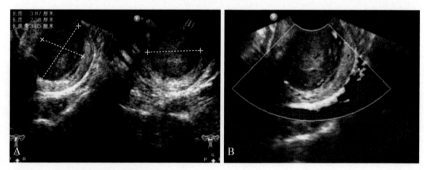

图2-11 宫颈管内黏膜下肌瘤

A. 颈管内见实质性低回声团，边界清晰；B. 彩色多普勒超声显示宫颈黏膜下肌膜周边环状血流

【鉴别诊断】

1. 子宫体部肌瘤　巨大的子宫颈部肌瘤，占据盆腔，将子宫体推向上方，此时经阴道超声检查往往会误诊为宫体肌瘤，经腹部较大范围的超声检查可以清楚地显示被推向上方的宫体，加以鉴别。

2. 卵巢肿瘤　子宫颈部肌瘤向侧壁生长或向子宫外凸起的浆膜下肌瘤，在子宫颈部侧壁探及一实质性肿瘤，当肌瘤较大将卵巢遮挡或卵巢显示不清时，常易误诊为卵巢肿瘤。尤其当肌瘤存在囊性变时，与卵巢肿瘤常难以鉴别。仔细寻找肿块的血流来源可加以鉴别。

3. 宫颈部积血　积血有时存在宫颈口，超声可见略强的回声区，形态规则，边界清晰，但内部回声欠均匀，尤其是CDFI显示其内无明显血流信号。

4. 宫颈癌　宫颈癌的声像图表现为宫颈增大，回声不均，可见形态不规则的低回声区，边界不清，宫颈管结构模糊，内部血流丰富。有接触性出血的病史。与肌瘤边界清晰，有包膜血流不同。

二、宫　颈　癌

宫颈癌又称宫颈浸润癌，是女性最常见的生殖道恶性肿瘤，全世界每年新发现宫颈癌约46.6万，我国就有13万左右，并有上升和年轻化趋势。年轻妇女宫颈癌的构成比从20世纪80年代的6.48%上升至90年代末的20.33%。迄今仍是威胁妇女身体健康的主要疾病。

宫颈癌的病因尚未完全明了，目前的研究认为，其发病与性生活紊乱、过早性生活、生育年龄过早、生育过密、人乳头状瘤病毒（HPV）感染等有关系。

【病理特征】　宫颈癌大多数发生于鳞状上皮和柱状上皮交界的移行带。在移行带形成过程中，未成熟的化生鳞状细胞类似鳞状上皮旁基底细胞，代谢活跃，在一些异物的刺激下，可发生细胞分化不良、代谢紊乱、细胞核异常，有丝分裂增加，形成宫颈上皮内瘤变（cervical intraepithelial neoplasias，CIN）。随着CIN继续发展，突破上皮下基底膜，侵入间质，则形成宫颈癌。宫颈癌的主要病理类型为鳞状上皮细胞癌、腺癌和未分化癌。一般以宫颈鳞癌多见，约占宫颈癌的70%。宫颈鳞癌的生长方式和形态主要为以下4型。

1. 外生型　癌灶向外生长，状如菜花，组织脆，初起为息肉样或乳头状隆起，继而发展为向阴道内突出的菜花状赘生物，触之易出血（图2-12）。

2. 内生型　癌灶向宫颈深部组织浸润，使宫颈扩张并侵犯子宫峡部。宫颈肥大而硬，表面光滑或仅见轻度糜烂，整个宫颈段膨大如桶状。

3. 溃疡型　外生型或内生型癌灶继续发展，癌组织坏死脱落形成溃疡或空洞。

4. 颈管型　癌灶发生于宫颈外口内，隐蔽在宫颈管，侵入宫颈及子宫峡部供血层以及转移到盆壁的淋巴结。

【临床表现】　宫颈癌早期多无症状，也无明显体征，与慢性宫颈炎无明显区别，一旦出现症状主要表现如下。

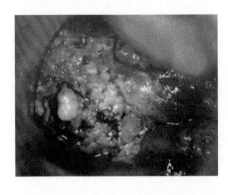

图2-12 宫颈癌（外生型）
可见多个半透明泡状突起，质极脆，易出血。伴有感染坏死和大量水样分泌物，癌灶表面覆盖一层灰绿色坏死薄膜及紫褐色凝血块

1. **阴道出血** 年轻患者常表现为接触性出血，发生在性生活后或妇科检查后出血。出血量可多可少，根据癌灶的大小、类型、侵犯血管的情况而定。一般外生型出血较早，血量也较多；内生型出血较晚。

2. **阴道分泌物增多** 最初阴道分泌物可以没有任何气味，当癌灶继发感染、坏死则分泌物量增多，如淘米水样或混杂血液，并带有恶臭味。肿瘤向上蔓延累及子宫内膜时，分泌物被颈管癌组织阻塞，不能排出，可以形成宫腔积液或宫腔积脓。

3. **晚期癌的症状** 根据癌灶侵犯的范围而出现的继发性症状。癌灶波及盆腔结缔组织、骨盆壁，压迫输尿管或直肠、坐骨神经等时，患者出现尿频、尿急、肛门坠胀、大便秘结、里急后重、下肢肿痛等。严重时导致输尿管梗阻、肾盂积水，最后引起尿毒症。末期患者出现贫血、消瘦甚至恶病质。

4. **宫颈癌转移途径**

（1）直接蔓延：癌组织局部浸润，并向邻近的器官及组织扩散。外生型常向阴道壁蔓延，宫颈管内癌灶扩张宫颈管并向上累及宫腔。癌灶向两侧蔓延至主韧带、阴道旁组织，骨盆壁，晚期可引起输尿管阻塞。癌灶向前后蔓延，可侵犯膀胱或直肠。

（2）淋巴转移：当宫颈癌局部浸润后侵入淋巴管，形成瘤栓，随淋巴液引流到达局部淋巴结，在淋巴管内扩散。

（3）血行转移：较少见。

5. **宫颈癌的临床分期** 见表2-1。

【超声表现】 针对宫颈癌妇科超声检查的方法主要有经腹部超声检查、

表2-1　宫颈癌的临床分期（FIGO，2014年）

期别	肿瘤范围
Ⅰ期	癌灶局限在宫颈（包括累及宫体）
Ⅰa	肉眼未见癌灶，仅在显微镜下可见浸润癌（浅表浸润的肉眼可见癌灶也为Ⅰb期），间质浸润测量范围限制于深度5 mm，宽度7 mm
Ⅰa1	间质浸润深度≤3 mm，宽度≤7 mm
Ⅰa2	间质浸润深度>3～5 mm，宽度≤7 mm
Ⅰb	肉眼可见癌灶局限于宫颈，或显微镜下可见病变>Ⅰa2
Ⅰb1	肉眼可见癌灶最大直径≤4 cm
Ⅰb2	肉眼可见癌灶最大直径>4 cm
Ⅱ期	癌灶已超出宫颈，但未达盆壁。癌累及阴道，但未达阴道下1/3
Ⅱa	癌灶累及阴道上2/3，无明显宫旁浸润
Ⅱa1	肉眼可见癌灶最大径线≤4 cm
Ⅱa2	肉眼可见癌灶最大径线>4 cm
Ⅱb	有宫旁浸润
Ⅲ期	癌肿扩散盆壁，肛诊和盆壁间无缝隙，癌灶累及阴道下1/3，除外其他原因引起的肾盂积水或无功能肾
Ⅲa	癌累及阴道下1/3，但未达盆腔
Ⅲb	癌已达盆壁，或有肾盂积水或无功能肾
Ⅳ期	癌灶扩散超出真骨盆，或癌浸润膀胱黏膜或直肠黏膜
Ⅳa	癌灶扩散至邻近的盆腔器官
Ⅳb	远处播散

经阴道超声检查和经直肠超声检查。后两者由于与盆腔器官更为接近，图像分辨率高，能更好地显示子宫、卵巢及盆腔肿块的细微结构及特征，与经腹部超声检查相比，能获得显示范围内更丰富、更准确的图像诊断信息，且受患者肥胖及盆腔器官位置改变的影响较小。因此其检出率明显高于经腹部超声检查。但原则上对阴道接触性出血不明显患者常采用经阴道超声检查，而对易出血的患者宜采用经直肠超声检查，以便更清楚地观察宫颈癌灶及宫旁结构。

　　早期宫颈癌病灶较小，宫颈形态、大小正常，宫颈管梭形结构仍存在，因此二维超声检查对CIN、原位癌、早期浸润癌诊断的意义不大，其诊断主要依赖细胞学和组织学检查。随着病变的进展，当癌灶增大引起宫颈形态学改变，经阴道或经直肠二维超声结合多普勒超声检查可对肿瘤的大小、形态、部位、边界、内部回声及血流状态等进行观察。

1. 二维超声表现

（1）宫颈肥大：随着病变的进展，宫颈表现为进行性增大，可为对称性或不对称性增大，形态不规则，部分整个宫颈增大呈桶状。因宫体相对无明显的改变，故宫体小而宫颈大，子宫形态失常似烧瓶状（图2-13，图2-14）。

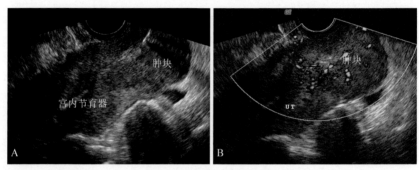

图2-13 宫颈癌

患者，女，45岁，阴道点滴状出血数月，宫颈形态略有改变，质硬，触之表面出血。超声表现：A. 宫体形态正常，肌层光点分布尚均，内膜不厚，回声均匀，居中，宫内节育器，宫颈增大，前唇见宫颈组织回声，整个后唇见实质性肿块回声，边界欠清，内回声不均匀，以稍低回声为主，宫颈管显示欠清；B. 能量图显示实质性肿块内血流丰富。超声诊断：宫颈后唇实质性占位。宫颈活检及术后病理证实宫颈腺癌

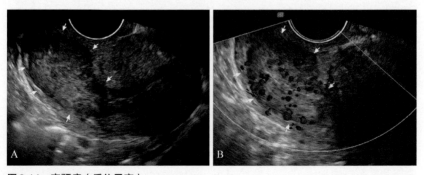

图2-14 宫颈癌（后位子宫）

A. 二维宫颈增大，低回声团块；B. 彩色血流示血流丰富

（2）宫颈肿块：宫颈回声不均，可见不规则的实质性团块。其回声常以低回声为主，其内可见散在性的强回声光点或光斑。肿块边界不清，无包膜，形态不规则。外生型肿瘤，肿块至宫颈表面向外突起，宫颈形态不规则，浆膜层的连续性可中断。内生型肿瘤，肿块向宫颈管深部浸润，宫颈正常结构肌层、强回声的宫颈管黏膜，常受癌灶浸润破坏而消失（图2-15，图2-16）。

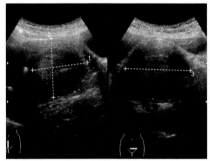

图2-15　宫颈癌（经腹部超声）
宫颈肥大，后壁见低回声，与正常宫颈分界不清，向后突起，局部黏膜线中断

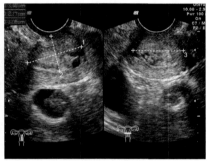

图2-16　宫颈癌（经阴道超声）
宫颈形态尚清，前唇内不均低回声，边界不清，宫颈管黏膜线偏移

（3）宫旁浸润与转移

①宫体侵犯：宫颈癌灶向上侵犯宫体，表现为宫体体积增大，局部回声不均与宫颈肿块相连续，宫体的正常结构消失，内膜增厚回声不均。此时需与子宫内膜癌侵犯宫颈相鉴别。当肿块阻塞宫颈内口时，可出现继发性宫腔积液（图2-17，图2-18）。

②宫旁侵犯：宫颈的浆膜层局部连续性中断，宫颈肿块向外突起，宫旁可出现不规则的低回声结节（图2-19）。

③盆腔脏器侵犯：膀胱受侵

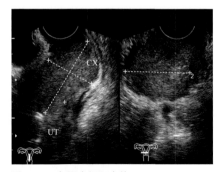

图2-17　宫颈癌侵犯宫体
宫体下段局部回声偏低不均与宫颈肿块相连续，宫腔下段形态及回声改变

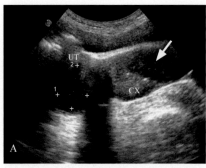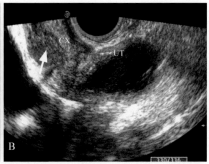

图2-18 宫颈癌伴宫腔积液
A. 经腹部超声；B. 经阴道超声；UT. 子宫，宫腔内见大量液性暗区；CX. 宫颈；
↑. 宫颈前唇癌灶

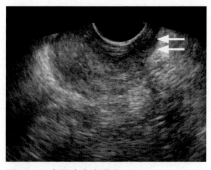

图2-19 宫颈癌宫旁浸润
宫颈横切面示宫颈正常肌层结构消失，不均低回声癌灶边界不清，左侧壁局部浆膜线中断，并见结节状突起

犯，表现为膀胱后壁正常的连续性光带中断，宫颈肿块突向膀胱内。当肿块压迫输尿管可出现输尿管扩张及肾积水的声像图改变。

④阴道侵犯：表现为宫颈与阴道前后壁穿间的强回声界面消失，回声不均。

⑤直肠侵犯：表现为宫颈肿块与直肠分界不清，局部直肠壁增厚。

2. 多普勒超声表现 彩色多普勒超声检查易受检测部位的深浅、声束的血流夹角、血流速度等影响，使其难以显示肿块内低速血流，对小血管难以完整显示。Hsieh等对65例Ⅰb～Ⅱb期宫颈癌患者进行经阴道彩色多普勒超声检查，结果仅30例（46.2%）的患者宫颈癌灶内发现有血流信号。能量多普勒超声能显示低流速和低流量的血流信号，对微小血管和弯曲迂回的血管更容易显示。综合近年文献报道，能量多普勒超声对宫颈癌灶内血流的检出率为97%～100%，显著高于彩色多普勒超声。

早期患者宫颈癌灶内血流信号稍增多，呈星点状或短棒状分布。中晚期患者的癌灶内可见丰富的彩色血流信号，呈团状、树枝状或丛状分布。大多为低阻的动脉频谱（图2-20，图2-21）。

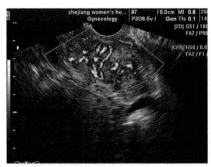

图2-20　宫颈癌血流
能量多普勒超声示宫颈癌灶内血流丰富，呈树枝状分布

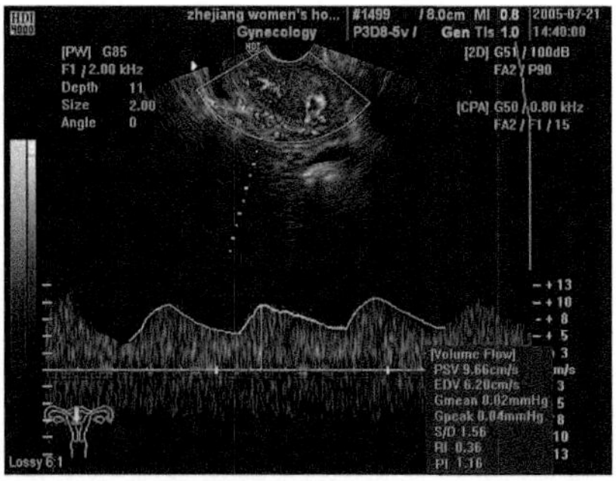

图2-21　宫颈癌血流频谱
宫颈癌灶内的血流，RI = 0.36

　　Wu等对38例宫颈癌患者和30例正常妇女进行了经阴道能量多普勒超声检查发现，宫颈癌患者的搏动指数（PI）、阻力指数（RI）明显低于正常对照组。宫颈癌患者的RI为0.52±0.110，并认为宫颈癌的血流频谱特征与其他妇科恶性肿瘤一致表现为低阻高速血流。Alcazar等对49例宫颈癌患者进行经阴道彩色多普勒超声检查，并将超声指标与临床病理参数进行相关分析，结果显示RI、收缩期峰值流速（PSV）与肿瘤的组织学类型及分级、肿瘤的大小、临床分期相关。鳞癌、中低分化的肿瘤或临床分期较晚的肿瘤，其血流较丰富。另一方面，多普勒超声检查的血流动力学参数还可预测宫颈癌患者放化疗的疗效。Alcazar等研究认为宫颈癌肿瘤部分消退组的RI及PI值均明显低于完全消退组。

　　但是血流动力学参数的意义仍存争议，也有学者认为其并不能很好地反映宫颈癌的血管生成情况。研究认为这些参数只是对肿瘤局部血管的血流动力学分析，缺乏整体代表性。近年来随着超声技术的发展，已有学者利用能量多普勒超声检查结合计算机图像处理技术获得的血管指数［power Doppler vascularity index（PDVI），PDVI＝肿块内彩色像素值/肿块总像素值］对肿瘤组织内血管数目进行整体定量分析。周一敏等采用经阴道能量多普勒超声对41例早期宫颈癌（Ib～IIa期）病灶内的血流进行观测。结果显示PDVI与宫颈癌的临床分期、间质浸润深度、脉管内癌栓有无及淋巴结转移及肿块大小相关，而RI值仅与肿块大小相关，与其他临床参数均无相关性。且通过ROC曲线分析，以PDVI值＞14%预测宫颈癌患者有无盆腔淋巴结转移，其敏感度为89%，特异度为75%，阳性预测值为50%，阴性预测值为96%。

【鉴别诊断】

1. 子宫颈肌瘤　肌瘤小者宫颈大小形态正常，肌瘤大者宫颈增大，形态失常，但仍可见正常的宫颈管回声，可与宫颈癌鉴别。宫颈肌瘤多为均匀的低回声或高回声团块，形态规则，边界清晰，CDFI显示包块周边呈环状或者半环状血流，而宫颈癌多为边界不规则，内部血流丰富。

2. 子宫内膜癌　子宫内膜癌灶可向下侵犯宫颈，表现为宫颈肥大或变形，宫颈管回声明显增强或结构不清，要与原发宫颈癌鉴别。子宫内膜癌多表现为子宫内膜弥漫性不均匀性增厚或内膜局限性增厚成团块状，彩色多普勒超声显示增厚的子宫内膜或内膜基底部血流信号丰富。子宫肌层常同时有浸润，出现轮廓不清的不规则异常回声团，受累肌层血供丰富，血流信号增多，在疾病晚期难以鉴别。

3. 宫颈乳头状瘤　超声表现有时和宫颈癌难以鉴别，需病理检查确诊。宫颈乳头状瘤为良性病变，表现为接触性出血和白带增多，多见于妊娠期。

4. 慢性宫颈炎导致的宫颈肥大　宫颈回声增强，内可见多个大小不等的潴留囊肿，宫腔线可见，血流频谱正常型可与宫颈癌鉴别。

第四节　阴道肿瘤

阴道肿瘤的超声诊断可经腹部、经会阴、经阴道多途径扫查，二维图像并结合彩色多普勒。对于阴道良性肿瘤，超声可区分囊、实性肿瘤，符合率100%，对实质性肿瘤定性符合率85.7%。

阴道良性肿瘤报道较多的有阴道平滑肌瘤，是阴道间叶细胞肿瘤，因与尿道、膀胱关系密切，往往先有泌尿系统症状；加之常见变性，如梗死、坏死、玻璃样变、黏液样变、钙化等，要注意与尿道来源肿物鉴别。

阴道恶性肿瘤最常见的是阴道葡萄胎状肉瘤。

婴幼儿阴道出血，常伴有息肉状病变突出于阴道。幼女出现不规则阴道出血，除子宫出血外（如真性、假性性早熟）首先考虑阴道恶性肿瘤。

葡萄胎状肉瘤亦名胚胎横纹肌肉瘤，是一种很少见的肉瘤，85%发生于5岁以内的幼女，少数发生在青春期。有学者认为是恶性中胚叶混合瘤的一种类型，恶性程度极高。肿瘤组织来源于阴道黏膜下结缔组织内原始间叶细胞，但也可由子宫颈葡萄状肉瘤蔓延而来。又因在肉瘤的成分中常可发现胚胎性横纹肌成分，所以以往有横纹肌肉瘤之称。

超声表现主要有：子宫大致正常，形态规整，宫壁回声均匀。没有宫腔积液。宫颈、阴道壁的正常结构消失，阴道位置出现不均质或较均质的低回声团块，边界较清晰，但没有包膜，部分呈锯齿状或鼠咬状改变，其前后缘轮廓欠光滑。可向宫颈突起，部分患者宫颈看上去比较完整，相当于阴道前后穹部位受侵犯，说明葡萄胎状肉瘤病变可能较软，纤维类成分较少。双侧附件区未见异常，盆腔无积液，说明没有发生淋巴转移，这种情况多见于肉瘤（图2-22）。

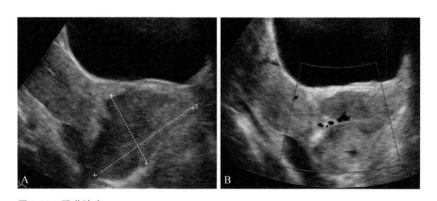

图2-22　阴道肿瘤
A. 阴道内实质性低回声，边界清；B. 彩色多普勒超声显示其内见血流信号；病理提示恶性米勒管混合瘤

阴道葡萄胎状肉瘤主要鉴别：

1. **阴道透明细胞腺癌**　较少见，占阴道原发癌的5%～10%，常发生于年轻妇女和幼女。国外文献统计，发病年龄7～17岁。多数为息肉样、结节状或乳头状。淋巴转移率较高。

2. 阴道平滑肌肉瘤、纤维肉瘤、脂肪肉瘤 幼女和成人皆可发生，但年龄偏高些，肿瘤回声偏高，发病率较低。

3. 阴道良性肿瘤 常见的平滑肌瘤、纤维瘤、乳头状瘤、畸胎瘤，一般不引起阴道出血，可以造成宫腔积液。幼儿很少见。

（周一敏）

第 *3* 章

子宫肿瘤的超声诊断

第一节　子宫良性肿瘤

一、子宫肌瘤

子宫肌瘤（uterine myoma）是女性盆腔最常见的肿瘤。肿瘤主要由平滑肌纤维组成，其内仅有少量的结缔组织纤维作为支撑结构，好发于中年妇女，35 岁以上妇女发病率约 20%，20 岁以下少见。子宫肌瘤因其发生部位、数目、大小、有无变性等情况不同，而呈现出形态复杂、种类繁多的超声图像。

病因至今不十分清楚。可能与女性性激素相关。已经证实肌瘤中雌二醇向雌酮转化明显低于正常肌组织，肌瘤中雌激素受体浓度明显高于周围肌组织。

【病理特征】 肌瘤多呈球形或有不规则形，质较硬，界线明显，压迫周围肌壁纤维形成假包膜。切面瘤组织常呈编织状或漩涡状。镜下，瘤细胞与正常子宫平滑肌组织相似，核为杆状，较密集，常排列成纵横交错的不规则束状或编织状。

按子宫肌瘤与子宫肌壁的关系分类如下（图 3-1）。

1. *肌壁间肌瘤*　肌瘤位于子宫肌壁间，周围均为正常肌组织所包围，占 60% ～ 70%。

2. *浆膜下肌瘤*　肌瘤向子宫浆膜面生长，表面仅由浆膜层覆盖，突出于子宫表面，占 20% ～ 30%。根据肌瘤向外生长程度和部位又可分为带蒂浆膜下肌瘤和阔韧带肌瘤，前者是肌瘤继续向浆膜面生长，仅有一蒂与子宫相连，后者是肌瘤位于宫体侧壁向宫旁生长突出于阔韧带两层之间。

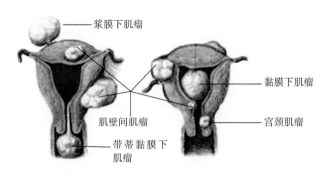

图3-1　子宫肌瘤

3. **黏膜下肌瘤**　肌瘤向子宫黏膜方向生长，深入子宫宫腔，表面仅由子宫黏膜覆盖，占10% ～ 15%。肌瘤多为单个，使宫腔变形增大，子宫外形无明显变化。

多种类型的肌瘤可发生在同一子宫，称为多发性子宫肌瘤。

【临床表现】　症状与肌瘤大小、数目关系不大，而与肌瘤生长部位、有无变性有关。部分肌瘤患者无明显症状，仅在体检时偶然发现。临床表现以月经周期缩短或紊乱，经期延长，月经量增多，下腹部包块为主，肌瘤大者可压迫邻近器官引起相应的症状，如前壁肌瘤压迫膀胱可引起尿频、尿急、排尿困难，后壁肌瘤压迫直肠可导致便秘等。

子宫肌瘤的血液供应来自假包膜，其血管壁缺乏外膜，当肌瘤生长迅速时，其包膜或瘤蒂受压可引起中心血供障碍、营养缺乏，肌瘤失去原有的典型结构，发生各种变性。肌瘤发生变性时还可出现急性下腹痛、呕吐、发热等症状。常见的变性如下。

1. **玻璃样变（hyaline degeneration）**　最常见，又称透明变性。肌瘤剖面漩涡状结构消失，由均匀透明样物质取代。

2. **囊性变（cystic degeneration）**　子宫肌瘤玻璃样变继续发展，组织液化形成大小不等的囊腔，其间有结缔组织相隔，多个囊腔可融合成大囊腔，内含无色或草黄色黏液或透明胶冻状液体。

3. **红色样变（red degeneration）**　为肌瘤一种特殊类型坏死，多见于妊娠期或产褥期。由于局部组织缺血、梗死、淤血或血栓阻塞，引起局部组织不同程度溶血，使血液渗入瘤体，又有渐进性坏死之称。肌瘤迅速增大，剖面漩涡状结构消失，质软，为暗红色，有腥臭味（图3-2）。

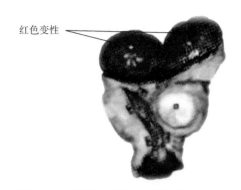

图3-2　子宫肌瘤红色样变大体标本

4. 钙化（degeneration with calcification）　多见于血供不足的浆膜下子宫肌瘤以及绝经后妇女的肌瘤。一般认为肌瘤脂肪变性是其前驱表现，肌瘤脂肪变性后进一步降解成三酰甘油，再与钙盐结合，沉积于瘤体内而成。X线摄片可清晰显示钙化阴影。

5. 肉瘤样变（sarcomatous change）　为子宫肌瘤的恶性变，发生率很低，多见于年龄较大的妇女。国内报道约0.5%，国外报道为0.13% ～ 1%。肌瘤在短时间内迅速增大，组织变软且脆，切面灰黄色，与周围组织界线不清。

【超声表现】

1. 二维声像图表现

（1）子宫增大：由于子宫肌瘤大小、数目不同，子宫增大程度也有差异，仅有小肌瘤（＜1.0 cm）时子宫大小仍在正常范围内，巨大的、多个较大的肌瘤子宫明显增大，甚至可超出真骨盆达腹腔。

（2）子宫及宫腔形态改变：由于子宫肌瘤的位置不同，子宫及宫腔的形态也会发生相应的改变。浆膜下肌瘤子宫形态改变明显，肌瘤所在处的表面隆起，表现为子宫形态不规则；黏膜下肌瘤或肌壁间肌瘤突向宫腔生长时宫腔受压变形，宫腔拉长、增大、移位，甚至难以找到宫腔，常表现为宫腔回声增宽，内部见肿瘤回声（图3-3）。阔韧带肌瘤超声显示瘤体位于子宫侧方，将子宫推向对侧，子宫宫体形态可正常，推动宫体时与瘤体运动方向同步。

（3）瘤体回声：根据肌瘤内结缔组织纤维多少及有无变性，肌瘤回声常见有以下3种：①回声减弱型（图3-4），最为常见，瘤体回声比子宫回声弱，呈实质性低回声。②回声增强型，比子宫回声增强，为肌瘤内纤维组织相对较丰富。瘤体周围常可见到低回声环，为假包膜；也有较大的肌瘤呈栅栏样回声增强。③混合型（图3-5），肌瘤回声不均质，可见大小不等的低回声、等回声及稍强回声光团混合，其后方回声衰减。

（4）子宫肌瘤变性的声像图表现

①玻璃样变：瘤体内表现为相应的低回声区，后部回声略增强，边界不清楚（图3-6）。

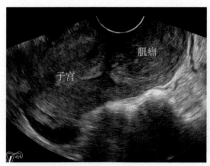

图3-3 黏膜下子宫肌瘤
子宫肌瘤位于宫腔下段，表面仅由黏膜覆盖

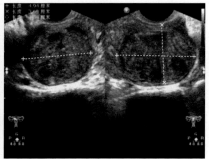

图3-4 肌壁间子宫肌瘤
子宫肌瘤位于肌壁间，呈回声减弱，包膜清晰

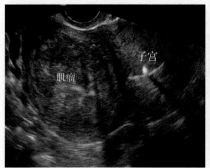

图3-5 肌壁间子宫肌瘤
回声不均质，夹杂低回声、强回声，有假包膜

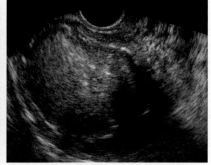

图3-6 子宫肌瘤玻璃样变
相应的低回声区，后方回声略增强

②囊性变：可见数目大小不等的无回声区，后方回声增强，暗区周围组织境界清楚，若有坏死或液化不全，则在暗区中出现散在的点状和条状回声，也可多处液化连成囊性暗区（图3-7）。

③红色样变：肌瘤超声表现为肌瘤内部回声偏低，无明显衰减。

④脂肪变性和钙化：脂肪变性时肌瘤回声增强，包膜仍清晰，后方无声影（图3-8）。合并钙化时可见肌瘤包膜呈弧形或环状强回声，或瘤体内弥漫性或局灶性强光斑，后方衰减明显伴声影（图3-9）。

⑤肉瘤变：声像图表现为肌瘤内部回声实性不均质或囊实性相间，或呈蜂窝状回声，边界不清，透声不良并有衰减。

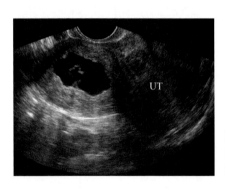

图3-7　子宫肌瘤囊性变
内部组织液化形成大小不等的囊腔呈不规则液性暗区；UT. 子宫

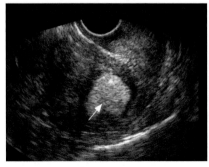

图3-8　子宫肌瘤脂肪变性（箭头所指）

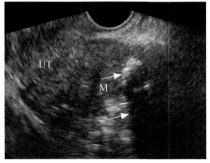

图3-9　子宫肌瘤钙化
瘤体内局灶性钙化斑块，后方衰减明显伴声影；UT. 子宫；M. 肌瘤；箭头所指为钙化灶

2. 彩色血流显像和频谱多普勒表现 90%的子宫肌瘤由双侧子宫动脉分支供血，表现为子宫动脉主干不同程度纡曲延长，呈弧形包绕肌瘤并进入瘤体。小肌瘤边缘部与内部血流信号常为短线状或点状，较大肌瘤可于瘤体假包膜中见半环状或环状的彩色血流包绕（图3-10），部分肌瘤甚至可以勾画出肿瘤的大小和形态，并可显示一支或数支血管从不同方向穿过假包膜进入瘤体，内部血流丰富。瘤体内病灶平均阻力指数（RI）＞0.50多见，周边部的动脉血流各参数均略高于瘤体内部，这可能与瘤体周边部的血管与瘤体内新生血管壁的组织构成有关。根据肿瘤内部的血流情况，可以将肌瘤分为①多血流型：瘤体内可见3条以上血管或弥漫性网状血管。如阔韧带肌瘤，肌瘤内出现坏死和炎症改变时，也可表现为此型。②少血流型：瘤体内见少量血流，点状、短棒状，一个断面上可见1～2条血管，其长度小于瘤体的半径。黏膜下肌瘤、肌壁间肌瘤常表现为此型。③无血流型：瘤体内部无血流信号，部分在彩色能量多普勒上可显示为点状信号。肌瘤钙化、囊性变和玻璃样变时此型多见。当瘤体内血流异常丰富，最大流速增加，RI＜0.40时，应结合声像图表现、临床资料综合分析，要高度怀疑肉瘤变可能。

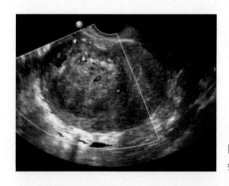

图3-10 子宫肌瘤
瘤体假包膜中的半环状彩色血流包绕

【鉴别诊断】 需要与子宫肌瘤鉴别的疾病如下。

1. 子宫腺肌瘤 子宫腺肌瘤是子宫腺肌病的一种特殊类型，是指异位子宫内膜生长成结节状或团块状，局限于一处肌壁内，并被增生的平滑肌环绕成团块。声像图上也表现为子宫增大和回声不均，血供不良时边界较清晰，但子宫腺肌瘤多发于子宫后壁，常为单发，大多内部回声稍强可呈粗颗粒状、网格状、斑片状等，无假包膜存在，瘤体与周围组织界线不清，子宫腺肌瘤一般不突出于子宫表面，致宫体呈球形增大。而子宫肌瘤可发生于宫体各个部位，数目不等，以低回声多见，可见假包膜，边界清晰，子宫肌瘤因部位及数目不同，常致宫体表面形态不规则或凹凸不平。另外，子宫肌瘤的内膜常因受到肌瘤的挤压呈非一致性移位，而子宫腺肌瘤内膜一般呈一致性移位。

2. 卵巢肿瘤　卵巢实质性肿瘤有时会与浆膜下子宫肌瘤，尤其是蒂较细的浆膜下子宫肌瘤相混淆，囊性变的子宫浆膜下肌瘤则应与卵巢囊肿相鉴别。仔细寻找双侧卵巢是否完整，观察肿块的回声、活动度、与子宫关系，肿块内部血流分布情况，同时注意结合临床症状及相应的实验室检查结果可协助鉴别诊断。

3. 子宫肥大症　子宫呈均匀性增大，一般不超过孕2个月，声像图表现为子宫增大，形态正常，宫腔线居中，肌层及宫腔内未见明显结节状回声。

4. 葡萄胎　黏膜下肌瘤发生囊性变时，可在子宫中心部形成葡萄胎样大小不等的囊性蜂窝状回声，极易与葡萄胎混淆。但肌瘤囊性变有肌瘤结节轮廓，尿HCG检查阴性，近期无流产或停经史可鉴别。

二、子宫血管瘤

子宫血管瘤是一种罕见的良性肿瘤，可发生于任何年龄的女性，但好发于20～40岁。其病因及发病率并不清楚，目前为止仅见个案报道。

【病理特征】根据血管瘤的组织形态不同，分为毛细血管瘤、海绵状血管瘤、硬化性血管瘤和淋巴管血管瘤。

【临床表现】　常见症状为不规则阴道出血。子宫黏膜下血管瘤或宫壁血管瘤突入宫腔呈息肉状生长，可因破裂引起阴道持续性出血或大出血，甚至造成失血性休克。浆膜下血管瘤偶可因扭转、肿瘤内血窦破裂形成血肿。由于子宫血管瘤罕见，而且缺乏特异性临床症状和体征，术前一般不易确诊，容易造成误诊、漏诊。

【超声表现】　不同类型的子宫血管瘤超声鉴别仍有困难。毛细血管瘤为肌层或浆膜下或黏膜下实质性低回声结节或高回声结节，边界清晰，部分内部回声不均匀，CDFI仅见内部血流稍丰富，因此B超常误诊为子宫肌瘤、子宫腺肌病或功能性子宫出血。海绵状血管瘤由于瘤体血管粗大，可表现为边界清晰的瘤体内杂乱的网格状回声，血流丰富。需与妊娠滋养叶肿瘤相鉴别，临床病史有助于鉴别诊断。

第二节　子宫恶性肿瘤

一、子宫内膜癌

子宫内膜癌（carcinoma of endometrium）是女性生殖道常见的肿瘤之一，多发生在55～65岁。近年来发病率呈上升趋势，在许多国家子宫内膜癌已超过宫颈癌，而5年生存率却下降，其原因之一就是到目前为止子宫内膜癌还没有一种令人满意的有效筛查手段。

子宫内膜癌确切病因不明。可能与长期过量雌激素作用、肥胖、高血压、糖尿病等因素有关。雌激素依赖型的子宫内膜癌，其发生可能是在无孕激素拮抗的雌激素长期作用下，发生子宫内膜增生症，甚至癌变。患者较年轻，常伴有肥胖、高血压、糖尿病、不孕或不育。雌激素受体多阳性，预后较好。非雌激素依赖型者，发病与雌激素无明确关系，多见于老年体瘦妇女，病理形态属少见类型，雌激素受体多呈阴性，预后不良。预后与肿瘤生物学恶性程度、患者全身状况以及治疗方案有关。经阴道超声盆腔检查则是治疗后随访采用的重要方法之一。

【病理特征】　是原发于子宫内膜的上皮性恶性肿瘤。多发生于宫底和后壁，一般有两种生长方式：局部生长和弥漫生长。局部生长占多数，肿瘤局限于某一部位，局部肌层浸润多见；弥漫生长少见，肿瘤可累及整个宫腔，常伴有出血、坏死，较少有肌层浸润。肿瘤可呈肿块状、息肉状、乳头状或菜花状，灰白色，质脆。镜下最常见的是子宫内膜样腺癌。根据癌细胞分化程度可分为高分化、中分化和低分化腺癌。腺癌组织中伴化生鳞状上皮成分者称为腺棘皮癌，伴鳞癌者称为腺鳞癌。

子宫内膜癌一般生长缓慢，局限于宫腔和内膜时间较长，也有极少数发展较快者。直接蔓延可侵犯输卵管、宫颈管、阴道、子宫浆膜层，并可广泛种植于盆腹膜、直肠子宫陷凹及大网膜。转移途径主要是通过淋巴转移，因癌生长部位不同，可累及腹主动脉旁淋巴结、腹股沟淋巴结、闭孔淋巴结、髂内淋巴结、髂外淋巴结和髂总淋巴结。晚期可通过血行转移到肺、肝、骨等处。

表3-1是2014年FIGO妇科肿瘤委员会推荐子宫内膜癌使用手术分期，可能有少数子宫内膜癌患者初始治疗为放疗，这些病例仍可用FIGO1971年

的临床分期，但必须注明。

表3-1　子宫内膜癌分期（2014）

Ⅰ期	肿瘤局限于宫体
ⅠA	肿瘤浸润深度＜1/2肌层
ⅠB	肿瘤浸润深度≥1/2肌层
Ⅱ期	肿瘤侵犯宫颈间质，但无宫体外蔓延
Ⅲ期	肿瘤局限和（或）区域的扩散
ⅢA	肿瘤侵犯浆膜层和（或）附件
ⅢB	阴道和（或）宫旁受累
ⅢC	盆腔淋巴结和（或）腹主动脉旁淋巴结转移
ⅢC1	盆腔淋巴结阳性
ⅢC2	腹主动脉旁淋巴结阳性，有和（或）无盆腔淋巴结阳性
Ⅳ期	肿瘤侵犯膀胱和（或）直肠黏膜
ⅣA	肿瘤侵犯膀胱黏膜和（或）直肠黏膜，和（或）远处转移
ⅣB	远处转移，包括腹腔内其他淋巴结转移和（或）腹股沟淋巴结转移

【临床表现】　早期无明显症状，后期出现绝经后阴道出血、月经增多、经期延长，阴道流液，常为血性或浆液性分泌物。此外，还有疼痛等症状。

【超声表现】　超声对子宫内膜原位癌的诊断率很低，确诊常需要诊断性刮宫，而对Ⅰ期及以上的子宫内膜癌，超声诊断率明显升高，尤其判断肌层浸润程度方面，经阴道超声判断深肌层浸润的准确率可达88.9%，敏感度和特异度分别可达84.2%、94.9%。部分患者行超声检查之前已行诊断性刮宫术，由于刮宫术带有创伤性，可引起出血、感染等并发症，从而对超声声像图表现产生干扰。

1. 二维声像图表现

（1）子宫内膜厚度：子宫内膜癌患者内膜厚度的观察是超声检查的一个主要内容。大部分学者赞同将绝经后妇女子宫内膜厚度（双层）＜5 mm作为正常标准，并将5 mm作为区分内膜良恶性病变的临界值。当内膜厚度＞5 mm时，应列入高危人群，须连续进行监测和随访。

（2）子宫内膜回声：子宫内膜癌内膜回声粗糙、不均，与子宫肌层分界不清。局限型时，宫腔内病灶呈回声稍强区域，形态欠规则；弥漫型时，病灶充满宫腔，如有肌层浸润，增厚的内膜基底层不完整（图3-11～图3-13）。

（3）子宫肌层浸润程度：经阴道超声可较为准确地判断子宫内膜癌的肌层浸润程度，准确率可高达84.4%，甚至有学者认为经阴道超声观察子宫内膜癌侵犯肌层的程度与手术切除标本所测得的肿瘤浸润程度误差仅在1 mm以内。正常的子宫内膜与肌层间有一完整的低回声晕环层连接带，子宫内膜癌浸润肌层时，内膜与子宫肌层间的连接带可发生改变。根据浸润肌层程度不同，超声表现也有差别。浅肌层浸润（图3-14）时内膜周围低回声晕中断或内膜呈锯齿状侵入肌层，其浸润深度小于肌层厚度的1/2，而深肌层浸润（图3-15）时内膜周围低回声晕环模糊不清甚至消失，与肌层界线不清，其病灶边缘距浆膜层的厚度不到肌层最厚处的一半，即浸润深度大于肌层厚度的1/2。肌层病变区呈片状或不规则不均匀回声。严重的可

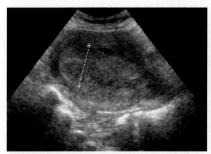

图3-11　子宫内膜样腺癌
子宫内膜极度增生，肥厚，回声欠均匀

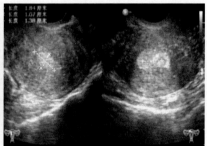

图3-12　子宫内膜样腺癌伴鳞状分化
宫腔内病灶呈回声增强区域，形态欠规则，边界欠清

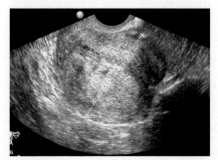

图3-13　子宫内膜样腺癌
子宫内膜增厚，回声增强，呈弥漫性，与前壁肌层分界欠清

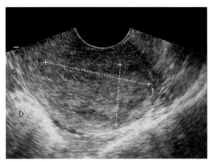

图3-14　子宫内膜样腺癌
浸润浅肌层，子宫内膜与子宫肌层间低回声晕环消失，肌层内不规则低回声

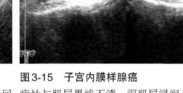

图3-15　子宫内膜样腺癌
病灶与肌层界线不清，深肌层浸润

使整个子宫不规则增大变形，宫腔内因出血坏死而表现为杂乱回声和无回声，如伴宫旁浸润，超声表现为宫旁混合性团块，内部回声不均，与子宫分界不清。

2. 彩色和频谱多普勒超声表现　彩色多普勒血流成像显示内膜基底部彩色血流信号增多，增厚的内膜处可见多条异常增粗的血管，血流极丰富且走行紊乱，局灶性或弥漫性血流丰富区与内膜厚度无相关性。有学者认为检查内膜的血流比厚度更有助于判断子宫内膜癌的分化程度和预测肌层浸润深度。脉冲多普勒显示内膜癌患者子宫动脉的血流速度较正常绝经后妇女增快。由于肿瘤内部有散在的新生血管及动静脉吻合支，脉冲多普勒表现为舒张期血流丰富的低阻血流，子宫动脉和病灶处血流的阻力指数下降，病灶平均阻力指数（RI）0.45（图3-16）。近年来彩色多普勒能量图逐

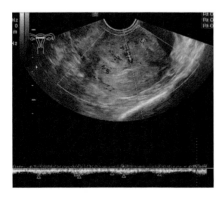

图3-16　子宫内膜癌彩色多普勒频谱
内膜基底部彩色血流信号血流速度增快，RI值0.37

渐被应用于良恶性疾病的鉴别，它可显示管径 0.7 mm、血流速度为 0.8 cm/s 的低速血流，且夹角较大时敏感性基本不受影响，因而能良好显示子宫内膜癌病变内部的低速血流。

【鉴别诊断】

1. 子宫内膜息肉　典型的子宫内膜息肉以高回声为主，形态规则，呈椭圆形或水滴状，回声均匀，内部有时可见形态规则、边界清的囊性暗区。彩色多普勒超声显示少量短棒状血流由内膜基底层延伸到瘤体，RI 值一般在 0.6 以上，这种息肉与子宫内膜癌较易区别。不典型和多发的息肉可表现为宫腔杂乱，内膜毛糙，回声不均，或表现为宫腔形态不规则，此时较难与子宫内膜癌区别。子宫内膜腺肌瘤样息肉是一种少见的内膜息肉，病理改变为息肉间质内含有平滑肌纤维，腺体增生明显及部分腺体扩张，超声特征性表现为边界清晰的宫腔占位，内多个细小无回声区。腺肌瘤样息肉表面糜烂出血坏死时超声也易误诊为子宫内膜癌，仔细观察宫腔占位血供及肌层浸润情况可以减少误诊。部分子宫内膜息肉存在恶变可能，年轻妇女子宫内膜息肉恶变率为 0.5% ~ 4.8%，更年期和绝经后子宫内膜息肉癌变率可达 10% ~ 15%，超声表现为不规则的强回声，边界欠清，部分血供较丰富，此时超声难以将其与子宫内膜癌鉴别，需通过诊断性刮宫、宫腔镜确诊。

2. 子宫黏膜下肌瘤　典型的子宫黏膜下肌瘤表现为形态规则的低回声团块，有时有假包膜，内回声均匀，由一侧壁突向宫腔，瘤体深部与内膜分界不清，仔细观察其余子宫内膜，可见两层内膜分离，厚度一致均匀，彩色多普勒血流显示血流信号丰富，常呈环状或半环状血流信号，RI 值一般在 0.5 以上。当黏膜下肌瘤伴变性时，内部回声不均，或瘤体较大而正常内膜无法显示时，与子宫内膜癌难以鉴别。

3. 子宫内膜增生过长　子宫内膜增生过长仅表现为子宫内膜厚度增加，回声增强，局限性或弥漫性增生，多为非对称性，增厚的内膜内常可见散在的小囊样无回声，部分患者表现为宫腔线可见。内膜与肌层间界线清晰（图 3-17），彩色多普勒超声一般未见明显血流信号，重度增生者内膜内见细条状血流信号。不典型子宫内膜增生因不规则阴道出血可表现为子宫内膜回声不均，厚度不一，与子宫内膜癌声像图较相似，此时应注意观察子宫内膜与肌层间的低回声晕环是否完整，必要时可建议行诊断性刮宫。

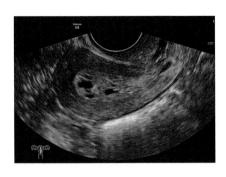

图 3-17　子宫内膜增生过长
病理提示：子宫内膜囊腺型增生过长

二、子宫肉瘤

子宫肉瘤（uterine sarcoma）是一种组织来源广泛的恶性肿瘤，主要来源于子宫平滑肌、内膜间质、结缔组织和上皮或非上皮成分，也可继发于子宫平滑肌瘤，具有多种组织学形态和生物学活性。子宫肉瘤是高度恶性的女性生殖道肿瘤，非常少见，占子宫恶性肿瘤的 2%～4%。

【病理特征】

1. 子宫平滑肌肉瘤　占 45%。可分为原发性和继发性两种。前者源自子宫肌壁或肌壁间血管壁平滑肌组织，呈弥漫性生长，无包膜；后者为已存在的平滑肌瘤恶变。肌瘤恶变常自肿瘤中心部分开始，向周围扩展至整个肌瘤发展为子宫肉瘤。继发性子宫平滑肌肉瘤的预后比原发性好。

2. 子宫内膜间质肉瘤　来自子宫内膜间质细胞，可生长在子宫内膜层或内膜异位处，是最少见的子宫肉瘤，约占 10%。根据肿瘤的组织学特征又可分为低度恶性子宫内膜间质肉瘤和高度恶性子宫内膜间质肉瘤。前者有向宫旁组织转移倾向。子宫呈球形增大，瘤组织呈鱼肉样，均匀一致，呈黄色。切面见肿瘤呈息肉状或结节状，子宫内膜突向宫腔或侵及肌层。后者恶性程度高，预后差。肿瘤多发生在子宫底部，呈息肉状或分叶状向宫腔突起，常伴出血坏死。切面呈灰黄色，鱼肉状。侵及肌层时，肌壁则呈局限性或弥漫性增厚。

3. 恶性中胚叶混合瘤　起源于米勒管衍生物中分化最差的子宫内膜间质组织。肿瘤恶性程度高，含癌及肉瘤两种成分，因此又称癌肉瘤。多见于绝经妇女，好发于宫体。生育年龄妇女好发于宫颈，幼女好发于阴道。大体见肿瘤呈息肉状生长，突向宫腔，常为多发性或分叶状。晚期可侵入肌层和周围组织。切面灰白色，有出血坏死。

子宫肉瘤病理分期常用国际抗癌协会分期见表3-2。

表3-2　子宫肉瘤病理分期

Ⅰ期	肿瘤局限于宫体
Ⅱ期	肿瘤浸润至宫颈
Ⅲ期	肿瘤超出子宫范围，侵犯盆腔其他脏器及组织，但仍局限于盆腔
Ⅳ期	肿瘤超出盆腔范围，侵犯上腹腔或已有远处转移

【临床表现】　无特异性，早期症状不明显，随病情发展可出现下列表现。

1. 阴道不规则出血　最常见，量不等，绝经前患者以月经量多、经期延长、阴道不规则出血为主，绝经后患者则表现为绝经后阴道出血和阴道流血性分泌物。

2. 腹痛　肉瘤生长较快时，子宫迅速增大或瘤体内出现出血、坏死时，子宫壁破裂可引起急性腹痛。

3. 腹部包块　肉瘤不断生长，患者可诉下腹部肿块迅速增大。

4. 压迫症状　肉瘤压迫膀胱、直肠时，可出现相应的压迫症状，如尿频、尿急、排便困难等。

【超声表现】　子宫肉瘤缺乏特异性的临床症状和体征，易发生远处转移，术后复发率高，5年生存率低，因此对子宫肉瘤的早期诊断具有重要的临床意义。子宫肉瘤的超声图像具有一定的特征性，结合临床表现，可提高子宫肉瘤的诊断率。

1. 二维声像图表现　子宫肉瘤的超声表现大致可分为以下几种。

（1）肿块型：位于子宫肌层或盆腔内，可为单发或多发，单发者病灶常＞8 cm，多发者呈分叶状或结节状。位于肌层内使子宫不规则增大或取代子宫肌层结构；位于盆腔者，呈分叶状或不规则形态，侵袭性生长，边界模糊。病灶内部失去典型平滑肌瘤漩涡状的回声，有3类。①均匀中、低回声（图3-18）：与平滑肌瘤相似，但实质回声较疏松且无漩涡状回声，边界尚清晰，包膜感不明显，最常见于分化良好的平滑肌肉瘤，部分复发病灶及少数分期较早的癌肉瘤与内膜间质肉瘤也可有此表现。②不均质混合回声（图3-19）：病灶以低回声为主，散在不规则无回声、强回声区，或呈强回声与不规则无回声相间分布，典型者呈蜂窝状，边界模糊，多伴明显

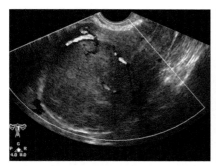

图 3-18　子宫内膜间质肉瘤

肿瘤呈分叶状生长，内部失去肌瘤的漩涡状结构，边界尚清

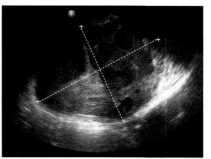

图 3-19　子宫平滑肌肉瘤

肿瘤病灶以低回声为主，散在不规则无声区，呈蜂窝状

肌层浸润。可见于各种病理类型，但最常见于平滑肌肉瘤和绝大部分复发病灶。强回声在病理上多对应于间质或上皮与间质的混合性肉瘤样成分以及局部局灶性出血，无回声区对应液化坏死。③囊实性回声：以无回声为主，散在低回声或强回声实性成分，表现为粗大分隔及隔上突起，边界多清晰。3 种病理类型的肉瘤均可显示为此类声像图表现。

（2）宫腔内容物型：图像显示子宫不同程度增大，宫腔表现可分为以下两种：①子宫内膜不规则增厚，回声不均。约 50% 低度恶性间质肉瘤病灶局限于内膜层，其二维声像图无特异性，很难与其他内膜病变相鉴别。②宫腔内充满不均质回声，内回声强弱不等，并间以不规则液性暗区，如蜂窝状（图 3-20）。体积较大者充满宫腔并突出于宫颈内口，甚至达阴道。常见于癌肉瘤和内膜间质肉瘤。

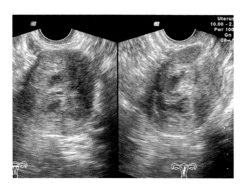

图 3-20　子宫恶性中胚叶混合瘤

宫腔内充满不均质回声，内回声强弱不等，与子宫肌层分界欠清

（3）混合型：表现为子宫增大，肌层内散在分布多处实性中、低回声，边界模糊，宫腔内充满息肉状或结节状的囊、实性占位。

2. 彩色和频谱多普勒超声表现

（1）彩色多普勒血流分布：主要分为两类。①血流丰富型：病灶内部、周边血流信号显著增多、流速增快；血管形成不规则，排列紊乱，管径粗细不均；血流方向无规律，呈现彩色"镶嵌样"血流。绝大多数肉瘤的血流分布具有此特征性表现。②少/无血流型：肿瘤内部、周边仅显示少许血流信号或不显示血流信号，可见于低度恶性和部分高度恶性内膜间质肉瘤，在液化坏死显著而以无回声为主要表现的囊、实性病灶中，血流的显示率亦较低。

（2）频谱多普勒超声诊断参数：主要有①子宫动脉的阻力指数（RI）、搏动指数（PI）：子宫肉瘤患者子宫动脉血流RI值明显低于子宫肌瘤，说明子宫肉瘤的快速生长及瘤体内较多的新生血管可导致子宫动脉的低阻力血流。绝经后妇女子宫动脉PI＜2.0提示子宫恶性病变的可能。②肿瘤内部和周边血管的RI及收缩期峰值流速（PSV）：子宫肉瘤内部血流平均RI值为0.37±0.03，显著低于平滑肌瘤，所以以RI＜0.40诊断子宫肉瘤具有较高的敏感度和特异度。

【鉴别诊断】 子宫肉瘤的超声表现多样，与子宫肌瘤、子宫内膜癌、子宫腺肌病、子宫内膜息肉和黏膜下肌瘤等一些病变的声像图极为相似，在检查中应注意和这些疾病相鉴别。

1. 子宫肌瘤 子宫肌瘤超声表现为比正常肌层稍低的回声减弱区，周边有假包膜，肌瘤与正常肌壁界线清楚。肌瘤发生变性时，内部回声不均，但肌瘤的边界仍较清。肌瘤血流分布相对规则，实质内部血流较少探及动脉频谱，周边可有环状或半环状血流环绕，内部血流信号较少。当黏膜下肌瘤发生囊性变或合并出血感染时表现可不典型，与子宫肉瘤难以鉴别，此时应注意观察肌壁回声及血流情况，子宫肉瘤回声较紊乱，与正常肌层无明显分界，常有出血、坏死，肿瘤内部及周边血流信号明显增多，多普勒频谱呈恶性肿瘤的特征性表现，RI＜0.4。部分体积较大、生长活跃或伴有液化坏死、炎性病变平滑肌瘤病灶内血管RI＜0.40，与子宫肉瘤很难鉴别，因此频谱参数不能作为子宫肉瘤的唯一定性标准。

2. 子宫内膜癌 当子宫肉瘤表现为宫腔内占位时与高分化子宫内膜癌

较易区别：高分化内膜癌呈宫腔强回声，病灶内部回声较均匀，无显著液化坏死，而子宫肉瘤则呈不规则的息肉或结节状不均质回声，内部多有显著的不规则无回声，结构紊乱。当子宫肉瘤仅表现为子宫内膜不均匀性增厚，与子宫内膜癌鉴别困难，可通过诊断性刮宫病理检查鉴别。

3. 子宫腺肌病 少数子宫肉瘤患者子宫肌壁间表现为弥漫性结节病变，超声表现不易与子宫腺肌病相鉴别，此时应结合彩色多普勒及临床特点加以鉴别。

4. 其他病变 子宫肉瘤表现为蜂窝状时与葡萄胎的声像图极为相似，但葡萄胎多有停经史，血 HCG 明显增高，结合病史、临床表现及实验室检查较容易鉴别。浆膜下子宫肉瘤声像图表现可与卵巢肿瘤相似，当超声检查未见卵巢回声时，应注意与卵巢肿瘤相鉴别。

（姚维妙）

第 4 章

卵巢肿瘤的超声诊断

第一节 概 述

卵巢恶性肿瘤是女性生殖器常见的三大恶性肿瘤之一。妇科疾病中卵巢肿瘤患病率为4.3%～23.9%，其中恶性肿瘤占10%左右。而卵巢恶性肿瘤是病死率最高的妇科恶性肿瘤。卵巢肿瘤的种类繁多，组织类型的复杂位居各肿瘤之首。由于早期恶性卵巢肿瘤无明显的临床症状，一旦发现60%～70%已处于晚期。有报道Ⅰ期卵巢癌患者的5年生存率可达85%～90%，而Ⅲ、Ⅳ期仅为5%～15%。因此卵巢癌如能早期诊断，可以明显改善其预后。但目前尚缺乏实用的早期诊断方法。近30年来卵巢癌的5年生存率无明显改善。

近年来大多数学者认为在非选择人群中应用超声作为卵巢恶性肿瘤的筛选方法并不合适，理由：①卵巢良性病变相对普遍，而卵巢癌少数。在一项研究中，随访＞15 000例无症状的绝经后妇女平均超过6.3年，18%发现单房囊肿，而其中69%消退。10例诊断为卵巢癌的妇女，囊肿表现为复杂的形态学或诊断为癌之前囊肿已消退，或在囊肿对侧发生癌。最后推算从单房囊肿发展为癌的危险性＜0.1%。据报道绝经后妇女卵巢复杂囊肿的发生率为3.2%，其中55%左右在60 d内消失。②超声检查并不能早期发现卵巢癌，筛选试验显示大多数卵巢癌生长迅速，并且早期就往卵巢外播散。一项研究显示持续存在复杂囊肿的妇女中卵巢癌的发生率为6.1%，并且随访观察所有的卵巢癌在4～6周迅速生长。在另一项研究中，妇女每隔6个月进行经阴道超声检查，所有发现的10例卵巢癌已是晚期（Ⅲ或Ⅳ期），说明一旦癌肿形成发展迅速。因此作者估计肿瘤体积倍增时间＜3个月，从而得出结论超声并不是筛选卵巢癌的有效方法。

在卵巢肿瘤超声作为一种形态学检查的重要工具，目的是把良性病变（不需要处理）与不确定的（需诊断性腹腔镜）或可能恶性（需手术切除）的病变鉴别开来。

一、病理分类

卵巢组织成分非常复杂，是全身各脏器原发肿瘤类型最多的部位。不同类型卵巢肿瘤的组织学结构和生物学行为，均存在很大差异。组织学分类常用世界卫生组织（WHO）于1973年制定的分类法（表4-1）。1988年WHO有新分类，后来Scully等起草WHO新的卵巢肿瘤和瘤样病变的组织学分类。但1973年分类法简单实用，本书仍引用该分类法。

表4-1　卵巢肿瘤组织学分类（WHO，1973年）

一、上皮性肿瘤

　（一）浆液性肿瘤

　（二）黏液性肿瘤

　（三）子宫内膜样肿瘤

　（四）透明细胞中肾样瘤

　（五）纤维上皮瘤（勃勒纳瘤）

　（六）混合性上皮瘤

　（七）未分化癌

　（八）未分类癌

二、性索间质肿瘤

　（一）颗粒细胞-间质细胞肿瘤

　　1. 颗粒细胞瘤

　　2. 卵泡膜细胞瘤-纤维瘤 ｛（1）卵泡膜细胞瘤
　　　　　　　　　　　　　　（2）纤维瘤

　（二）支持细胞-间质细胞肿瘤（睾丸母细胞瘤）

　（三）两性母细胞瘤

三、生殖细胞肿瘤

　（一）无性细胞瘤

（二）卵黄囊瘤

（三）胚胎癌

（四）多胎瘤

（五）绒毛膜癌

（六）畸胎瘤

    1. 未成熟型

    2. 成熟型 $\begin{cases}（1）实性 \\ （2）囊性 \begin{cases}①皮样囊肿 \\ ②皮样囊肿恶变\end{cases}\end{cases}$

    3. 单胚性和高度特异性（卵巢甲状腺肿和类癌）

（七）混合型

四、转移性肿瘤

二、临床表现

1. 卵巢良性肿瘤　　肿瘤较小时，多无症状，常在妇科检查时偶然发现。肿瘤增大时，感腹胀或腹部扪及肿块。双合诊和三合诊可在子宫一侧或双侧触及圆形或类圆形肿块，多为囊性，表面光滑，活动，与子宫无粘连。肿瘤继续长大占满盆、腹腔时，可出现尿频、便秘、气急、心悸等压迫症状。

2. 卵巢恶性肿瘤　　早期常无症状。晚期主要症状为腹胀、腹部肿块及胃肠道症状。肿块多为双侧，实性或囊实性，表面凹凸不平，活动差，与子宫分界不清，常伴有腹水。有时可在腹股沟、腋下或锁骨上触及肿大的淋巴结，三合诊检查可在直肠子宫陷凹处触及质硬结节或肿块。肿瘤向周围组织浸润或压迫，可引起腹痛、腰痛或下肢疼痛；压迫盆腔静脉可出现下肢水肿；功能性肿瘤可出现不规则阴道出血或绝经后阴道出血表现。可有消瘦、贫血等恶病质表现。

第二节　卵巢非赘生性囊肿

卵巢非赘生性囊肿并非卵巢真性肿瘤，主要是来自卵巢的卵泡或黄体的特殊囊性结构，多能自行消失，如滤泡囊肿、黄体囊肿、黄素囊肿等。

此外，还包括多囊卵巢综合征中的卵巢多囊改变及卵巢子宫内膜异位囊肿。近年来由于辅助生育技术的发展，卵巢过度刺激综合征越来越多见，学者也将其归入卵巢非赘生性囊肿的范畴。

一、滤泡囊肿

　　滤泡囊肿（follicular cyst）为潴留性囊肿，系卵泡在某些因素的影响下，未发生破裂、排卵，卵泡液潴留在卵泡腔内形成。其原因可能有：①下丘脑-垂体-性腺轴的功能紊乱；②雌激素活性过强，抑制垂体功能；③卵巢周围炎使卵巢白膜增厚，滤泡破裂受阻。胎儿至绝经期后均可发生，但以儿童期、青春期及生育期的患者为多。

　　【超声表现】　卵巢内圆形或椭圆形的无回声区，边界清晰，囊壁薄而光滑（图4-1），绝大多数为单发性，一般位于卵巢皮质下方。直径一般3～5 cm，少数可达8 cm，甚至超过8 cm。彩色多普勒超声检查，囊壁上无血流信号。多数滤泡囊肿在6～8周可自行消失。少数儿童期病例可因巨大滤泡囊肿内的雌激素刺激，合并出现子宫增大、内膜增生等改变。

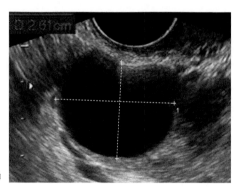

图4-1　卵巢滤泡囊肿

　　【鉴别诊断】　在超声表现上与单房性的卵巢囊肿很难鉴别，主要依靠随访观察囊肿是否可自行消失。

二、黄体囊肿

　　卵巢黄体囊肿（corpus luteum cyst）是排卵后卵泡液流出，卵泡腔内压下降，卵泡壁塌陷，形成皱襞，卵泡壁的卵泡颗粒细胞和卵泡内膜细胞向内侵入，周围由结缔组织的卵泡外膜包围，共同形成黄体。黄体因某种外力或自发性因素的影响，囊肿的内壁破裂，血液从血管中漏出，积存于囊内，当其直径＞3 cm时，称为黄体囊肿或黄体血肿。黄体囊肿也可见于妊娠早期，一般在孕2～3个月消失。

【超声表现】 黄体囊肿出血因经历了新鲜出血、血凝块形成以及血凝块溶解3个阶段，其超声表现具有多样性和多变性的特点。多样性是指不同的黄体囊肿有多种不同的超声表现，大多数可归纳为囊性、囊实性和实性3种类型。多变性是指同一黄体囊肿在不同的时期其超声表现有很大的变化。但黄体囊肿为一功能性囊肿，除非破裂否则无手术指征。黄体囊肿可类似多种疾病的超声表现，一旦误诊为其他赘生性囊肿，将导致不必要的手术，故黄体囊肿与其他疾病的鉴别诊断十分重要。彩色多普勒超声检查，部分黄体囊肿的周边可见典型的环状或半环状血流（图4-2），黄体血流一般在排卵后1～2 d出现，1周左右达高峰，频谱显示为低阻血流（图4-3）。

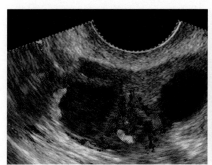
图4-2　黄体囊肿周缘半环状血流

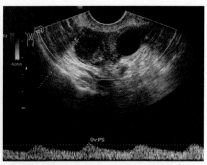
图4-3　黄体囊肿血流呈低阻血流频谱
RI＝0.38

黄体的演变过程分为3期：

1. **黄体早期（新鲜出血期）** 卵巢内囊性肿块，圆形或椭圆形，一般囊壁较薄，囊内为细密点状回声。黄体血流是否出现依出血的时期不同而定，如为排卵导致的出血则无黄体血流出现，如黄体高峰期血管破裂形成的出血则可出现黄体血流，此期时间较短。

2. **黄体中期（血凝块形成期）** 此时囊肿内可出现实性成分，强回声为主，表面不规则可成角，内部无血流信号。大部分病例囊肿内部仍有液性成分，形成囊实性包块，部分病例内部充满不均质的强回声，形成实性包块。

3. 黄体晚期（血凝块溶解期）　此期囊肿内部的强回声逐渐变弱，形成等回声、低回声，血凝块内的纤维素可形成网络样、云雾状或絮状回声，血凝块完全吸收可形成内部为无回声的单房囊肿。

【鉴别诊断】

1. 新鲜出血期　超声图像与卵巢内膜异位囊肿极为相似，超声鉴别困难（图4-4）。因此对于月经后半期来就诊的患者，内异囊肿的诊断需慎重，应动态观察囊肿声像图的变化情况。

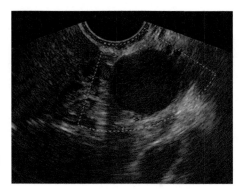

图4-4　黄体囊肿新鲜出血期
误诊为内异囊肿，6周后复查囊肿消失

2. 血凝块形成期　黄体囊肿需与内异囊肿、畸胎瘤、乳头状囊腺瘤、宫外孕以及卵巢实性肿瘤鉴别（图4-5）。

（1）内异囊肿的鉴别要点同前。

（2）畸胎瘤：畸胎瘤的强回声其成分大多为脂肪、毛发和骨骼，因此其回声应高于由血凝块组成的黄体内的强回声，畸胎瘤的强回声表面光滑圆钝，与黄体血凝块的不规则表面不同。另外，如出现典型的黄体血流或短时间内复查声像图变化大可排除畸胎瘤诊断。

（3）乳头状囊腺瘤：黄体囊肿有血凝块附着于囊壁时与单房的乳头状囊腺瘤较为相似，但后者的乳头常为多发，回声强，如出现血流或钙化小体则更支持强回声为乳头的诊断，另一鉴别点在于黄体的附壁血凝块可随体位移动。

（4）宫外孕：部分黄体血凝块形成附壁的环状强回声时与宫外孕的厚壁型高回声环相似，两者又有相似的环状血流更易误诊。一般情况下可依据妊娠试验和包块与卵巢的关系鉴别。但是在妊娠试验阳性，宫内未发现妊

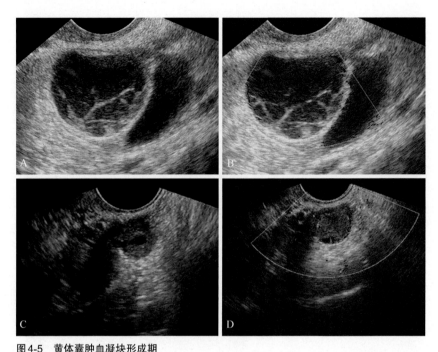

图4-5 黄体囊肿血凝块形成期
A. 二维超声囊壁上强回声血凝块；B. 彩色血流图；C. 类似宫外孕二维声像图；D. 彩色血流图

娠征象，而在卵巢内发现厚壁型强回声环时，需与卵巢妊娠时的妊娠黄体相鉴别。其鉴别要点在于仔细观察双侧卵巢是否有黄体的特点。彩色多普勒检查十分重要，如在卵巢内找到2个环状血流，则更倾向于卵巢妊娠的诊断。

（5）卵巢实性肿瘤：黄体内部充满不均质的强回声形成实性包块时需与卵巢的实质性肿瘤鉴别（图4-6），其鉴别要点在于实性成分的内部血流，回声以及短期内的变化情况。

3. 血凝块溶解期　黄体囊肿需与多房性的囊腺瘤与单房性的囊肿鉴别。

（1）多房性的囊腺瘤：黄体的网络样回声（图4-7）需与多房性的囊腺瘤鉴别，其鉴别要点在于血流情况，黄体有特征性的环状血流，而囊腺瘤的分隔上可出现血流信号，另一鉴别点是轻推囊肿时，黄体囊肿的分隔可见飘动，以及囊肿短期内的变化情况。

（2）单房性的囊肿：声像图上鉴别困难，主要依靠随访观察。

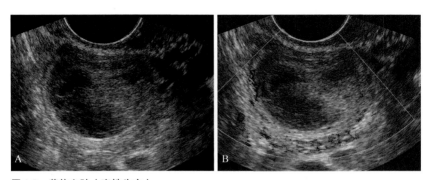

图4-6　黄体血肿（实性为主）
A. 二维超声显示囊内充满强回声血凝块；B. 彩色血流图

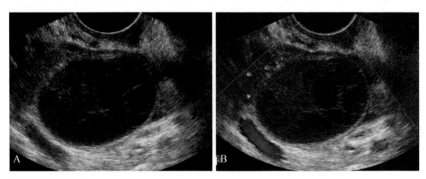

图4-7　黄体血肿
A. 二维超声显示囊内呈网络样回声；B. 彩色血流图

三、黄素囊肿

　　黄素囊肿是由于大量HCG刺激卵巢内膜细胞发生黄素化而形成的囊肿，见于妊娠滋养细胞疾病。常为双侧性，也可单侧，黄素囊肿一般无症状，在HCG下降2～4个月可自行消退。

　　【超声表现】　圆形或椭圆形的无回声区，多房分隔，囊壁和隔薄而光滑。直径3～10 cm，最大直径可在20 cm以上。彩色多普勒超声显示，囊壁或隔上可见少许血流信号。

　　【鉴别诊断】　需与多房性的囊腺瘤鉴别，鉴别要点在于有无妊娠滋养细胞疾病的病史。

四、多囊卵巢综合征

多囊卵巢综合征（polycystic ovarian syndrome，PCOS）是以持续性无排卵、高雄激素或胰岛素抵抗为特征的内分泌紊乱的症候群，是一种较为常见的妇科内分泌异常疾病，也是不孕症的重要原因之一。2003年，欧洲人类生殖与胚胎学学会（ESHRE）和美国生殖医学会（ASRM）在荷兰鹿特丹举行联合会议，通过新的PCOS诊断标准：除外其他相关疾病的前提下，在长期无排卵、高雄激素和卵巢多囊改变3个表现中必须有2个或2个以上的表现才可确诊。

【临床表现】　月经失调：表现为月经稀发，经量少或闭经。不孕、多毛、痤疮、肥胖以及黑棘皮症。

【超声表现】　阴道超声声像图特点为：卵巢增大，包膜厚，回声增强，界面清晰，包膜下卵泡数增多，≥12个，在卵巢周边呈环珠状排列，少数散在整个卵巢皮质层，呈蜂窝状。卵泡直径大多在0.4～0.5 cm（一般在0.8 cm以下，图4-8）。卵巢中央因髓质增多且致密而回声增强。CDFI显示

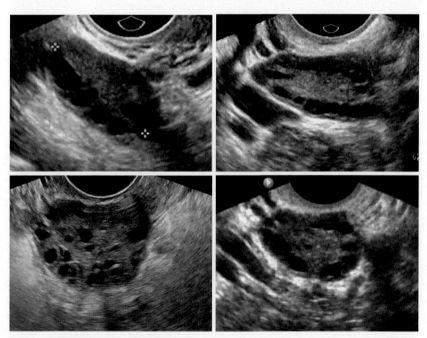

图4-8　多囊卵巢综合征二维声像图

在髓质部有纵贯走向的血流束信号。有学者提出上述二维声像图及CDFI是PCOS最敏感、最特异的超声征象。

五、卵巢过度刺激综合征

卵巢过度刺激综合征（ovarian hyperstimulation syndrome，OHSS）是卵巢在过度的性腺激素刺激下，产生过多的卵巢激素或激素前体所致的一种综合性病症。其主要的病理生理是急性毛细血管通透性增加，体液大量外渗而引起血液浓缩血容量减少、少尿、胸腔积液、腹水、电解质紊乱、高凝状态、卵巢增大、肝肾功能损害、血栓形成、成人呼吸窘迫综合征，甚至死亡。总体发生率约为20%，重度OHSS发生率在1%～10%。妊娠周期的OHSS发生率高于非妊娠周期，程度也较重。

【临床表现】　本病主要见于不孕症患者在助孕过程中过量应用HMG等促排卵药物，其他情况也可见于多胎妊娠、葡萄胎、绒毛膜癌患者。主要症状有恶心、呕吐、腹部不适、胸腔积液、腹水、体重增加、卵巢增大、少尿、水电解质失衡、肾衰竭、血栓形成等。

【超声表现】　卵巢均匀性增大、往往双侧性，多房分隔，内充满卵泡或黄素化囊肿（图4-9），囊内分隔上可见分支状血流信号。血流频谱呈现流速增高（50 cm/s以上），中等或低阻力（RI在0.5左右）。中重度病例可见盆腔积液、腹水以及胸腔积液。超声测量卵巢的大小以及腹水量有助于临床分型。只要对该疾病有所认识，超声诊断并不困难。

结合超声表现，OHSS可分轻、中、重度。

1. 轻度　卵巢增大可达5 cm，卵泡多于10个。下腹不适、沉重感或轻微的下腹痛、疲乏。

2. 中度　卵巢增大明显，直径在5～10 cm，腹水少于1.5 L。明显下腹胀痛、恶心、呕吐。

3. 重度　腹水明显增加、卵巢直径≥10 cm，腹胀痛加剧，个别患者可因卵巢扭转而出现急腹症。因大量腹水或胸腔积液致呼吸困难，不能平卧。

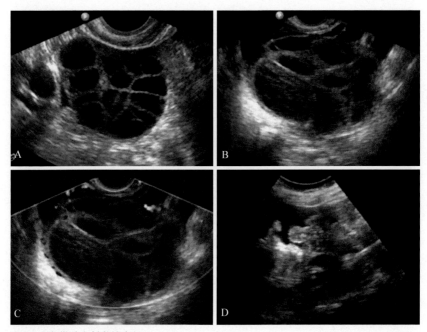

图4-9 卵巢过度刺激综合征

A. 卵巢增大，内充满大小不等的卵泡；B. 卵巢增大，内见黄体囊肿；C. 同一病例彩色血流图；D. 同一病例合并盆腔积液

第三节　卵巢上皮性肿瘤

卵巢上皮性肿瘤为最常见的卵巢肿瘤，占原发性卵巢肿瘤的50%～70%，占卵巢恶性肿瘤的85%～90%。多见于中老年妇女，很少发生在青春期前和婴幼儿。肿瘤来源于卵巢表面的生发上皮，生发上皮来自原始体腔上皮，具有分化为各种米勒上皮的潜能，向输卵管上皮分化，形成浆液性肿瘤；向宫颈黏膜分化，形成黏液性肿瘤；向子宫内膜分化，形成子宫内膜样肿瘤。

卵巢上皮性肿瘤分为良性、交界性和恶性。交界性肿瘤是一种低度恶性潜能肿瘤，上皮细胞增生活跃、细胞层次增加、核异型及核分裂象增加，但无间质浸润。临床表现为生长缓慢、转移率低、复发迟。

一、卵巢囊腺瘤

卵巢囊腺瘤在卵巢肿瘤中最常见，包括浆液性囊腺瘤（serous cystadenoma）和黏液性囊腺瘤（mucinous cystadenoma），属于上皮性来源的卵巢肿瘤，发病年龄多为30～60岁。

【病理特征】　肿瘤常为单侧发生，圆球形，表面光滑有血管，可呈单房或多房。

1. 单纯性浆液性囊腺瘤　多为单侧，球形，大小不等，以单房囊性多见，囊壁薄，囊内充满淡黄色清澈液体。镜下见囊壁为纤维结缔组织，内衬单层柱状上皮。

2. 乳头状浆液性囊腺瘤　浆液性囊腺瘤房内多个小乳头或粗大乳头，乳头间常见钙化小体，乳头多少不等，可穿透囊壁向外蔓延，其癌变率高达50%。

3. 黏液性囊腺瘤　多为单侧，圆形或卵圆形，体积较大，表面光滑，灰白色。切面常为多房，囊腔内充满胶冻样黏液，含黏蛋白和糖蛋白，囊内很少有乳头生长。镜下见囊壁为纤维结缔组织，内衬单层柱状上皮；可见杯状细胞及嗜银细胞。

【超声表现】

1. 二维超声表现

（1）浆液性囊腺瘤：圆形或椭圆形的无回声区，轮廓清晰，边缘光滑，囊壁呈纤细光环，后方回声增强，多呈单房，多房者内见分隔光带（图4-10，图4-11）。

（2）乳头状浆液性囊腺瘤：圆形或椭圆形的无回声区，可单房或多房，囊壁内有高回声光团突起呈乳头状。另一种形式为部分囊内壁增厚，厚薄不均。

（3）黏液性囊腺瘤：圆形或椭圆形的无回声区，单侧多见。轮廓清晰，边缘光滑，包膜较厚，囊内见细小光点，多房者见分隔光带，囊腔大小不一。内壁及房隔上可见乳头状物，较大的肿瘤可占据整个腹腔（图4-12～图4-18）。

2. 彩色多普勒超声表现　囊肿内无回声或低回声内无血流信号，囊壁、囊内间隔以及乳头上可见细条状血流，可记录到低速中等阻力动脉频

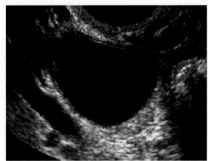

图 4-10 浆液性囊腺瘤，单房囊肿

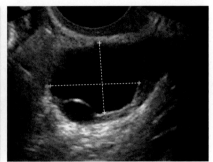

图 4-11 浆液性囊腺瘤，多房囊肿

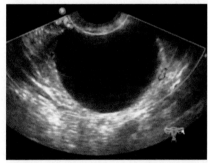

图 4-12 黏液性囊腺瘤，单房囊肿

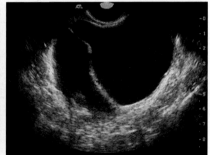

图 4-13 黏液性囊腺瘤
其内低回声，单一分隔

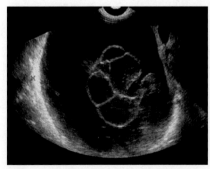

图 4-14 黏液性囊腺瘤，多房囊肿（＞10
房）

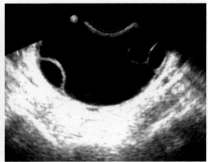

图 4-15 黏液性囊腺瘤，多房囊肿（＜10
房）

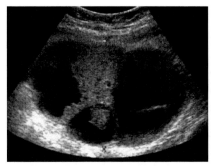

图 4-16　黏液性囊腺瘤，隔膜厚

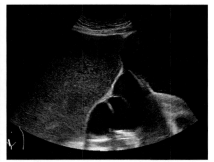

图 4-17　黏液性囊腺瘤，多房囊肿

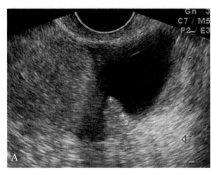

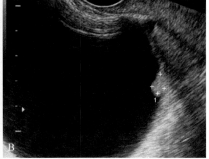

图 4-18　黏液性乳头状囊腺瘤
内壁上可见乳头

谱，最大血流速度常在 15 cm/s 左右，RI 0.4 ～ 0.6，当分隔较多、血流较丰富时，尤其是乳头内出现较丰富血流时，需注意交界性囊腺瘤的可能。

【鉴别诊断】　根据超声表现仅能区别部分浆液性或黏液性囊腺瘤。单房囊腺瘤易被误诊为单纯性囊肿，需病理检查诊断。无乳头的黏液性囊腺瘤易与内膜异位囊肿混淆。

二、卵巢囊腺癌

【病理特征】　浆液性囊腺癌（serous cystadenocarcinoma）占卵巢上皮性癌的 75%。多为双侧，体积较大，囊实性。结节状或分叶状，灰白色，或有乳头状增生，切面为多房，腔内充满乳头，质脆，出血、坏死。镜下见囊壁上皮明显增生，复层排列，一般在 4 ～ 5 层。癌细胞为立方形或柱状，细胞异型明显，并向间质浸润。黏液性囊腺癌（mucinous cystadenocarcinoma）占卵巢上皮癌20%。多为单侧，瘤体较大，囊壁可见乳头或实质区，切面为囊实性，囊液浑浊或血性。镜下见腺体密集，间质较少，上皮细胞超过3层，异型明显，并有间质浸润。

【超声表现】

1. 二维超声表现　声像图上难以区别浆液性或黏液性囊腺癌，均表现为囊实性肿块。有囊性为主、实性为主以及囊实混合性回声。囊性为主的肿块囊壁较厚而不均，有粗细不均的分隔，囊液常呈无回声，有囊内出血时呈不均质低回声，实性为主则实质性肿块中夹杂大小不等的囊性区。常有腹水（图4-19，图4-20）。

2. 彩色多普勒超声表现　表现为肿块边缘、隔膜上和中央实性区可见到丰富血流信号，可记录到高速、低或极低阻力频谱。RI≤0.40。

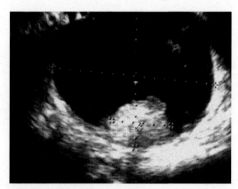

图4-19　浆液性乳头状囊腺癌

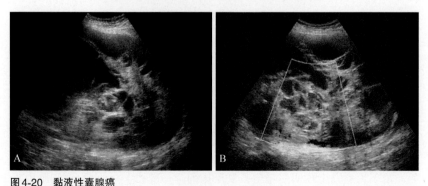

图4-20　黏液性囊腺癌
A. 二维超声显示一囊实性肿块；B. 实性部分见血流信号

第四节　卵巢生殖细胞肿瘤

卵巢生殖细胞肿瘤为来源于原始生殖细胞的一组肿瘤，占卵巢肿瘤的20% ～ 40%。多发生于年轻妇女及幼女，青春期前患者占60% ～ 90%，绝经后期患者仅占4%。以卵巢畸胎瘤为最常见。

一、卵巢成熟畸胎瘤

【病理特征】　卵巢成熟畸胎瘤（mature teratoma）又称为皮样囊肿，属良性肿瘤。占卵巢肿瘤的10% ～ 20%、生殖细胞肿瘤的85% ～ 97%、畸胎瘤的95%以上。可发生在任何年龄，以20 ～ 40岁居多。多为单侧，双侧占10% ～ 17%。中等大小，呈圆形或卵圆形，壁光滑、质韧。多为单房，腔内充满油脂和毛发，有时可见牙齿或骨质。囊壁常见小丘样隆起向腔内突起，称为"头节"，囊壁内层为复层扁平上皮。肿瘤可含外、中、内胚层组织。偶见向单一胚层分化，形成高度特异性畸胎瘤，如卵巢甲状腺肿分泌甲状腺激素，甚至引起甲状腺功能亢进。成熟囊性畸胎瘤恶变率为2% ～ 4%，多见于绝经后期妇女。"头节"的上皮易恶变，形成鳞状细胞癌，预后较差。

【超声表现】

1. 二维超声表现　成熟畸胎瘤病理组织的多样性使其声像图表现多样复杂。根据其回声特征的分类法很多，较具特异性的征象有以下几类。

（1）面团征：肿块无回声区内含高回声光团，常为圆形或椭圆形，边缘较清晰，似"面团"样，浮于囊肿内或位于一侧，肿瘤内也可无液性回声，只有高回声的光团，组织学结构为脂质和毛发形成的团块（图4-21，图4-22）。

（2）短线征：肿块无回声区内可见平行的短线状回声浮于其中，组织学结构为毛发组织（图4-23）。

（3）脂液分层征：肿块内高和低回声区之间呈水平分界线，线的上方常为均质密集点状高回声，内含脂质成分，因比重小而浮在上层，线的下方为液性无回声，内含毛发、上皮的碎屑因比重大下沉至底层，两者之间的液面，随着体位的改变，其脂液分层上方高回声、下方液性无回声状态不改变（图4-24）。

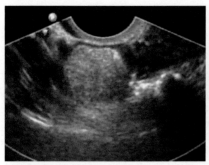

图4-21 卵巢畸胎瘤：面团征

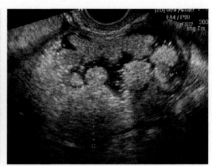

图4-22 卵巢畸胎瘤：面团征

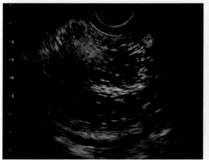

图4-23 卵巢畸胎瘤：短线状回声

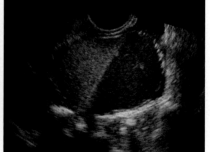

图4-24 卵巢畸胎瘤：脂液分层征

（4）壁立结节征：囊肿内壁上可见到隆起的强回声结节，可为单个或多个，其后可伴有声影，结节的组织结构常为牙齿或骨组织（图4-25）。

（5）杂乱结构征：肿块内含多种回声成分，表现为无回声区内有斑点状、团状强回声，并伴有多条短线状高回声，平行排列，浮于其中，组织学成分也多样，可含有牙齿、骨组织、钙化及油脂样物（图4-26）。

（6）瀑布征或垂柳征：肿块内含实性强回声结节，后方明显回声衰减，似瀑布状或垂柳状，其组织结构上常为大量皮肤组织或骨组织（图4-27）。

（7）其他：除了以上相对特征性的图像表现外，在囊肿内部还可有各种回声，如散在星点状高回声、平行短线状回声、絮状回声以及多囊性和囊内囊结构等（图4-28）。

2. 彩色多普勒超声表现　绝大多数良性畸胎瘤彩色超声血流特征为少血流或无血流信号，即无论瘤内回声特征如何，瘤中部甚至包膜上都极难显示出血流信号，可据此血流特征区别其他类型的附件混合性回声肿块。

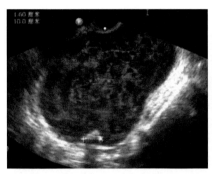

图 4-25 卵巢畸胎瘤：壁立结节征

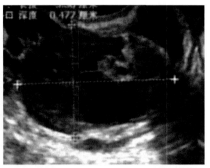

图 4-26 卵巢畸胎瘤：杂乱结构征

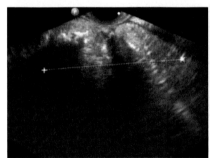

图 4-27 卵巢畸胎瘤：瀑布征

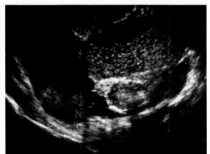

图 4-28 卵巢畸胎瘤：星点状高回声

【鉴别诊断】 虽然畸胎瘤具有以上特征性的声像图表现，而且肿瘤包膜完整，厚度较均匀，诊断并不困难，但是仍有一定的漏诊率。部分肿瘤内部回声与肠回声相似，肿块与周围组织界线不清，或早期瘤体较小，经腹扫查显示困难。另外，有部分病例无典型的畸胎瘤声像图表现，可能误诊为卵巢囊腺瘤、单纯性囊肿、卵巢纤维瘤、卵巢子宫内膜异位囊肿、炎性积液等。

二、卵巢未成熟畸胎瘤

【病理特征】 卵巢未成熟畸胎瘤（immature teratoma）属恶性肿瘤，占卵巢畸胎瘤的 1% ～ 3%。多见于年轻患者，年龄 11 ～ 19 岁，复发及转移率高。肿瘤多为实性，可有囊性区域。含 2 ～ 3 胚层，由分化程度不同的未成熟胚胎组织构成，主要为原始神经组织。肿瘤恶性程度根据未成熟组织所占比例、分化程度及神经上皮含量而定。复发后再次手术，可见到未成熟肿瘤组织向成熟转化，即恶性程度逆转现象。

【超声表现】

1. 二维超声表现　大多表现为囊实性肿块，其囊性区或实性区内可含有实性高回声团或结节状稍高回声，有时伴声影。因未成熟胚胎组织以原始神经组织为主，有时也可看见囊内絮状回声，边界不清晰（图4-29）。

2. 彩色多普勒超声表现　瘤内实性区可显示或多或少的血流信号，可记录到低阻力血流，RI≤0.40，可以帮助鉴别成熟畸胎瘤，后者瘤内无血流信号。

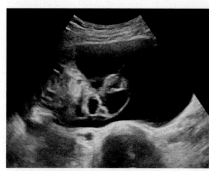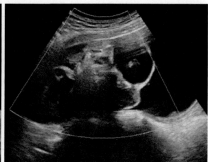

图4-29　卵巢未成熟畸胎瘤

第五节　卵巢性索间质肿瘤

卵巢性索间质肿瘤来源于原始性腺中的性索及间质组织，占卵巢肿瘤的4.3%～6.0%。性索向上皮分化形成颗粒细胞瘤或支持细胞瘤；向间质分化形成卵泡膜细胞瘤或间质瘤。此类肿瘤常有内分泌功能，故又称为卵巢功能性肿瘤。

一、颗粒细胞瘤

【病理特征】　颗粒细胞瘤（granulose cell tumor）中成人型颗粒细胞瘤占95%，属低度恶性肿瘤，可发生于任何年龄，高峰为45～55岁。肿瘤能分泌雌激素，青春期前患者可出现性早熟，生育年龄患者出现月经紊乱，绝经后期患者则有不规则阴道出血，常合并子宫内膜增生，甚至发生癌变。肿瘤多为单侧，圆形或椭圆形，呈分叶状，表面光滑，实性或部分囊性；切面组织脆而软，伴出血坏死灶。镜下见颗粒细胞环绕成小圆形囊腔，菊花样排列，中心含嗜酸性物质及核碎片（Call-Exner小体）。瘤细胞呈小多边形，偶呈圆形或圆柱形，细胞质嗜淡伊红或中性，细胞膜界线不清，核圆，核膜清楚。预后较好，5 年生存率达 80% 以上，但有晚期复发倾向。幼年型颗粒细胞瘤罕见，仅占 5%，恶性度极高。主要发生在青少年，98% 为单侧。镜下呈卵泡样，缺乏核纵沟，细胞质丰富，核分裂更活跃，极少含 Call-Exner 小体，10% ～ 15% 呈重度异型性。

【超声表现】

1. 二维超声　比较特征性的有两种表现。

（1）实性包块：大的纯实性团块，实性组织内部回声不均（坏死引起，图 4-30）。

（2）囊实性包块：大的多房囊实性肿块，囊内液为混合或低回声，含有大范围的实性部分，乳头状突起很少见。囊性部分通常有很多的小房，呈典型的"瑞士奶酪"征象。肿块内往往见出血成分（图 4-31，图 4-32）。

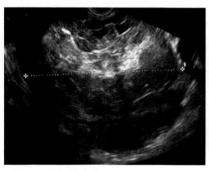

图 4-30　颗粒细胞瘤

52 岁绝经后妇女 Ia 颗粒细胞瘤，唯一症状是腹胀，超声图像为 17 cm 实质性肿块，内部不均质回声疑坏死

图 4-31　颗粒细胞瘤

71 岁无症状妇女 Ia 颗粒细胞瘤超声图像：其 13 cm 多房实性肿块，小房数目之多像瑞士奶酪

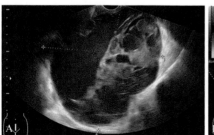
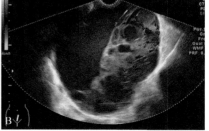

图 4-32　颗粒细胞瘤

15 岁，异常出血 Ia 颗粒细胞瘤非典型图像：16 cm 肿块，＞ 10 个房腔

2. 彩色多普勒超声表现 肿块内血流丰富。

【鉴别诊断】 与卵巢上皮性癌鉴别最主要的是颗粒细胞瘤内很少有乳头状突起，血流更丰富，囊内液体的回声更复杂。

二、纤 维 瘤

【病理特征】 纤维瘤（fibroma）占卵巢肿瘤的2%～5%，多见于中年妇女，单侧居多，中等大小，表面光滑或结节状，切面灰白色，实性、坚硬。镜下见由梭形瘤细胞组成，排列呈编织状。纤维瘤伴有腹水或胸腔积液，称为梅格斯综合征。手术切除肿瘤后，胸腔积液、腹水自行消失。

【超声表现】

1. 二维超声表现 为圆形或椭圆形实性肿块，边界及轮廓清晰，无包膜回声，内部回声似肌瘤，为不均质实性高回声，后方衰减明显致边界显示不清。

2. 彩色多普勒超声表现 肿块的超声近场可见少许血流信号，可记录到中等阻力动脉频谱，肿块超声远场因有声衰减，常无血流显示（图4-33）。

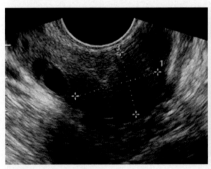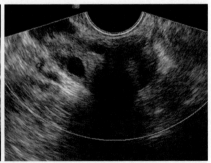

图4-33 卵巢纤维瘤
实质性肿块，后方声衰减明显

【鉴别诊断】 须与子宫浆膜下肌瘤鉴别。重点是辨别肿瘤与子宫和同侧卵巢的关系，联合应用经腹和经阴道扫查显示双侧正常的卵巢结构时，对排除卵巢纤维瘤有极大的帮助。

三、支持细胞－间质细胞瘤

【病理特征】 支持细胞－间质细胞瘤（Sertoli-Leydig cell tumor）又称为睾丸母细胞瘤（androblastoma），罕见，多发生在40岁以下妇女。单侧居多，通常较小，可局限在卵巢门区或皮质区，实性，表面光滑，有时呈分叶状，切面灰白色伴囊性变，囊内壁光滑，含血性浆液或黏液。镜下见不同分化程度的支持细胞及间质细胞。高分化者属良性。中低分化为恶性，占10%～30%，具有男性化作用；少数无内分泌功能呈现女性化。5年生存率70%～90%。

【超声表现】

1. 二维超声表现　间质细胞瘤往往为小的（1～3 cm）实质性肿瘤，支持细胞瘤为更大一些的实质性肿瘤，而支持细胞－间质细胞瘤表现为小（3～4 cm）-中等大小（6～7 cm）的实质性肿瘤，或任何大小的（3～18 cm）多房-实性肿瘤，实性区域合并密密麻麻堆积在一起的小房（图4-34～图4-36）。

2. 彩色多普勒超声表现　血流表现不一，肿块内可以是稀疏血流，也可以见到丰富血流。

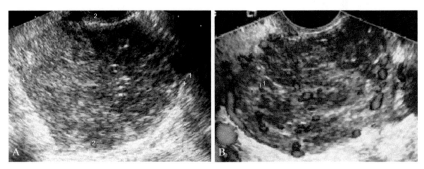

图4-34　支持细胞瘤
4岁性早熟女童支持细胞瘤超声图像；A. 4 cm的实质性肿块；B. 包块内血流丰富

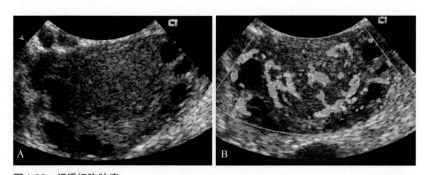

图4-35　间质细胞肿瘤

A. 正常大小卵巢内小的实质性肿瘤；B. 包块内血流丰富

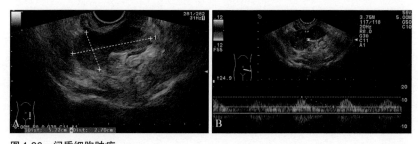

图4-36　间质细胞肿瘤

A. 中等大小实质性肿瘤，呈葫芦状；B. 彩色多普勒超声显示其内见血流信号，测得中等阻力频谱

第六节　卵巢转移性肿瘤

卵巢转移性肿瘤占卵巢肿瘤的5% ～ 10%。体内任何部位，如乳腺、肠、胃、生殖道、泌尿道等的原发性肿瘤均可能转移到卵巢。

【**病理特征**】　大多累及双侧卵巢，病灶表现为多发性结节，镜下可见原发肿瘤的形态特征。绝大多数来源于胃、乳腺或淋巴结的卵巢转移性肿瘤为实性，而来源于结肠的基本为囊性。原发于结肠的卵巢转移肿瘤其囊内液常是浆液性或黏液性，并且肿瘤较大。

【**超声表现**】

1. 二维超声　原发部位在胃、乳腺、子宫和淋巴瘤的卵巢转移性肿瘤绝大部分表现为实质性，而来源于结肠、直肠和胆道的卵巢转移性肿瘤表现为不均质形态特征，大部分为多房和不规则边缘，囊内液为无回声或低回声，并且肿块较大。在卵巢转移性肿瘤中乳头状突起比较少见。

2. 彩色多普勒超声　绝大部分表现为血流丰富，到目前为止还未发现其血流指数的分布与原发肿瘤有关。最近发现卵巢转移性肿瘤特征性的血流表现：一条主要的外周血管穿入到卵巢肿块的中央，形成树枝状结构。这一血管特征我们定义为"引领血管"（lead vessel）（图4-37），在将近1/3的卵巢转移性肿瘤中发现，而原发性肿瘤中只有0.01%出现该血管特征。引领血管的卵巢转移性肿瘤均为实质性，尚未在多房囊性结构的卵巢转移性肿瘤中发现，可能与病变的结构有关。

【鉴别诊断】　与原发性卵巢肿瘤鉴别。以往认为卵巢转移性肿瘤基本上表现为实质性，可以借此与原发性肿瘤区别。但近年来发现来源于结肠、直肠和胆道的卵巢转移性肿瘤大部分为囊性，因此，很难仅凭二维形态学来鉴别。但是如果在卵巢实质性肿瘤中发现引领血管的话，可以借此鉴别。

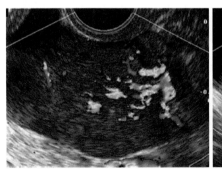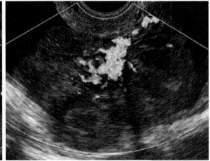

图4-37　胃肿瘤转移至卵巢的彩色多普勒图像
一条主干血管呈树枝状，从外周穿入到卵巢肿块的中央
［引自：Testa AC，Mancari R，Di Legge A，et al. The 'lead vessel'：a vascular ultrasound feature of metastasis in the ovaries. Ultrasound Obstet Gynecol，2008，31（2）：218-221.］

第七节 卵巢肿瘤良、恶性鉴别

在过去的20多年，为了能准确鉴别卵巢肿瘤曾制定了很多超声参数和形态学评分系统，但这些均基于大体观察：肿块形态越复杂，恶性的可能性越大。且这些研究应用不同评分系统，不同术语，所以评价其优势并不容易。

为了能用统一的标准来描述卵巢肿瘤，国际卵巢肿瘤分析合作小组（International Ovarian Tumor Analysis，IOTA）推荐了卵巢肿瘤描述方法。

一、超声参数的定义及测量方法

IOTA研究对卵巢肿块进行了准确分类，这是目前使用较多的分类方法，该分类方法可以使超声医师使用同样的语言，以便于超声检查与临床病理结果更好对照。

1. 附件病变

（1）定义：是指超声检查判定的非正常生理性的卵巢或附件肿块。

（2）测量：在两个互相垂直的平面上测量卵巢和病变最大的3条径线。附件病变如周边被含有多个小囊的正常卵巢基质包绕，应分别测量卵巢及病变大小。如病变周边未见正常卵巢基质，病变和卵巢不能区分，则病变和卵巢测量相同。

2. 隔膜

（1）定义：为从囊腔内表面一侧延伸到对侧的细薄的条状组织。如隔膜在某些扫查平面上不完整则称为不完全性隔膜。如果囊肿仅含有不完全性隔膜，尽管在某些扫查切面表现为多房，仍归为单房，如输卵管积水所见。

（2）测量：在最厚隔膜的最宽处测量厚度，不能在囊壁内表面处测量。测量时探头的声束应尽量与隔膜垂直（图4-38）。

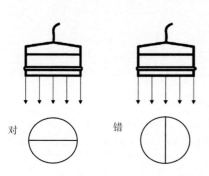

图4-38 测量隔膜厚度时声束应尽量垂直隔膜

3. 实质性 超声检查提示实性

组织，回声如同子宫肌层、卵巢基质、肌瘤、纤维瘤等。对于一些附件囊肿壁增厚、正常卵巢基质以及规则的隔膜不能认为是实质性组织。在超声检查时区分血凝块和实质性组织的方法是探头轻推检查的结构，观察其内部运动情况，并应用彩色多普勒超声。有血流存在诊断为实质性组织。无血流存在不能提供有价值的信息。不能确定是血凝块或者实质性组织时，则归为实质性。

4. 实质性乳头状突起

（1）定义：任何从囊壁突入到囊腔的高度≥3 mm的实质性突起。如果不能确定是实质性乳头状突起还是不完全性隔膜则应记录为实质性乳头状突起。但是皮样囊肿的强回声无血管区不能归为实质性乳头状突起。同样，子宫内膜异位囊肿壁上的"沉积物"不能认为是实质性乳头状突起。这些病例内壁通常是"不规则"的。

（2）测量：记录可区分的乳头状突起数目，记录突起中血流存在与否。实质性乳头状突起描述为"光滑"或"不规则"，如菜花状突起，则描述为不规则。选择最大突起，在两个垂直的平面上分别测量高度和基底部宽度（图4-39）。

5. 内壁描述为"光滑"或"不规则"　囊肿如果有实质性乳头状突起，内壁定义为不规则。囊肿的外壁则不考虑。而对于实质性肿瘤，内壁光滑或不规则的描述不再适用，而是将肿瘤的轮廓描述为光滑或不规则。任何囊肿内壁≥3 mm的突起、实质性肿瘤的外部边缘或实性成分的表面有任何的不规整，病变均描述为"不规则"（图4-40）。

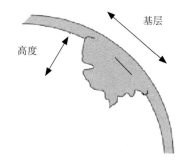

图4-39　实质性乳头状突起测量

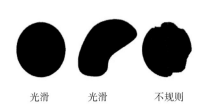

光滑　　　光滑　　　不规则

图4-40　囊肿的内壁分为光滑、不规则

6. 囊肿内容物的显著特征描述 无回声（黑色），低回声（均匀低回声，如黏液性肿瘤所见或类似羊水回声），磨玻璃样（细密点状回声，如常在子宫内膜异位囊肿中所见），出血性（内部条索状结构，为纤维蛋白，回声可以描述为星状、网格状）或混合回声（常见于畸胎瘤）（图4-41）。实质性肿瘤中，任何可以评价的囊性内容物的显著特征都要描述。

7. 声影 定义为组织吸收声波后，其后方的回声失落，需要记录。

8. 盆腔积液 定义为道格拉斯窝的液体，在矢状平面测量最大前后径。

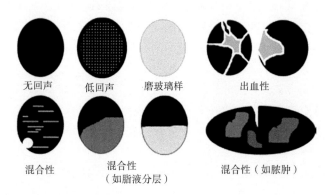

图4-41 囊肿内容物的主要特征
〔图4-39～图4-41引自：Timmerman D，Valentin L，Bourne TH，et al. Terms，definitions and measurements to describe the sonographic features of adnexal tumors：a consensus opinion from the International Ovarian Tumor Analysis（IOTA）group. Ultrasound Obstet Gynecol，2000，16：500-505.〕

二、IOTA分类

所有的病变定性可分为5类：

1. 单房囊肿 为无隔膜、无实质性成分或乳头状结构的单房囊肿。正常的卵巢基质不视为肿瘤的"实性"部分（如包裹正常卵巢的囊肿应归类为单房，而不是有实性成分的单房囊肿）。

2. 有实性成分的单房囊肿 为含有可测量的实质性成分或至少有1个乳头状结构的单房囊肿。此类包括所谓的"串珠状"或"齿轮状"外观，且实质成分高度≥3 mm的输卵管积脓或输卵管积水。如果单房囊肿内实性部分有很小的囊，还是归为有实性成分的单房囊肿。

3. **多房囊肿**　为囊肿至少有 1 个隔膜，但无可测量的实性成分或乳头状突起。计数 1～10，>10……（计数整个肿瘤内房的真实数目）。

4. **有实性成分的多房囊肿**　为多房囊肿含有可测量的实性成分或至少 1 个乳头状突起，囊腔的数量需记数。

5. **实质性肿瘤**　为二维切面上肿瘤的实质性成分超过肿瘤的 80%。由于图像质量差，未分类，如钙化引起的强声影。

三、血流评价

对整个肿瘤用彩色多普勒进行检查。有数个取样区的肿瘤，用最高的时间平均最大流速（time-averaged maximum velocity，TAMXV）及相应的搏动指数（pulsatility index，PI）、阻力指数（resistance index，RI）、收缩峰值流速（peak systolic velocity，PSV）来评价肿瘤血流情况。如果应用主观半定量血流评估，可以用以下术语描述隔膜、囊壁或实质性肿瘤区域内血流的量：1 分，病变中未见血流；2 分，检测到少量血流；3 分，中等量血流；4 分，大量血流信号。这种彩色评分仅用于彩色多普勒血流显像，而不适用于多普勒频谱。

对附件病变详尽的超声描述，目的是综合这些参数、病史、血清 CA125 等来评价附件病变的性质。总的来说，以下 10 个参量较有用：年龄，附件病变的最大径，最大实性成分的最大径，乳头状突起内血流，卵巢癌的遗传史，囊肿内壁不规则，腹水，双侧病变，单叶肿瘤，完全实质性肿瘤。其中腹水与最大实性成分的最大径是鉴别附件病变性质的最重要指标。

当然，用上述术语、定义、定性和定量评价来描述附件肿瘤的超声特征比较适用于特定目的的研究。在日常的临床实践中，可能没有必要记录每个患者的所有超声参量。并且，恶性肿瘤的一些重要参数可能还没有包括在上述参数内，在超声检查中如发现以下超声表现，就应考虑恶性肿瘤。①卵巢囊性肿块，壁厚薄不一，囊壁有乳头状强回声突向腔内。②卵巢多房性囊性肿块，房隔粗大，局部有增厚回声。③卵巢复合性肿块，内有奇形怪状的回声。④卵巢实性肿块，形态不规则，内部回声杂乱，不均质，伴有局部液性暗区。⑤卵巢肿块，伴有不能用其他原因解释的腹水。⑥卵巢包膜、房隔、实质部位等血流丰富，阻力降低，RI<0.5。

第八节　卵巢肿瘤并发症

一、卵巢囊肿蒂扭转

卵巢肿瘤蒂扭转是一种常见的妇科急腹症，好发于蒂长，中等大小，与周围组织无明显粘连，重心偏于一侧的肿瘤，如畸胎瘤（图4-42，图4-43）。常发生在患者突然改变体位时。

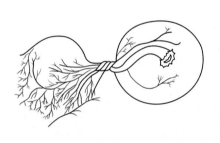

图4-42　卵巢囊肿蒂扭转

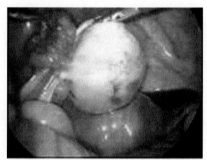

图4-43　手术中的卵巢畸胎瘤蒂扭转

【病理特征】　发生急性扭转后静脉回流受阻，瘤内极度充血或血管破裂瘤内出血，致使瘤体迅速增大，后因动脉血流受阻，肿瘤发生坏死变成紫黑色，可破裂和继发感染。

【临床表现】　突发一侧下腹剧痛，常伴恶心、呕吐甚至休克。

【超声表现】

1. 附件区囊性或囊实性包块　囊性包块大部分形态规则，边界清晰，部分囊实性包块形态不规则，边界欠清晰（图4-44，图4-45）。

2. 囊壁增厚　厚度0.3～1.1 cm，系扭转后囊壁水肿所致。

3. 囊肿的同侧附件区可见一条索状的低回声　形成一侧附件区囊性、实性双肿块的图像。条索状低回声为扭转的蒂部，是将输卵管、阔韧带、血管或肠管扭转而成，形态不规则，轮廓欠清晰。

4. 腹水或盆腔积液

5. 可合并囊肿破裂或感染

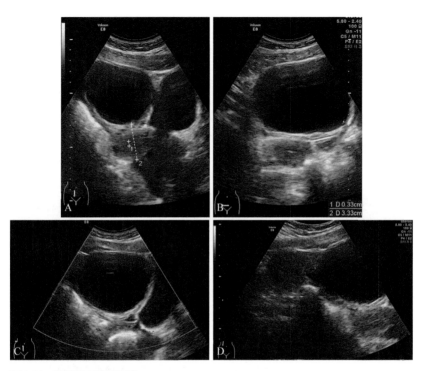

图 4-44 卵巢冠囊肿蒂扭转

A、B. 子宫的上方见一囊性包块，囊壁较厚；C. 彩色多普勒超声提示囊壁上未见明显血流信号；D. 囊性包块旁可见一低回声

手术及病理提示为卵巢冠囊肿蒂扭转 720°

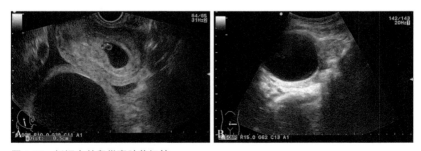

图 4-45 妊娠合并卵巢囊肿蒂扭转

A. 宫腔内见妊娠囊及胚芽，子宫的前方见一囊性包块，壁厚；B. 经腹部超声提示囊性包块旁可见一低回声

手术及病理提示为卵巢囊肿蒂扭转 540°

6. 血流情况 在扭转初期，静脉回流受阻，囊壁上仍可见动脉血流信号，而在扭转后期动脉血流也无法探及，在扭转的蒂部近子宫侧可探及血流信号。

二、卵巢囊肿破裂

约3%卵巢肿瘤会发生破裂，分为自发性和外伤性两种。自发性常因瘤体生长过快引起；外伤性常因腹部重击、分娩、性交或妇科检查后引起。

【临床表现】 症状轻重取决于破口的大小、流入腹腔内液体的性质及数量。

【超声表现】 卵巢囊肿破裂在临床上以卵巢黄体破裂最为常见。以下为黄体破裂的超声表现。

1. 一侧卵巢囊性增大 内呈云雾状、絮状回声或内液清，部分卵巢可无明显增大。部分病例可见卵巢破裂口，周边可见血凝块将卵巢包裹。

2. 黄体血流 环状或半环状黄体血流仍可见。

3. 盆腔积液 表现为透声差液性暗区。

【鉴别诊断】 在临床症状与超声表现上与宫外孕相似须鉴别诊断，要点如下。

1. 病史 黄体破裂常发生在月经的分泌期，宫外孕患者大多有停经史。

2. 实验室检查 宫外孕患者的HCG检查呈阳性。

3. 超声表现 黄体破裂的包块在卵巢内部或与卵巢关系密切；输卵管妊娠包块在卵巢旁。

三、卵巢囊肿并发感染

较少见，常在卵巢肿瘤破裂或扭转后发生。

【临床表现】 发热、腹痛。

【超声表现】 卵巢囊肿出现炎性表现，如囊肿边界不清，血流较丰富，囊肿周边可探及盆腔积液或盆腔血管充盈扩张。

四、卵巢囊肿恶变

卵巢良性肿瘤可发生恶变，恶变早期无症状，不易发现，若发现肿瘤短期内生长迅速，尤其为双侧性，应疑恶变。

在超声上表现出恶性征象，如囊肿壁上乳头状强回声突向腔内；囊肿房隔粗大，局部增厚；囊肿内探及实质性部位，内部回声杂乱；囊肿壁、房隔、实质部位等血流丰富、阻力降低，RI＜0.5（图4-46）。

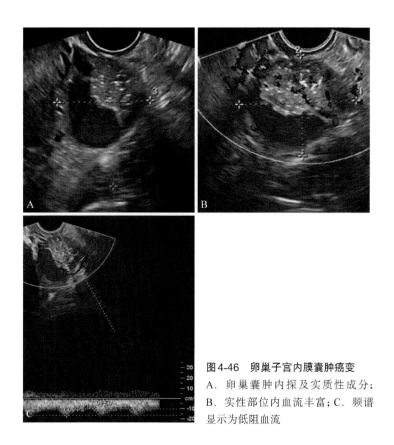

图4-46　卵巢子宫内膜囊肿癌变

A. 卵巢囊肿内探及实质性成分；B. 实性部位内血流丰富；C. 频谱显示为低阻血流

（王军梅　俞　玪　鲁　红）

第 5 章

输卵管肿瘤的超声诊断

输卵管肿瘤可分为良性和恶性。输卵管良性肿瘤极少见，其组织学类型多，多数为腺瘤样瘤，其他如乳头瘤、血管瘤、平滑肌瘤、脂肪瘤等均罕见。肿瘤体积小且无症状，术前难以确诊，但预后良好。

输卵管恶性肿瘤有原发性和继发性两种，绝大多数为继发性癌，占全部输卵管恶性肿瘤的80%～90%，多数来自卵巢癌和子宫内膜癌，少数来自宫颈癌、胃肠道癌或乳腺癌。其临床症状、体征和治疗取决于原发灶，预后不良。

第一节　原发性输卵管癌

原发性输卵管癌（primary carcinoma of fallopian tube）是女性生殖系统最为少见的恶性肿瘤，其发病率仅占妇科恶性肿瘤的0.5%，以40～65岁居多。

目前病因不明。慢性输卵管炎通常与输卵管癌并存，推断慢性炎性刺激可能是发病诱因。遗传因素可能在输卵管癌的病因中扮演重要角色，输卵管癌可能是遗传性乳腺癌-卵巢癌综合征的一部分，与 *BRCA1*、*BRCA2*（乳腺易感基因）变异有关。此外，输卵管癌患者易并发乳腺癌、卵巢癌等其他妇科肿瘤，发病年龄及不孕等一些特点与卵巢癌及子宫内膜癌相似，故认为其病因很可能与卵巢癌及子宫内膜癌的一些致病因素相关。

【病理特征】　好发于输卵管壶腹部，单侧居多，病灶始于黏膜层。早期呈结节状增大，逐渐进展，输卵管增粗呈腊肠样扩大，有乳头状或菜花状赘生物。伞端有时封闭，内有血性液体，外观形似输卵管积水。镜下为腺癌，根据癌细胞组织类型分为3级，级别越高，恶性程度越高，预后越差。

临床分期采用FIGO（2000年）制定的标准：

0期　原位癌（浸润前癌）。

Ⅰ期　癌局限于输卵管。

Ⅱ期　一侧或双侧输卵管伴盆腔内扩散。

Ⅲ期　一侧或双侧输卵管癌伴盆腔外转移和（或）区域转移；或癌局限于盆腔。镜下见小肠或大网膜转移。

Ⅳ期　远处转移，不包括腹腔转移。

【临床表现】　早期无症状，体征不明显。随病程进展，可表现为输卵管癌"三联症"：阴道排液、腹痛和盆腔肿块。

1. 阴道排液　最常见，排液为浆液性黄水，量可多可少，呈间歇性，有时为血性，通常无臭味。

2. 腹痛　多发生于患侧，为钝痛，以后可逐渐加剧，表现为痉挛性绞痛。少数因肿瘤继发感染产生急性盆腔腹膜炎可致剧烈腹痛。

3. 盆腔肿块　妇科检查可扪及下腹肿块，位于子宫一侧或后方，活动受限或固定不动。

4. 其他　腹水少见，呈淡黄色，有时呈血性。肿瘤增大可出现压迫症状，晚期可出现远处转移，偶有以肝、脑转移为输卵管癌的首发症状。

【超声表现】　阴道超声检查大多能清晰显示输卵管肿物的图像，对输卵管癌的早期诊断有重要价值。文献报道经阴道超声术前诊断输卵管癌诊断率为32.4% ～ 77.8%。

1. 二维声像图表现　输卵管癌的二维声像图可分为3种类型：

（1）腊肠形囊性包块：壁上见乳头状突起（图5-1）。

（2）腊肠形实质性低回声包块（图5-2 ～图5-5）。

（3）实质为主不均质性包块（图5-6，图5-7）：形态不规则，可为菜花状或其他形态，部分可呈囊性。原发性输卵管癌多位于壶腹部，起自输卵管黏膜，伞端闭锁，输卵管可因积水、积血而扩张，呈腊肠形外观，病灶进一步发展破坏原有的输卵管结构，形成实质性包块，超声图像表现为不均质实质性包块。

2. 彩色和频谱多普勒检查　彩色多普勒可观察包块内血供情况，并且

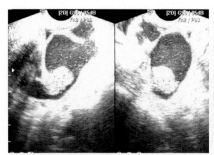

图5-1 输卵管浆液性腺癌
超声表现为腊肠形囊性包块，囊壁上可见乳头状强回声

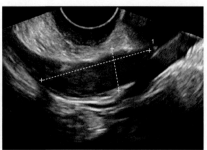

图5-2 输卵管浆液性腺癌
表现为腊肠形实质性低回声包块

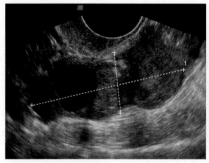

图5-3 输卵管浆液性腺癌
肿瘤表现为腊肠形低回声包块，内部回声欠均匀

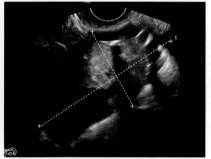

图5-4 输卵管浆液性腺癌
肿瘤表现为腊肠形低回声包块，内部回声不均，可见不规则液性暗区

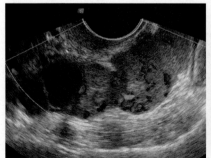

图5-5 输卵管浆液性腺癌彩色多普勒表现
肿瘤内部血供丰富

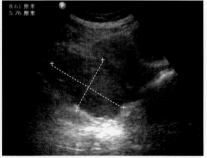

图5-6 输卵管浆液性腺癌
肿块表现为位于子宫后方的实质性不均质包块，形态不规则

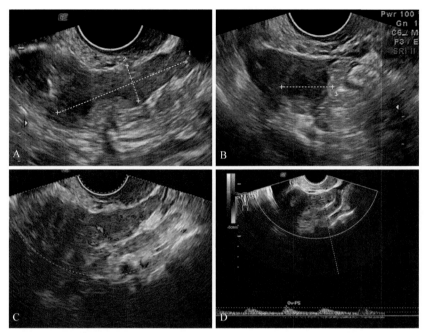

图 5-7　输卵管浆液性腺癌
A. 二维纵切；B. 二维横切；C. 能量图；D. 血流频谱

可以测定血流动力学改变，应用比较多的参数是 RI 值（＜ 0.50），其对鉴别附件包块的良恶性有较大参考价值。彩色多普勒血流检查在实性区域内可见血管伸入，厚壁管腔周边有环绕血流，能量多普勒在肿物内呈局限性丰富血流区域。

　　3. 三维超声检查　经三维超声对输卵管癌的形态观察发现，三维超声检查较二维超声检查精确度更高，可增加一半的可发现信息，尤其三维速度能量多普勒可重点描绘肿物的血管几何形态，如有无动静脉瘘、肿瘤血管湖、微动脉瘤、血管有无盲端和分支等。三维超声还可精确描绘输卵管内壁的不规则性，如输卵管的突起和假分隔，进一步从输卵管的病理区分其解剖关系，输卵管多层面结构可以确定局部扩散及被膜浸润情况，为早期诊断输卵管癌提供了有力的技术手段。

【鉴别诊断】

　　1. 输卵管积水　炎性积水时，输卵管常扭曲，呈节段性扩张，形成多个无回声区,类似"串珠状",或呈单个管状无回声区,其管壁有时因炎症水肿较厚,但光滑,无实质性肿块回声。CDFI或有高速低阻血流显示。三维能量超声示血流分布呈线状,大多无局限性血管弯曲聚集现象。

2. 输卵管积脓 超声可发现附件区梨形物,内见细密光点及不规则强光斑,壁厚尚光整,CDFI于囊壁上可见血流信号,显示为高阻血流。抗炎治疗后,肿物可缩小,症状好转。

3. 卵巢恶性肿瘤 输卵管癌大部分可发现正常卵巢回声,部分绝经妇女因卵巢萎缩超声显示困难。卵巢恶性肿瘤可见卵巢形态、体积、结构异常,内部回声紊乱,CDFI可探及丰富的低阻血流信号,多有中等或大量腹水。

第二节 转移性输卵管癌

转移性输卵管癌较原发性者多见,占输卵管恶性肿瘤的80%~90%,多继发于卵巢癌,其次为子宫内膜癌,也可来自对侧输卵管或乳腺、胃肠道的癌肿。有学者报道33例转移性输卵管癌,原发癌分别在卵巢(20/33)、子宫(11/33)、对侧输卵管(1/33)及直肠(1/33),但宫颈癌很少转移至输卵管。

转移性输卵管癌的临床表现视原发癌而异。许多输卵管转移癌系偶然发现,亦有部分患者原发癌症状不明显,而以腹胀或腹部包块就诊。妇科检查可触及附件包块,大小不等,单侧或双侧,有时伴有腹水。

超声检查与原发性输卵管癌表现类似:于附件区探及包块,以实质性为多见,来源于卵巢、子宫者多可探及原发部位肿瘤病灶。

治疗应按原发癌的处理原则进行。因患者病程多系晚期,故预后不良。

(姚维妙)

第 6 章

妊娠滋养细胞疾病的超声诊断

妊娠滋养细胞疾病（gestational trophoblastic disease，GTD）因来源于胚胎的滋养细胞而得以命名，它常发生于生育年龄妇女，是一组来源于胎盘滋养细胞的疾病。主要分为葡萄胎（完全性和部分性）、浸润性葡萄胎、绒毛膜癌及中间型滋养细胞疾病。中间型滋养细胞疾病又分为2种，种植型中间滋养细胞疾病，包括胎盘部位过度反应（exaggerated placental site，EPS），属良性病变，以及胎盘部位滋养细胞肿瘤（placental site trophoblastic tumor，PSTT），属恶性肿瘤；绒毛膜中间型滋养细胞疾病，包括胎盘部位结节和斑块（placental site nodule and plaque，PSN），属良性病变，以及上皮样滋养细胞肿瘤（epithelioid trophoblastic tumor，ETT），属恶性肿瘤。浸润性葡萄胎、绒毛膜癌、胎盘部位滋养细胞肿瘤及上皮样滋养细胞肿瘤又统称妊娠滋养细胞肿瘤。妊娠滋养细胞肿瘤在我国的发病率较高，文献报道为2%～10%，发病原因至今不明。

国际妇产科联盟（FIGO）妇科肿瘤委员会2000年曾提出GTD可以不需要组织学诊断而直接临床诊断（葡萄胎除外）。故超声检查被公认为GTD诊断、评价疗效最为有效的影像学手段之一。它简便、安全和经济。但超声诊断的所谓"一病多像，一像多病"的现象在GTD表现尤为明显，GTD临床病史对超声诊断至关重要。在无病理的情况下，葡萄胎清除后8～12周，绒毛膜促性腺激素（HCG）持续升高，伴有不规则阴道出血，无论有无肺部转移都可考虑诊断浸润性葡萄胎。凡流产、异位妊娠、足月产后的妊娠滋养细胞肿瘤，均考虑诊断绒毛膜癌，除非病理见绒毛。妊娠滋养细胞疾病超声诊断中应详细了解病史，对一些声像图不典型的病例，超声医生应亲自询问病史，并结合一些实验室检查如血HCG水平等综合判定。

　　有经验的超声专家结合病史和实验室检查结果，通过对二维、彩色和能量多普勒超声显示的情况，主观评估诊断滋养细胞肿瘤的准确性已经超过了90%。阴道超声的应用，使停经仅8周左右的葡萄胎即可得到诊断。经阴道彩色多普勒超声对早期发现病灶、确定妊娠滋养细胞疾病的性质、判断化疗效果及预测病变预后均有较大的应用价值。

第一节　葡　萄　胎

一、完全性和部分性葡萄胎

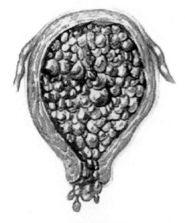

图6-1　完全性葡萄胎

　　妊娠后胎盘滋养细胞增生，间质水肿，形成大小不等的水泡，水泡间借蒂连成串如葡萄，称为葡萄胎，有时也称水泡状胎块（hydatidiform mole）。是胎盘的一种良性病变。葡萄胎分为完全性葡萄胎（complete hydatidiform mole）和部分性葡萄胎（partial hydatidiform mole）。完全性葡萄胎（图6-1）是胎盘绒毛基本上全部变为葡萄胎组织，而胚胎早就停止发育并被吸收，此种类型比较常见，发病率约为1.4‰。有时胎盘绒毛仅部分发生增生水肿变性，胎儿和葡萄胎可同时在子宫腔内发育，这种情况称为部分性葡萄胎，发病率约为0.5‰。葡萄胎较多发生在年轻妇女（＜15岁）和年长妇女（＞40岁），以20～29岁年龄段发病率最低。但对于阴道不规则出血的围绝经期妇女，不能忽视葡萄胎的诊断，当超声图像不典型时，要注意结合血HCG的测定进行鉴别诊断，减少误诊率。

【病理特征】

　　1. 完全性葡萄胎　大体解剖可见水泡状物形如葡萄，串珠状，直径数毫米至数厘米不等，由纤细纤维素相连。常伴有血块及蜕膜样物。有时水泡状物占满整个宫腔。显微镜下可见绒毛体积增大，轮廓规则，滋养细胞增生，间质水肿，间质内血管消失。

2. 部分性葡萄胎　仅可见部分绒毛变水泡，合并胚胎或胎儿，大多胎儿已死亡。也有部分性葡萄胎合并足月胎儿分娩的报道，较为罕见。显微镜下见绒毛常呈扇形，大小不等，轮廓不规则，部分间质水肿，滋养细胞增生程度较轻，间质中也可见胎源性血管和有核红细胞。

从病理和细胞核型角度可鉴别完全性葡萄胎和部分性葡萄胎（表6-1）。

葡萄胎另一较为重要和常见的病理变化是双侧卵巢的改变。增生的滋养细胞产生大量HCG，长期刺激卵巢内颗粒细胞和卵泡膜细胞发生黄素化形成囊肿，往往双侧性，称卵巢黄素化囊肿（theca lutein ovarian cyst）。在完全性葡萄胎，卵巢黄素化囊肿的发生率在30% ～ 50%。随着葡萄胎原发疾病的治疗，HCG的下降，卵巢囊肿在2 ～ 3个月或6个月内逐渐缩小。

表6-1　完全性和部分性葡萄胎核型和病理特征

项　　目	完全性葡萄胎	部分性葡萄胎
核型	46,XX/46,XY	三倍体
胚胎或胎儿	缺乏	存在
绒毛水肿	弥漫	局限
滋养细胞增生	弥漫	局限
绒毛呈扇形	缺乏	存在
滋养层基质内陷	缺乏	存在
羊膜、胎儿红细胞	缺乏	存在

【临床表现】　由于超声检查的普及和血HCG测定的广泛应用，有很多患者尚未出现临床症状就被诊断。典型葡萄胎的症状为：①停经后阴道出血；②子宫增大超过停经月份，手感软；③较严重的妊娠反应，如妊娠呕吐等；④下腹疼痛，由于子宫增大较快和（或）双卵巢增大所致。

【超声表现】　B型超声检查是诊断完全性葡萄胎和部分性葡萄胎的重要辅助检查方法之一，超声检查对完全性葡萄胎和部分性葡萄胎的诊断正确率都可高达95%以上，是临床疑诊葡萄胎的首选的辅助检查方法。

1. 完全性葡萄胎主要超声征象

（1）子宫增大：大多大于停经月份。

（2）宫腔杂乱回声：宫腔内充满了"雪片状"或"蜂窝状"杂乱回声（图6-2），为水泡状胎块的囊壁回声；这是葡萄胎主要的超声所见，也是诊断葡萄胎主要的影像依据。

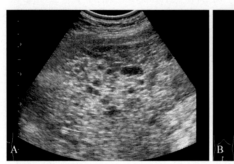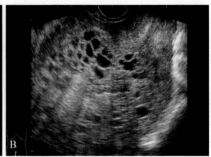

图6-2　完全性葡萄胎
宫腔内充满了"雪片状"或"蜂窝状"杂乱回声；A. 经腹超声；B. 经阴道超声

（3）宫腔积血：大部分葡萄胎患者伴有宫腔积血，使得子宫较正常停经月份为大。超声可见宫腔内不规则液性暗区在"雪片状"或"蜂窝状"杂乱边缘回声中；部分性葡萄胎时，宫腔内尚可见胎儿组织或残留的绒毛膜囊；须超声仔细鉴别，彩色多普勒超声对鉴别有帮助。

（4）双侧卵巢黄素化囊肿：超声往往表现为双侧性，中等大小（5～10 cm）的囊肿，圆形或长椭圆形，囊壁薄，见分隔，囊内液清；但也有部分葡萄胎患者卵巢黄素化囊肿较大，＞10 cm的囊肿有时会自发破裂，发生急腹症临床表现，此时超声可见原囊肿张力降低，皱缩状，盆腔内有游离液体。

（5）CDFI表现：在完全性葡萄胎中可见子宫动脉表现低阻高流速改变。在部分性葡萄胎中可见正常或子宫动脉高阻血流，但在宫腔内的"雪片状"和"蜂窝状"回声中未见血流，这是鉴别葡萄胎和妊娠滋养叶肿瘤的重要表现。

2. 部分性葡萄胎超声表现（图6-3）　主要是葡萄胎特征加上宫内妊娠征象或可见胎儿。无论胎儿是否存活。

【鉴别诊断】

1. 胎盘绒毛水泡样退行性变　过期流产胎盘绒毛组织水泡样变发生率

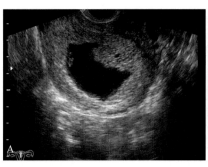
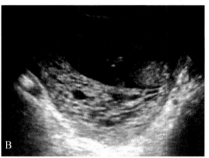

图6-3　部分性葡萄胎
A. 胚胎死亡；B. 胎儿存活

约占过期流产的30%，与部分性葡萄胎在超声声像图上极为相似，且临床表现亦相同，均有停经史及阴道不规则出血。常难以鉴别。胎盘水泡样退行性变是一种胎盘的退行性改变，与葡萄胎增生性变化完全不同。表现为HCG上升不高，子宫增大不明显，但超声仍可见胎盘绒毛内水泡样回声，较为稀疏，常偏向宫腔一侧，宫腔内也常见杂乱回声或停止发育的胚胎。在与部分性葡萄胎鉴别上较为有意义的是CDFI，胎盘水泡样退行性变在超声水泡样组织及其旁可见较为丰富的血流（图6-4）。部分性葡萄胎肌层及宫腔组织内无明显血流或仅见稀疏星点状血流。

2. 子宫内膜腺肌瘤样息肉　超声检查时也有宫腔内蜂窝状回声（图6-5），部分患者也有停经史，超声须鉴别。子宫内膜腺肌瘤样息肉患者大多有月经不调或应用孕激素病史，血HCG正常，无早孕反应。结合临床应可以鉴别。

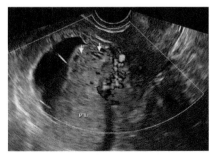
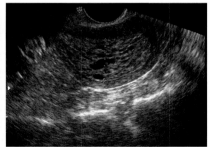

图6-4　胎盘水泡样变性能量图　　　**图6-5　子宫内膜腺肌瘤样息肉**

二、特殊部位葡萄胎

虽然葡萄胎的经典定义和特点是病变局限在宫腔内,不侵入肌层,也不远处转移。但从理论上讲,有宫外孕的发生也就有异位葡萄胎的可能。其中输卵管葡萄胎和卵巢葡萄胎屡见报道。

1. 输卵管葡萄胎 输卵管葡萄胎发生概率较低,机制尚不明确。有报道认为可能与输卵管妊娠破裂较早,未发生成为葡萄胎就已经清除病灶,终止妊娠有关。综合文献报道共有30多例。国内报道大多为误诊报道,以误为输卵管妊娠为最常见,以急腹症为首先症状。也有报道输卵管葡萄胎致阔韧带破裂出血危及患者生命。

输卵管葡萄胎的超声诊断中要注意与异位妊娠绒毛水泡样变性及输卵管绒癌鉴别。除开拓思路,考虑少见病、罕见病以外,超声诊断也要充分利用临床病史及实验室检查结果修正诊断。尤其是血HCG水平,一般来讲,HCG升高程度依次是滋养叶疾病>正常妊娠>异位妊娠。

2. 卵巢葡萄胎 国内仅见数例报道,均为误诊。

第二节　妊娠滋养细胞肿瘤

一、概　述

滋养细胞肿瘤是一组来源于胚胎的滋养细胞疾病,包括浸润性葡萄胎、绒毛膜癌。其恶性程度高,组织学病理特征是滋养细胞异常增生,并具有浸润和穿透组织及血管的生物性行为。妊娠滋养细胞肿瘤60%继发于葡萄胎,30%继发于流产,10%继发于足月妊娠或异位妊娠。葡萄胎后6个月内出现转移灶,可考虑诊断浸润性葡萄胎。葡萄胎后6个月至1年出现转移灶,浸润性葡萄胎和绒毛膜癌均有可能,葡萄胎1年以上出现转移灶,可考虑诊断绒毛膜癌。

依据FIGO 2000年审定的滋养细胞肿瘤解剖学分期标准,Ⅰ期病变局限在子宫,Ⅱ期病变在生殖器,包括附件、阴道、圆韧带,Ⅲ期病变转移至肺,有或无生殖器病变,Ⅳ期所有其他转移(图6-6)。其远处转移最常见的是肺(80%),其次为阴道(30%)、盆腔(20%)、脑(10%)、肝(10%)、脾、消化道、骨等,甚至全身广泛转移。妊娠滋养细胞肿瘤发生

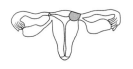
Ⅰ期病变局限在子宫

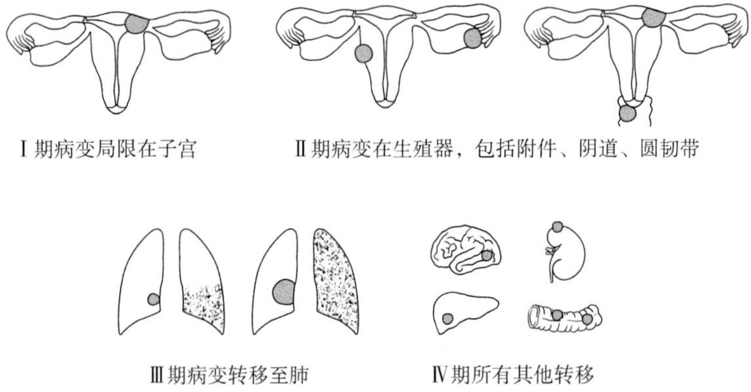

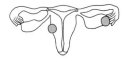
Ⅱ期病变在生殖器，包括附件、阴道、圆韧带

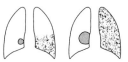

Ⅲ期病变转移至肺

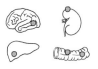
Ⅳ期所有其他转移

图6-6　绒毛膜癌及侵蚀性葡萄胎临床分期

在子宫本身常见，但也有发生在输卵管、卵巢及其他部位。在化疗药物用于临床治疗前，患者的病死率极高，尤以绒毛膜癌为甚，凡有转移者几乎全部在短期内死亡，病死率高达90%左右，是严重威胁妇女生命的妇科恶性肿瘤之一。随着有效化疗药物的应用，患者的治疗效果有了明显改善，治愈率达到90%以上。

二、侵蚀性葡萄胎和绒毛膜癌

侵蚀性葡萄胎（invasive mole）和绒毛膜癌（choriocarcinoma）的临床鉴别很大程度上取决于前次妊娠史，临床病程以及血HCG的增高程度。侵蚀性葡萄胎虽然具有恶性肿瘤的特点，但治疗效果和预后均较绒毛膜癌为好。

【病理特征】　侵蚀性葡萄胎先行妊娠为葡萄胎，病理大体检查形态取决于其侵蚀程度。可见子宫肌壁内有大小不等的水泡样组织，或在宫腔内见原发病灶。有时病灶侵及子宫浆膜层，在子宫表面可见紫蓝色结节，为一些出血性病灶，边界欠清晰，有时侵蚀病灶可穿透子宫浆膜层或阔韧带，表现为该部位紫蓝色结节。镜下与宫腔内葡萄胎类似。可见绒毛结构及滋养细胞增生和分化不良。

绒毛膜癌曾称为绒毛膜上皮癌，是一种恶性程度较高的滋养细胞肿瘤。因起源于外胚层滋养细胞，非严格意义上的"上皮细胞癌"，现称为绒毛膜癌，简称绒癌。高度恶性肿瘤，基本无固定形态，大体表现为团块状或结节状出血灶，海绵样，质地较软，伴出血坏死。镜检特点是：滋养细胞增生，但不形成绒毛和水泡状结构；高度增生的滋养细胞和合体滋养细胞排列紊乱，并广泛深入肌层破坏血管，造成出血坏死多见。肿瘤并不含间质和自身血管，靠侵犯母体血管获得营养物质。

【超声表现】 侵蚀性葡萄胎和绒毛膜癌两者在超声表现上较为类似，主要征象如下。

1. 子宫大小 子宫正常大或不同程度的增大，依据滋养细胞肿瘤侵蚀的程度而定。

2. 子宫形态 子宫形态应肿瘤的肌层侵蚀可不规则，局部隆起。

3. 病灶回声 宫腔或子宫肌层内病灶回声改变，表现为界面较多，见不规则的点状、条索状、团状、海绵状或蜂窝状回声，无明显边界（图6-7）；病灶内明显可见海绵状或蜂窝状回声内含流动的液体，为肿瘤侵蚀血管后的血管扩张动静脉瘘的超声表现。

4. 病灶浸润 可在子宫旁出现不规则肿块，无包膜并向周围侵入（图6-8）。

5. CDFI表现 病灶处显示血流信号极其丰富，呈网状或湖泊状血流（图6-9），因滋养肿瘤细胞侵蚀血管，造成血管层次消失，血管数目增多，静脉增粗膨大，血管的动静脉之间交通，表现为动静脉交流和涡流的存在，彩色斑斓，RI极低，大都为0.2～0.4，动脉血流频谱包络线毛刺状，显示较高舒张期多普勒频谱或动静脉瘘频谱，声音呈蜂鸣状，阻力低，包络线毛刺状，是血管受到肿瘤侵蚀后的特征性改变。盆腔静脉明显扩张，大多

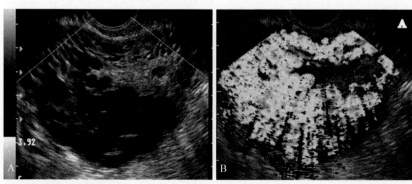

图6-7 滋养细胞肿瘤
A. 二维示子宫肌层内蜂窝状回声；B. 其内血流极丰富

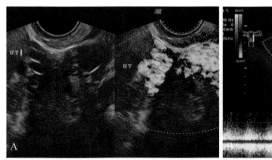
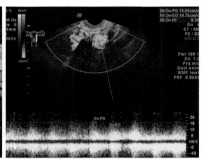

图6-8　子宫旁动静脉瘘

A．二维及血流图，显示子宫旁血管极丰富；B．血流频谱显示为低阻血流

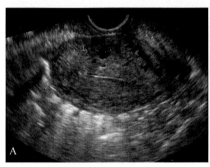
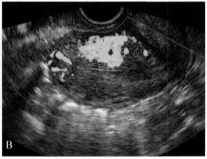

图6-9　滋养细胞肿瘤

A．二维可见的海绵状或蜂窝状回声为扩张的血管；B．CDFI显示病灶处血流信号极其丰富，呈网状或湖泊状血流

表现静脉波形。频谱多普勒表现极低阻力（阻力指数＜0.4）的动脉性频谱，包括①高速低阻血流频谱；②类滋养层周围血流频谱；③静脉化动脉频谱以及大量的静脉性频谱，并且子宫动脉主干阻力指数降低（图6-10）。

三、原发性输卵管绒癌

　　原发性输卵管绒癌是指原发于输卵管，不是由子宫绒癌转移所形成，大多由输卵管葡萄胎妊娠演变而来。占输卵管妊娠的2.5% ～ 4.1%。有报道认为，近年来原发性输卵管绒癌发病率有上升的趋势，是因为宫外孕非手术治疗的增多，使得宫外孕病程延长，进一步发展成为原发性输卵管绒癌的可能性增大。有学者提出输卵管妊娠手术时的剖检，可疑病例的术时快

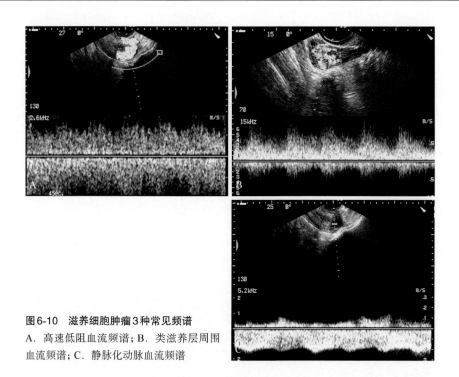

图6-10 滋养细胞肿瘤3种常见频谱
A. 高速低阻血流频谱；B. 类滋养层周围
血流频谱；C. 静脉化动脉血流频谱

速冷冻病理切片以及输卵管妊娠手术后血HCG的随访是减少原发性输卵管绒癌漏诊的重要手段。至于超声检查仅是辅助作用。

四、胎盘部位滋养细胞肿瘤

胎盘部位滋养细胞肿瘤（placental site trophoblastic tumor，PSTT）是一种特殊形态的滋养细胞肿瘤，临床罕见。但预后较好，仅少数转移患者预后不良。

【病理特征】 来源于胎盘种植部位，其生物学行为既不同于滋养细胞的生理性浸润，也不同于绒毛膜癌。滋养细胞广泛侵入子宫肌层并破坏血管，造成出血坏死。大体病理可分为突向宫腔的结节息肉型；局限子宫肌层的肿块型和与子宫肌层分界不清的弥漫浸润型。镜下较为典型的是中间型滋养细胞组成、形态单一的单核滋养细胞增生。出血坏死较少，可伴有纤维索样物质沉积。无绒毛结构。转移受累的部位为肺、阴道、脑、肝、肾、盆腔及腹主动脉旁淋巴结。

分期仍按FIGO 2000年审定的滋养细胞肿瘤解剖学分期标准。

【临床表现】　停经后不规则阴道出血多见。可继发于足月产、流产和葡萄胎。妇科检查时可发现子宫增大。

【超声表现】　超声诊断PSTT缺乏特异性，在很大程度上依赖其临床病史和实验室检查提供的资料。

根据其病理的结节息肉型、肿块型和弥漫浸润型，超声也有不同的表现。其中以结节息肉型和弥漫浸润型较为多见。超声提示子宫肌层内肿块，有时类似子宫肌瘤回声，呈中等或中低回声，其内部可以有或无低回声，且不规则，CDFI显示为舒张期成分占优势的低阻抗富血流肿块图像，周围组织见血管分布，血管阻力指数值低；其内部可以无血管伸入，其生长部位以宫腔较多见。

Zhou等对14例PSTT患者的超声图像进行回顾性分析，将其超声图像特征分为宫腔内病灶、肌壁间实性病灶及肌壁内囊性病灶3型。①宫腔内病灶（4例），病灶回声偏强不均，病灶内血流可少量至丰富（图6-11）。②肌壁间实性病灶（6例），病灶回声偏强不均，其内可见少许不整形液性暗区，病灶内血流可少量至丰富（4例）（图6-12，图6-13）。③肌壁内囊性病灶，可为较大的囊性暗区或蜂窝状暗区。充满血流信号，呈血湖状改变。可探及动静脉瘘频谱（图6-14）。PSTT病灶部位以宫壁居多，②型及③型患者共有10例，且以②型即实性病灶多见。彩色多普勒超声检查显示，除③型的特征性表现为血湖状，血流较丰富外，其他两型的病灶内血供可由少量至丰富不等，缺乏特征性表现。但其病灶内的血流阻力指数平均值为0.39（0.31～0.54），与其他妊娠滋养细胞肿瘤（GTT）相同，其病灶内血流均为低阻血流。

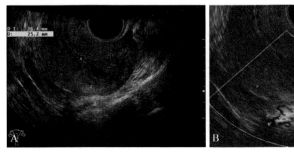
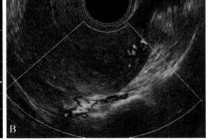

图6-11　宫腔内病灶

A. 宫腔内不均偏强回声；B. 病灶内少量血流

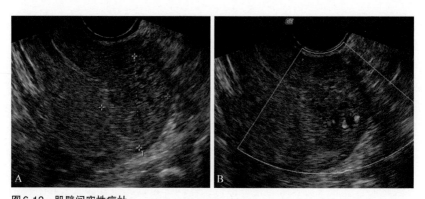

图6-12　肌壁间实性病灶

A. 宫底部肌层内不均偏强回声；B. 病灶内见中等量血流

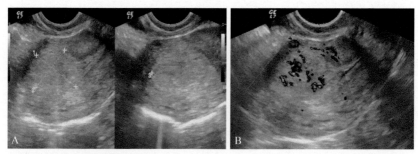

图6-13　肌壁间实性病灶

A. 前壁肌层内偏强回声；B. 病灶内见中等量血流

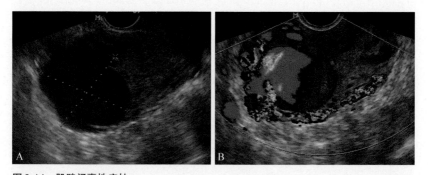

图6-14　肌壁间囊性病灶

A. 宫底肌层内见囊性回声；B. 囊性回声内充满血流信号

虽然PSTT明确诊断依赖于病理学诊断，但是，结合其临床特征即不规则阴道出血及闭经、与前次妊娠的间隔可为数月至数年及低水平的血β-HCG值。超声检查中仍应考虑到PSTT的可能。

PSTT理论上可以发生在任何部位的妊娠后（图6-15）。确诊须行组织学检查。治疗原则也与其他滋养叶肿瘤有所不同，手术是首选的治疗方法，切除病灶是治疗的原则。

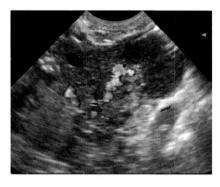

图6-15　卵巢胎盘部位滋养细胞肿瘤
33岁，停经7周，阴道出血3d，血HCG 112 U/L，超声表现附件包块血流丰富，结合临床HCG升高诊断卵巢妊娠，术后病理诊断卵巢PSTT

五、滋养细胞疾病转移性结节的超声图像

（一）滋养细胞疾病盆腹腔及其他部位的转移性结节

滋养细胞肿瘤病情变化多端，易转移，子宫以外的盆腹腔和远处转移结节易被忽略或误诊，但也有首先在妇科检查时发现阴道壁紫蓝色结节，考虑肿瘤阴道转移，进一步明确诊断为滋养细胞肿瘤的。报道较多转移至宫旁附件处，盆底、肠壁、肾甚至脾和胃壁等处，其结节直径为3～7 mm，且无固定形状，常伴出血和坏死，其中央才有绒毛及增生的滋养细胞并发生恶变，侵蚀破坏周围血管，发生出血及动静脉瘘，未见原发病灶时超声影像学诊断较为困难。当转移结节为绒毛膜癌时，则见不到绒毛，全部为增生恶变，滋养细胞向周围侵蚀。由于子宫周围静脉没有静脉瓣膜，静脉血可以在盆腔内无阻力倒流，局部栓塞，周围侵蚀。超声较典型的表现为较大的血窦血流呈湍流漩涡状（图6-8），阻力指数甚至可低达0.20～0.30。也有转移结节内测不到血流或测到少许高阻力血流，这是因为一部分恶性滋养细胞肿瘤的结节周围组织出血、机化，并无血管包绕。

谢晴等报道绒毛膜癌和浸润性葡萄胎子宫肌壁病变和宫外转移灶声像

图类同。彩色多普勒血流丰富，五彩缤纷状，多普勒流速曲线高速低阻型，阻力指数范围0.42±0.04。认为彩色多普勒超声对于及时发现晚期滋养叶细胞肿瘤转移灶有一定的价值。

真正鉴别恶性滋养细胞肿瘤远处转移还需显微镜下依据病灶内滋养细胞而定。

（二）超声在滋养细胞疾病疗效评估和复发早期诊断上的作用

20世纪80年代超声显像开始用于滋养细胞肿瘤子宫病灶的诊断，近些年来计算机技术的快速发展，阴道超声分辨率的不断提高及彩色多普勒血流显像（CDFI）与脉冲多普勒（PD）的应用与发展，对早期确定子宫内滋养细胞疾病的性质、判断滋养叶肿瘤化疗效果及预测病变转归有重要价值。由于滋养细胞肿瘤亲血管性特点，一旦病灶侵蚀子宫肌层，超声检查常可发现广泛的肌层内肿瘤血管浸润及低阻性血流频谱，有报道葡萄胎清宫术后未到2个月，而超声检查已出现特征性子宫肌层滋养细胞侵蚀病变，即可早期做出恶变的诊断以便及时治疗。葡萄胎刮宫后或侵蚀性葡萄胎、绒毛膜癌化疗前后，定期做超声检查，观察子宫大小、卵巢大小，子宫肌壁内有无局灶性血流丰富区及其血流丰富区的大小、位置、数目、有无穿孔等，并观察其他脏器有无转移，对确定诊断及选择手术方案、判断疗效与预测预后有重要意义。

GTD，无论是良性还是恶性，治疗后均需一段时间的随访。尤其是恶性滋养细胞疾病治疗结束后。据报道Ⅰ～Ⅲ期GTD至少随访1年，Ⅳ期以上至少随访2年。随访项目除血HCG、妇科检查、胸部X线片等外，盆腔的超声检查是必需内容之一。提倡经阴道超声检查，以提高病灶的检出率。同时要注意和以往的病灶部位对照，扫查血流情况以及子宫以外部位的阳性征象。

大多情况下，治疗愈合后的子宫滋养病灶表现为：①子宫大小和形态基本恢复正常；②原病灶处由于药物治疗后肿瘤细胞的坏死，纤维结缔组织增生，超声下表现形态不规则，不均匀的较高回声，边界欠清，肌层内原扩张血管基本消失；HCG正常1年以上的患者子宫原有病灶可完全消失，超声检查无异常发现；③部分患者宫旁静脉仍可有扩张。

（三）超声造影在恶性滋养叶细胞疾病中的应用

自20世纪50年代开始有学者应用盆腔动脉造影术对滋养细胞肿瘤盆

腔病灶进行评估，该技术可清楚地了解病灶部位及侵蚀程度，有利于疾病的早期诊断，但因其创伤性及技术难度使其临床应用受到一定限制。近年来超声计算机技术以及超声造影剂的快速发展，改善了超声血管内造影临床应用的技术难度，提高了超声血管内造影临床应用。目前第二代静脉超声造影剂的平均直径2.5 μm，远远大于CT、MRI的造影剂直径，无法透过血管壁的细胞间隙进入组织间质，且其稳定性较第一代造影剂明显增强，在肿瘤微血管的显示上具有明显的优势。恶性滋养细胞肿瘤就是一典型例子。

因为二维及多普勒技术反映恶性滋养细胞疾病血管侵蚀是间接性的，它仅反映滋养肿瘤侵蚀后的形态学及血流动力学等变化，并不是在活体上从灌注水平观察侵蚀的状态，而超声血管内声学造影由外周静脉新型超声造影剂通过肺循环到达全身，以增加彩色多普勒血流信号或灰阶信号，可在超声实时动态下观察病灶内血流灌注情况。填补了这方面的空白，尤其对妇科恶性肿瘤如恶性滋养细胞疾病盆腔复发灶显像更能提高病灶检出率，但对某些滋养细胞病灶的低流量和低速的血流无法显示，是今后妇科超声的一个重要研究方向。

（鲁　红）

第7章

异常妊娠的超声诊断

第一节　早期妊娠

妊娠第12周末前称早期妊娠。临床可有停经、恶心、呕吐等早孕反应，尿妊娠试验阳性等。超声标志性声像图有妊娠囊、卵黄囊、胚芽和羊水等。

一、妊　娠　囊

妊娠囊是超声首先可以观察到的早期妊娠标志物。腹部超声约可在末次月经后第6周，阴道超声可在末次月经后第32～34天观察到妊娠囊。此时的妊娠囊周边表现为"双环征"（图7-1），即在由绒毛形成的环状强回声的外周可见蜕膜组织形成的低回声环。

早期的书籍上都没有提到妊娠囊的测量应该是平均直径还是最长径以及测量方法。现大多学者赞同使用妊娠囊平均直径（mean sac diameter，

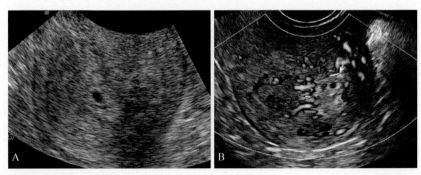

图7-1　早孕的"双环征"

A. 二维；B. 能量多普勒

MSD）。其测量方法是将光标放在妊娠囊的内缘到对侧的内缘，测量其宽度、长度和前后径（图7-2）。使用妊娠囊平均直径可以解决妊娠囊变形造成的测量数据误差。

　　经阴道超声检查可以较早发现妊娠囊。

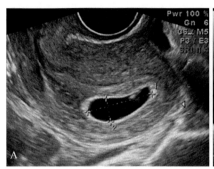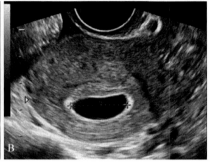

图7-2　妊娠囊平均直径测量
A．子宫正中矢状切面；B．子宫横切面

二、卵黄囊

　　卵黄囊是妊娠囊内最早出现的结构，也是阴道超声在绒毛膜腔内扫查到的第1个胚外结构。约妊娠第5周时出现。在妊娠囊平均直径为5～6 mm时，阴道超声通常可见卵黄囊。表现为有一定厚度、均匀一致的强回声包绕的无回声结构，常在靠近妊娠囊的一侧缘处见到，直径3～5 mm，正常为圆形，飘浮在孕囊腔内，通过卵黄囊管与妊娠囊内壁相连（图7-3）。胚囊内见到卵黄囊结构可以用来鉴别假妊娠囊，在临床上有非常重要的意义，如确定妊娠早期解剖是否正常，确定宫内妊娠的存在，鉴别多胎妊娠的数量和类型等。卵黄囊的大小异常变化也可以反映卵黄囊内代谢功能的异常。与自然流产，甚至与部分性葡萄胎有关。卵黄囊直径在妊娠10～11周开始下降，但其残迹直到妊娠20周有时还可见。

三、胚 芽

　　胚芽最初表现为紧贴卵黄囊一侧的稍强回声，其直径＞2 mm时，可以看见原始心管搏动（图7-4），表示胚胎成活，但不能识别胚胎不良妊娠结

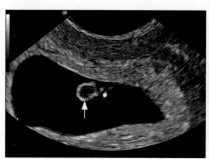

图7-3 早孕

箭头. 卵黄囊；手指. 卵黄囊管

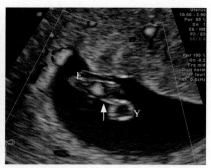

图7-4 早孕活胎

Y. 卵黄囊；E. 胚芽；箭头. 胚芽原始心管搏动

局的高危因素。大样本研究表明，孕龄与胎心率间有统计学意义。一般规律是妊娠5周时（110±8）次/分，妊娠9周时增加到（170±6）次/分，然后渐降至妊娠13周时的（159±3）次/分（表7-1）。

妊娠第7周时，胚芽能分出头尾；第8周时，头颅呈单脑泡状（图7-5），见肢芽；受精后9周超声可见结构更为清晰，称为"胎儿"。

超声测量胚胎时，将光标放在头顶端到尾部末端（图7-6）。在胎儿，光标放在头骨外缘和臀部皮肤外缘（图7-7）。在妊娠12周以后，胎儿可能弯曲和伸展，使头臀径测量的准确性降低。研究表明，经腹部超声测量和

表7-1 胚胎心率与孕周关系

孕龄（周数）	平均胚胎心率（次/分）	标准差
5	110	8
6	118	13
7	143	19
8	167	8
9	170	6
10	168	8
11	164	5
12	160	14
13	159	3

经阴道超声测量最大差异不超过 4 d，属较小差异。

四、羊水量

羊水量是胎儿健康成长的一个重要预测指标。大多数研究计算妊娠中晚期的羊水量，早期妊娠羊水量多少也是发育不良胚胎的预测指标。研究发现，在早期妊娠，胚胎仅占整个羊膜囊体积的 5% ～ 16%。因此，简单计算妊娠早期羊膜囊的体积可作为羊水的体积（图 7-8）。

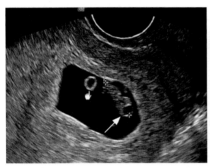

图 7-5 早孕
箭头. 8 周胎儿，头颅单脑泡；手指. 卵黄囊

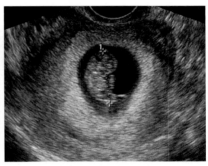

图 7-6 头臀高测量
光标放在头顶端到尾部末端

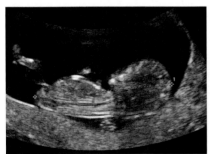

图 7-7 头臀高测量
光标放在头骨外缘和臀部皮肤外缘

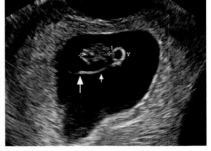

图 7-8 早孕
Y. 卵黄囊；↑. 羊膜囊

第二节 流 产

胚胎因素、母体因素、免疫功能异常和环境因素都可导致流产。妊娠

终止于第12周前称早期流产，以胚胎因素中的胎儿染色体异常为最常见因素，约占50%。妊娠12～28周前终止称晚期流产，常为各种综合因素所致。根据流产发展的不同阶段和临床症状，分为先兆流产（threatened abortion）、难免流产（inevitable abortion）、不全流产（incomplete abortion）、稽留流产（missed abortion）、完全流产（complete abortion）。

一、先兆流产

【临床表现】 停经后少量阴道出血或合并腹痛，但无妊娠物排出。经休息和治疗可症状消失，继续妊娠，也可加重发展成难免流产。

【超声表现】 子宫大小与妊娠月份相符，宫腔内可见胚囊，胚囊内见卵黄囊，卵黄囊圆形或椭圆形，壁厚均匀。胚囊大小与停经月份相符，2 mm以上的胚芽有原始心搏（图7-9）。经阴道彩色多普勒超声仍可测得滋养层周围特征性的高速、低阻的血流信号，是螺旋动脉分流至绒毛间隙而产生的动静脉型波形。超声或许可在胚囊旁见到少量液性暗区，多为绒毛膜下积血。绒毛膜下积血在妊娠早期较为常见，可以是由于绒毛膜多叶状蜕膜基底接合部边缘破裂或边缘窦破裂引起，常伴有阴道出血。有报道在一组妊娠10～20周阴道出血的患者，如果血肿体积小于妊娠囊的40%，则倾向预后较好。一些学者认为妊娠12周以内，少量绒毛膜下出血无明显临床意义，不影响妊娠结果。急性出血时，与绒毛膜相比可呈高回声或低回声，1周后则变成等回声。

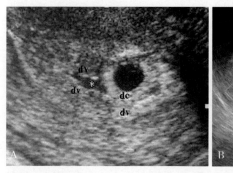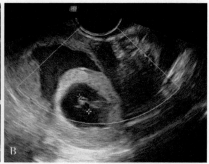

图7-9 宫内早孕
A. 双层蜕膜征（妊娠5周）。壁蜕膜（dv.）可与妊娠囊周围的包蜕膜（dc.）和平滑绒毛膜相区别。*是壁蜕膜层之间的少量绒毛膜下出血。B. 早孕活胎原始心管搏动

二、难免流产

【临床表现】 在先兆流产的基础上，临床症状加重，往往合并阵发性腹痛。有时宫口或有扩张。此时流产不可避免。

【超声表现】 子宫大小与妊娠月份基本相符。宫腔内妊娠囊变形或位置较低。胚芽萎缩，胎心消失，妊娠囊周边绒毛稀疏，出血区域扩大。超声要考虑难免流产。

在超声诊断难免流产时要慎重，结合以往检查结果和病史很重要。很多患者在初始检查时看不见胚胎，因此不能仅根据胚胎心搏动有无诊断胚胎死亡。要结合孕期及胎囊的特征考虑妊娠结局。目前认为难免流产较可靠的超声指标有以下几条：①妊娠囊20 mm以上未见卵黄囊，为无卵黄囊的异常巨大胎囊；②卵黄囊5 mm以上未见胚芽；③胚芽5～7 mm以上未见原始心管搏动。由于分辨率和技术的变化，经腹部超声我们允许2～3 mm误差作为误差界限，经阴道超声我们允许1～2 mm误差作为误差界限。可以各个角度测量后综合决定是否符合难免流产。

三、不全流产

【临床表现】 如有部分妊娠物排出宫腔，为不全流产。此时大多阴道出血较多，阵发性腹痛加剧。

【超声表现】 子宫小于停经月份。或胎儿已排出，胎盘或胎膜仍滞留宫腔，或嵌顿于宫颈口，宫腔内杂乱光团中有较丰富的血流信号，来自子宫肌层，可探及低阻力血流信号（图7-10）。

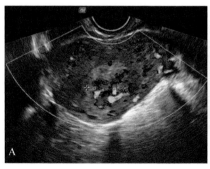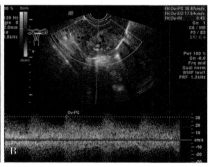

图7-10 不全流产
A. 宫腔内杂乱光团中有较丰富的血流信号，来自子宫肌层；B. 可探及低阻力血流信号

四、稽留流产

【临床表现】 以往又称过期流产，是指胎儿宫内死亡后，未及时排出长时间留在宫腔内。临床可有阴道出血，也可无明显临床症状，但早孕反应消失。妇科检查时可发现子宫质地已不软。

【超声表现】 子宫小于停经月份。宫腔内可探及妊娠囊变形及死亡胚胎，大多已变形，已成形的胎儿可见颅骨重叠状；或原宫腔内妊娠囊消失，代之以回声杂乱区，内可见枯萎的胚胎呈高回声团；可有积血；羊水较少或无羊水。CDFI：妊娠囊内无胚胎心血管搏动信号，但可测及低阻的滋养层血流频谱。

五、完全流产

【临床表现】 妊娠物完全排出称完全流产。临床大多阴道出血已停止，腹痛好转，宫口关闭，子宫缩小。

【超声表现】 子宫大小正常或略大，宫腔线清晰，子宫内膜薄，肌层回声尚均匀。

六、各型流产鉴别诊断

鉴别诊断各型流产除超声影像学表现外，重要的是要结合临床病史（表7-2）。要以临床诊断为主，超声仅报告影像学所见。如有少量阴道出血或有腹痛，超声表现是宫内活胎，此时临床诊断为先兆流产，超声提示仍为宫内孕活胎。

表7-2　各型流产鉴别诊断要点

流产类型	临床表现	超声表现				
		子宫大小与停经月份	妊娠囊	胚芽	心搏	其他
先兆流产	停经、腹痛、少量出血	相符	可见	有	有	
难免流产	停经、腹痛、出血增多	相符或较小	可见	有或无	无	

续表

流产类型	临床表现	超声表现				
		子宫大小与停经月份	妊娠囊	胚芽	心搏	其他
不全流产	停经、腹痛、出血多、有组织物排出	不符，子宫较小	未见	未见	无	宫腔内杂乱回声
完全流产	停经、腹痛、出血减少、妊娠物排出	子宫接近正常大小	未见	未见	无	宫腔线清晰
稽留流产	停经、腹痛、出血	子宫较小	可见	有或无	无	宫腔内杂乱回声

第三节　异位妊娠

一、概　述

妊娠时受精卵着床于子宫腔以外，称异位妊娠（ectopic pregnancy）。包括输卵管妊娠（tubal pregnancy）、腹腔妊娠（abdominal pregnancy）、卵巢妊娠（ovarian pregnancy）、宫颈妊娠（cervical pregnancy）和阔韧带妊娠（broad ligament pregnancy）等（图 7-11）。临床上常称的宫外孕，准确地说应是子宫外妊娠，不包括子宫内的异位妊娠，如宫颈妊娠和剖宫产切口妊娠并不属于宫外孕。

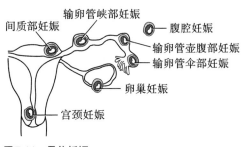

图 7-11　异位妊娠

异位妊娠中85%～90%是宫外孕，而宫外孕中90%是输卵管妊娠，输卵管妊娠中60%发生在输卵管壶腹部，故输卵管壶腹部是异位妊娠中最常见的部位。

二、输卵管妊娠

【病理特征】 受精卵着床于输卵管后，输卵管出现蜕膜样反应，胚胎滋养细胞侵及狭小壁薄、缺乏黏膜下组织的输卵管管壁上小动脉，不能形成完好的蜕膜，不能很好地供养胚胎，造成输卵管妊娠的各种结局。

1. 输卵管妊娠活胎 输卵管妊娠在未发生流产、破裂前超声检查发现称为输卵管妊娠本位型，如超声发现胚芽心搏则为输卵管妊娠活胎。

2. 输卵管妊娠流产 较为常见的是发生于输卵管壶腹部妊娠，妊娠囊因蜕膜形成不完整，向管腔内突出，最后突破包膜而出血，胚胎与管壁分离，落入管腔随着输卵管的逆蠕动经输卵管伞端流产至腹腔。

3. 输卵管妊娠破裂 较为常见的是发生于输卵管峡部妊娠，约妊娠6周。此处管腔狭小，肌层血管丰富，胚胎向管壁方向侵入肌层及浆膜层，最终穿破浆膜层，造成输卵管妊娠破裂。其中输卵管间质部妊娠后果最为严重，输卵管间质部妊娠结局几乎都是破裂，且由于输卵管间质部肌层较厚，妊娠维持时间相对较长，破裂往往在妊娠12～16周，其破裂犹如子宫破裂，症状严重，短期内可发生大量腹腔内出血，危及生命。

4. 继发腹腔妊娠 输卵管妊娠流产或破裂后，胚胎如有存活，绒毛组织附着于原位或在腹腔内重新种植可继续生长，形成继发性腹腔妊娠。

5. 陈旧性宫外孕 输卵管妊娠流产或破裂后，长期反复出血，将形成盆腔血肿，久之血肿机化变硬与周围组织粘连，临床上称为陈旧性宫外孕。

【临床表现】 停经、腹痛、阴道出血和下腹包块是输卵管妊娠四大典型症状。但也有患者在被诊断输卵管妊娠时，尚未发生腹痛，妇科双合诊尚无法触及附件包块。

【超声表现】 输卵管妊娠超声表现简言之：宫腔内空虚，宫旁出现包块，其内探及胚囊、卵黄囊或胚芽和原始心管搏动。但因受肠道气体等多种因素的干扰，比宫内孕诊断困难多。各种不同类型的宫外孕会有不尽相同的超声表现。

1. 本位型 未流产、未破裂时称"本位型"（图7-12），常发生于妊娠

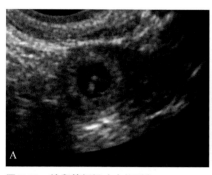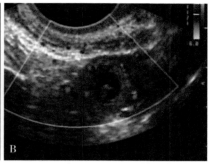

图7-12　输卵管妊娠（本位型）

A. 卵巢旁环形回声，内见卵黄囊及胚芽；B. 彩色多普勒显示可见心管搏动

6周以前。

（1）子宫形态饱满，内膜回声增厚，宫内无胚囊，有10% ～ 20%的患者宫腔内可显示梭形或扁圆形无回声结构，称为"假妊娠囊"。

（2）子宫一侧附件区可见胚囊，呈厚壁型高回声环，囊中可有胚芽强回声，偶尔显示心管搏动。

（3）直肠子宫陷凹及上腹腔无异常发现。

（4）CDFI：可于胚囊边缘探及较丰富的半环状彩色血流束，呈高速低阻血流频谱，RI ＜ 0.40，一侧卵巢内黄体半环状彩色血流阻力相对较高，RI为0.50 ～ 0.55，胚芽内常可见原始心管搏动。

2. 流产或破裂型（图7-13）　常发生在妊娠6 ～ 12周，间质部妊娠流产或破裂较晚，可在妊娠4个月时发生。

（1）子宫形态饱满，内膜增厚，宫内无胚囊。

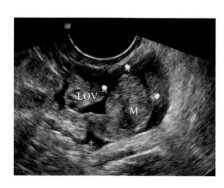

图7-13　输卵管妊娠（流产型）

手指. 左输卵管妊娠；LOV. 左卵巢；
M. 包块

（2）子宫周围及附件区见有不均质回声包块，形态不规则，边界模糊，呈中低混合回声（图7-10），直径多在3～8 cm，常分不清正常卵巢组织回声。

（3）直肠子宫陷凹、双侧髂窝、肝肾隐窝及脾肾隐窝可见液性暗区，有时可见肠管漂浮，为盆、腹腔积血。

（4）CDFI：于子宫一侧混合性回声团内可见明显而局限的彩色血流信号。

3. 陈旧型

（1）子宫大小基本正常或稍大，无明显内膜增厚。

（2）盆腔内见较大混合回声包块，有时直径可达10 cm，形态不规则，回声不均，边缘清晰或不清晰，血液机化使包块回声较强，内部回声极紊乱，组织液化也可使包块内呈无回声区。

（3）腹腔内很少或无游离液体的暗区。

（4）CDFI：盆腔异常回声团内常见不到连续低阻的滋养层血流频谱。

阴道超声的应用使探头更接近附件区域，干扰因素影响相对较少，诊断准确率会有提高。

有报道提到以下几个超声征象，有助于输卵管妊娠的诊断。

1. 附件环形回声　环形回声是在输卵管内由滋养层包裹孕囊而形成的同心圆结构（图7-14，图7-15），是异位妊娠的重要超声表现。近年来有学者注意到附件环形回声对超声诊断异位妊娠有重要价值。

（1）声像图表现：在附件区发现圆环形回声，环的边缘稍厚，回声稍强或等于卵巢回声，中心多为无回声区，少部分环内可见有卵黄囊，如能看见

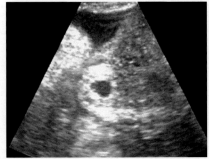

图7-14　输卵管妊娠附件环形回声

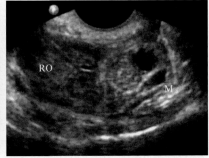

图7-15　卵巢旁环形回声

RO. 右卵巢；M. 输卵管妊娠环形回声

卵黄囊，宫外孕诊断应无疑。环形回声大多可与卵巢分离，不在卵巢内部，不同于卵巢内宫外孕。环形回声还常与黄体在同一侧附件区。未破裂型宫外孕多表现为只有附件环形回声，少见附件区包块或盆腔积液。而破裂型宫外孕附件区环形回声检出率相对稍低，多见附件区包块或盆腔积液。

（2）环形回声与黄体囊肿鉴别要点：①黄体囊肿的壁不厚，壁的回声大多低于同侧卵巢或子宫内膜回声；而环形回声的边缘稍厚，回声稍强或等于卵巢回声，少部分可见环内有卵黄囊；②黄体囊肿多在卵巢内，难以和卵巢分离。环形回声大多可与卵巢分离，不在卵巢内部。

2. 子宫内膜　主要看内膜厚度，有报道宫内孕的内膜厚度大多＞15 mm，宫外孕的＜15 mm。内膜血流阻力指数也是观察内容，宫内孕的内膜阻力指数＜0.45，宫外孕内膜血流阻力指数＞0.50。

3. 卵巢黄体形态和血流　宫外孕的黄体形态不规则，张力小，周边血流阻力指数＞0.50。宫内孕的黄体囊肿形态圆形，周边血流阻力指数＜0.50。

【鉴别诊断】　宫外孕是严重的妇科急腹症，大量腹腔内出血将危及患者生命。与宫内孕的鉴别和早期诊断显得非常重要。临床往往需根据异位妊娠的相对危险性和患者的临床状况决定是否需要外科干预或保守处理或超声复查。

宫内孕与宫外孕的鉴别在理论上似乎很简单明了。子宫内可见增厚蜕膜内的妊娠囊，被称为是蜕膜内征象，或是妊娠囊内出现卵黄囊（卵黄囊征）即可诊断宫内妊娠。但在实际工作中早期子宫内妊娠、不全流产或异位妊娠，不总是有可辨别的妊娠囊。如血 HCG 水平升高，又未见明确的宫内妊娠超声征象时，预示着异位妊娠的可能性，鉴别就显得尤为重要，在缺少特征性的超声表现时，以下指标或许对超声诊断有帮助。

1. 血 HCG 水平　是诊断妊娠和异常妊娠的重要参考指标，正常妊娠 1 周内 5～50 U/L；2 周 50～500 U/L；3 周 100～1000 U/L；4 周 3500～115 000 U/L；6～8 周 12 000～270 000 U/L；12 周 15 000～220 000 U/L。故正常早期宫内孕时血 HCG 的倍增时间为 1.4～2.2 d。而异常妊娠（宫外孕、流产）时血 HCG 倍增时间为 3～8 d。对疑有宫外孕的患者应做血 HCG 的连续测定，如间隔 48 h 血 HCG 升高＜50%，应考虑异常妊娠。85% 的宫外孕患者血 HCG 水平低于同孕龄的宫内孕患者，2.5% 正常宫内孕者血 HCG 水平低于正常 95%。在各期自然流产者中血 HCG 水平亦可较低。三者血HCG水平交叉重叠。一般说来,用HCG正常上升排除宫外孕的阳性预测值约为95%。比较超声结果和HCG浓度可综合估计异位妊娠,HCG达1000 U/L时,阴道超声应可识别出宫内妊娠囊,HCG必须达6500 U/L时,腹部超声才能识别出宫内妊娠囊,如果不是这样,则应怀疑异位妊娠。由于异位妊娠的低发生率,子宫内妊娠超声证实可以减少异位妊娠的可能性。然而对于一些异位妊娠的高危患者,如以往有异位妊娠病史、有附件炎和盆腔炎病史、应用辅助生育技术后妊娠等应特别对患者的双附件进行评估,包括那些已明确子宫内有妊娠的患者。

2. 鉴别宫腔内"假妊娠囊" 在异位妊娠的患者中,蜕膜可以脱落,导致子宫内膜腔积液为蜕膜管型,或阴道出血导致宫腔内少量积血,或增厚内膜内蜕膜囊肿超声表现为宫腔内或靠近宫腔区液性暗区(图7-16),须与宫内孕胚囊鉴别。经阴道超声检查改善了鉴别的能力,应尽量选用。假妊娠囊是宫腔内单层蜕膜包绕着的积液形成的单环状暗区(图7-17,图7-18),而妊娠囊是蜕膜邻近宫腔(内蜕膜征)或两个同心环的双层蜕膜征。异位妊娠时,子宫内膜出现蜕膜反应,宫内出现假妊娠囊。据报道,在异位妊娠中,假妊娠囊的发生率是8.0%～33.3%。结合病史可鉴别假妊娠囊,其特点是:①患者有停经史,尿妊娠试验阳性或可疑阳性。②超声检查子宫可有增大,但增大程度小于妊娠天数。③宫内可见单环状暗区。④暗区的特点是其大小一般小于正常妊娠天数,张力不高,包膜不明显或

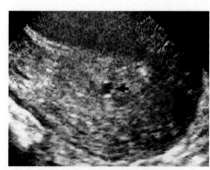

图7-16 异位妊娠患者的蜕膜囊肿

3 mm囊肿(箭头示)在蜕膜内。这囊肿不是蜕膜内妊娠囊,因为囊肿在蜕膜内而不是靠近子宫腔

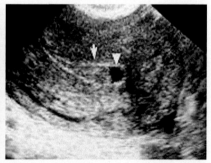

图7-17 假妊娠囊

假妊娠囊包括宫腔内积液(箭头)内膜碎屑,包绕为单层蜕膜

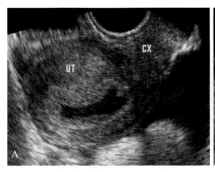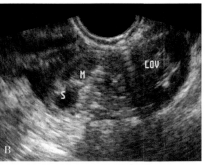

图7-18　输卵管妊娠
A. 宫腔内假妊娠囊；B. 同一患者左侧输卵管妊娠
UT. 子宫；CX. 宫颈；LOV. 左卵巢；M. 包块；S. 包块内胚囊

有包膜但壁较薄。而正常妊娠囊壁粗糙，其着床部位较厚。⑤假妊娠囊多位于管腔中央，而妊娠囊多在宫壁一侧着床，囊毗邻子宫内膜腔，故多偏于一侧。⑥假妊娠囊中无胎心和胚芽，无卵黄囊。真妊娠囊内可见胚芽或胎心，有的可见卵黄囊。有些患者同时在宫外可见异位妊娠囊。⑦宫内假妊娠囊刮宫出的组织中，未见绒毛等胚胎组织，病理检查为蜕膜组织。

三、卵巢妊娠

卵巢妊娠是指受精卵在卵巢组织内种植生长、发育。由于卵巢与输卵管紧贴，无论临床还是超声鉴别均有困难。术前诊断率极低。

卵巢组织疏松，血供丰富。一旦胚胎植入，无论皮质和髓质均不堪滋养细胞的侵蚀，极易早期破裂。故卵巢妊娠临床特征是腹痛。卵巢妊娠病理诊断标准：①患侧输卵管正常，与卵巢无粘连；②胚胎或绒毛位于正常的卵巢组织；③胚胎囊壁上有正常卵巢组织；④胎囊通过卵巢韧带与子宫相连。由此可见，卵巢妊娠超声表现大多不典型，如卵巢妊娠破裂则可在附件区探及不整形杂乱回声块，或能在包块中见胚囊样回声，周围探及滋养血流。

四、腹腔妊娠

腹腔妊娠是指位于输卵管、卵巢、阔韧带以外的腹腔内妊娠（图7-19）。输卵管妊娠流产或破裂后都有可能成为继发性腹腔妊娠。原发性腹腔妊娠较为少见。原发性腹腔妊娠诊断标准为：①输卵管、卵巢必须正常，无近

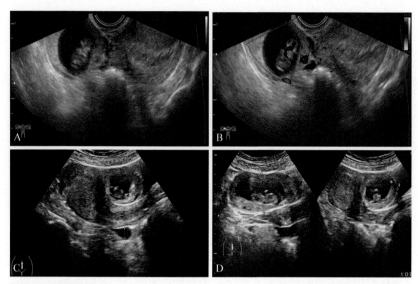

图7-19 腹腔妊娠

A、B. 经阴道超声发现宫旁包块，内见活胎；C、D. 经腹部超声显示包块位于子宫的右前方，胎盘范围广，胎盘后方为肠管

期妊娠的证据；②无子宫腹膜瘘形成；③妊娠只存在腹腔内，无输卵管妊娠的可能。结合病史，超声诊断腹腔妊娠应无异议。

五、子宫角妊娠

子宫角妊娠是指妊娠囊种植在子宫角部，超声下可见子宫内妊娠囊光环偏于子宫腔一角，子宫腔一角可略有突起，但妊娠囊周围仍有完整肌层包绕。三维超声有助于鉴别子宫角妊娠和输卵管间质部妊娠（见第13章三维超声在妇科的应用）。

六、残角子宫妊娠

残角子宫妊娠（pregnancy in rudimentary horn）是指受精卵着床于子宫残角内生长发育。

【病理特征】 子宫残角一侧副中肾管发育不全所致，往往不与另一侧发育较好的子宫腔沟通，但有纤维束与之相连。残角子宫按其有无宫腔及是否与正常子宫相通分为3型：Ⅰ型为残角子宫宫腔与正常子宫相通；Ⅱ型为残角子宫宫腔与正常子宫宫腔不通者；Ⅲ型为残角子宫无子宫腔，以Ⅱ型多见。受精卵通过残角子宫侧的输卵管进入残角子宫内。超声可见基本正常大小的子宫一侧有类子宫型包块，其内见有胎动的胎儿。

子宫残角妊娠受精方式可能有两种情况：①精子经对侧输卵管外游至患侧输卵管内与卵子结合进入子宫残角。②受精卵经对侧输卵管外游到患侧输卵管而进入残角子宫着床。

残角子宫宫壁肌层发育不良，不能承受胎儿生长发育，常于妊娠中期时发生残角子宫自然破裂，引起严重内出血，症状与输卵管间质部妊娠相似。偶有妊娠达足月者，分娩期亦可出现宫缩，但因不可能经阴道分娩，胎儿往往在临产后死亡。超声检查可协助诊断，确诊后应及早手术，切除残角子宫。若为活胎，应先行剖宫产，然后切除残角子宫。

【临床表现】　①育龄妇女被诊断为早期妊娠，但人工流产或药物流产未见绒毛或胚胎组织，或在"人工流产"或"药物流产"后，患者仍有早孕反应及下腹痛。②有停经史，而妇科检查子宫无明显增大，在子宫的一侧触及囊实性包块，此包块多小于停经月份，与子宫间有一切迹或有一定距离。

【超声表现】　大多报道认为在15孕周前行超声检查，有助于诊断，而较大月份的妊娠子宫鉴别将增加困难度。

腹部B超检查时应适当充盈膀胱，显示与子宫相连的子宫颈。超声可见在正常大小或略大的子宫腔内无妊娠囊声像；子宫一侧可见一圆形或椭圆形包块，包块周围为均匀的肌样回声包绕，包块内可见妊娠囊或胚胎，妊娠包块与子宫颈不相连接。

鉴别包块与宫颈是否相连有困难时，可在B超监视下由宫颈内置入金属探针，如探针的强光带位于正常子宫腔内，不能进入妊娠囊的肌样回声包块内，诊断便可明确。

七、剖宫产子宫切口瘢痕处妊娠

子宫下段剖宫产后子宫切口瘢痕处妊娠（CPS）是指胚胎着床于剖宫产手术后子宫切口瘢痕的微小缝隙上，是少见的异位妊娠类型，发生率在0.45‰，它是剖宫产的远期并发症之一，极具危险性。文献报道CPS出血量最多达4000 ml以上，距剖宫产时间6个月至13年。

近几年来，随着剖宫产率的增高，此病的发病率也呈上升趋势。剖宫产子宫下段切口愈合情况不一，尤其是后位子宫，前壁肌层血管的牵拉，影响切口愈合。在剖宫产后妇科超声检查中常可见到前壁峡部宫腔面的凹陷或回声改变（图7-20～图7-25）。推测这与剖宫产子宫切口妊娠有一定的关系。目前早期诊断仍有一定困难，大多因人工流产或清宫时有大量出血，超声检查时发现。

【病理特征】 其发生原理尚不明确。有报道认为剖宫产后子宫瘢痕处内膜局部常有缺陷，受精卵着床此处，一方面屏障作用消失，另一方面胎盘绒毛在局部瘢痕中难以得到良好的血供而发生植入，甚至穿透子宫浆膜层。也有学者认为可能与妊娠孕卵发育异常及游走较快有关。瘢痕缺陷处裂开发生率约为CPS的6%，远高于普通妊娠时的子宫破裂发生率。终止妊娠时肌层

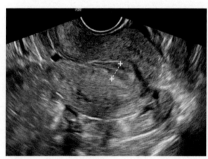

图7-20 剖宫产瘢痕
后位子宫，剖宫产后1年，前峡部宫腔面凹陷伴小暗区

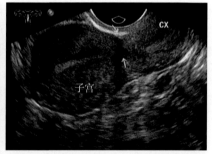

图7-21 剖宫产瘢痕
前位子宫，剖宫产后1年，前峡部低回声
CX. 宫颈

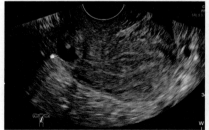

图7-22 剖宫产瘢痕
手指. 局部憩室形成，达浆膜层

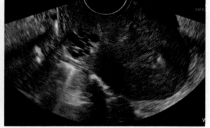

图7-23 剖宫产瘢痕
瘢痕局部呈蜂窝样回声

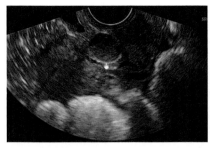

图 7-24　剖宫产瘢痕
手指. 瘢痕局部形成一圆形低回声，向外膨出

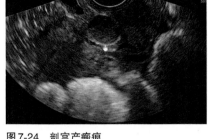

图 7-25　剖宫产术后宫内早孕
箭头. 剖宫产瘢痕；手指. 妊娠囊

薄弱收缩不良，发生大出血概率极高，报道出血量在 650 ～ 850 ml，因大出血子宫收缩不良而行子宫切除术的患者，平均出血量更是达到 2400 ml 以上。

【临床表现】　临床上以无痛性阴道出血、药物流产时不见绒毛或胎盘排出，人工流产或清宫时有大量出血、子宫壁异常包块、HCG 持续不降或以腹腔内出血休克等为主要症状。

【超声表现】　阴道超声检查对于子宫下段和宫颈管的观察将明显优于腹部超声。

1. 子宫大小　子宫增大，但无宫腔妊娠征象，宫腔上 1/2 空虚。

2. 无宫颈管妊娠征象

3. 子宫峡部包块　妊娠囊位于子宫峡部前壁，峡部增大，瘢痕部位有一妊娠囊或混合性包块，凸向子宫前壁。妊娠囊与膀胱间的子宫肌层有缺陷，有一层薄的处于破裂前状态的子宫肌层，妊娠囊和膀胱之间其他部分肌层回声尚均匀（图 7-26 ～图 7-28 ）。

4. CDFI 表现　多普勒超声能发现包块呈浸润性生长，周边血流丰富；并能观察胎盘及其周围血流情况，甚至可以测及与膀胱血管相连的血流信号，频谱多普勒显示大量静脉样血流频谱及高速低阻的动脉血流频谱，RI ＜ 0.6，对胎盘植入的早期诊断极有价值。

有学者把 CPS 声像图表现分为孕囊型和混合回声型。其中妊娠囊型又分为 3 型：①妊娠囊位于切口表面，血流不丰富；②妊娠囊陷入切口内，血流丰富；③妊娠囊自切口处向膀胱方向突起，血流丰富。

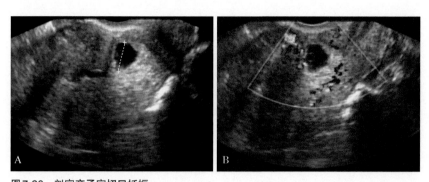

图 7-26　剖宫产子宫切口妊娠

A. 二维显示前峡部胚囊回声，内见卵黄囊；B. 彩色多普勒显示包块周边见血流

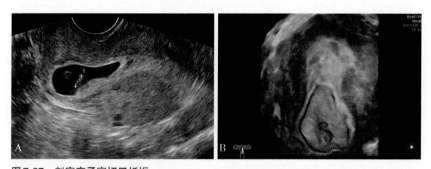

图 7-27　剖宫产子宫切口妊娠

A. 二维超声显示子宫下段至前峡部见胚囊，内见卵黄囊及胚芽；B. 三维

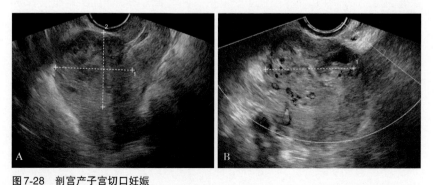

图 7-28　剖宫产子宫切口妊娠

A. 前峡部见不均质包块；B. 化疗 2 次后彩色多普勒显示包块周边血流明显减少

【鉴别诊断】

1. 宫颈妊娠 是指受精卵在宫颈管内（即宫颈组织学内口以下宫颈管内）着床和发育。是罕见的异位妊娠。宫颈管妊娠多见于经产妇，既往大多有人工流产史或剖宫产史、子宫发育不良、宫腔内有瘢痕形成等。临床特征是无痛性出血，也有至妊娠10周以上无症状者，宫颈极度充血、软、暗紫色，外口关闭或稍开大，宫颈管呈桶状、帽状，空的子宫体易被误诊为子宫肌瘤。流产的胎囊下移至宫颈管处，宫颈管不大。B超显示：①宫颈妊娠时宫颈管膨胀，宫颈与宫体呈"葫芦样"改变，宫颈肌层完整对称；②颈管内有完整的胚囊，有时可见胎芽或胎心；③宫颈内口闭合；④宫腔线清晰；⑤彩色多普勒超声可测到滋养层浸润到子宫间质的深度，也可在此处探测到子宫动脉的位置，子宫动脉在距宫颈内口水平2cm处横跨输尿管到达子宫外缘。此解剖结构位置也可帮助确定妊娠部位是在组织学内口以下，以帮助诊断宫颈妊娠。了解病理诊断宫颈妊娠的标准或许对超声诊断也有帮助：①在胎盘着床部位一定有宫颈腺体；②胎盘组织必须紧密附着在宫颈上；③全部或大部分胎盘必须位于子宫动脉入口下，或低于子宫腹膜反折处。

2. 子宫颈-峡部妊娠 子宫颈-峡部妊娠可无剖宫产史，宫颈形态和长度正常。子宫下段膨大。早期阴道超声提示胚囊可着床于子宫峡部前壁或后壁，胚囊一部分位于宫颈峡部连接处，宫颈管存在且闭合，宫腔上1/2空虚。有时鉴别困难，需手术后辨认。

3. 宫内妊娠流产妊娠囊落入宫颈 流产落入宫颈时，间质部无明显血供图像；胚囊常皱缩、变形，胎心往往消失。

第四节 复合妊娠

复合妊娠（heterotopic pregnancy，HP）是指宫腔内妊娠（intrauterine pregnancy，IUP）与异位妊娠（ectopic pregnancy，EP）同时存在的一种病理妊娠性疾病。是双卵双胎着床在两个部位发育的一种特殊的多胎妊娠（mutiple pregnancy，MP）。近20年来，性传播性疾病的蔓延、促排卵治疗的应用以及辅助生育技术的开展，使HP的发病率明显升高。阴道超声检查的应用，为该病的早期诊断和治疗提供了客观手段。因此，正确认识HP不同于其他病理妊娠的特点，将有助于提高临床医师对该病的诊疗水平。

在20世纪50年代，HP的发生率为1:30 000次妊娠；在80年代为1:10 000次妊娠。近年来，CC促排卵治疗后，HP的发生率高达1:（1 250～3 000）次妊娠；在HMG超促排卵治疗和IVF-ET术后的人群中报道达1:（95～100）次妊娠。因此，HP已成为一种并不罕见的病理妊娠，应引起临床医生和超声医生的高度重视。

有几方面因素同时影响才能形成HP：①无论自然状态下还是超促排卵治疗后，卵巢至少有2个卵子排出、受精；②本质上是一种发生在两个部位的双卵双胎妊娠，至少有1个胚胎脱离宫腔而异位着床和发育。因此，分析HP的病因，既有与EP相同的因素如输卵管的机械性损害，也有其特殊的因素如至少有2个卵子排出、受精。

HP可分为同期复孕和异期复孕两种。同期复孕有两种可能：①同时排出两个卵子分别受精；②卵子受精后分裂成两个独立的分裂球，分别着床于宫内和宫外所致。异期复孕是当受精卵在宫内着床以后，妊娠黄体分泌大量的孕激素和雌激素，该激素既能维持妊娠，又能抑制下丘脑-垂体-卵巢轴的调节，滋养细胞分泌大量的绒毛膜促性腺激素，有可能使卵巢内卵泡发育并排卵，精子也可通过子宫腔包蜕膜和壁蜕膜之间进入输卵管。一旦受精，由于孕期输卵管蠕动减少、减弱，易着床于输卵管，造成宫内宫外异期复孕，但非常罕见。

盆腔炎、盆腔手术及妊娠引起输卵管解剖结构及生理功能完整性损害是常见的原因，输卵管的机械性损伤不仅是不孕症行辅助生育技术治疗的主要指征，反过来也是辅助生育技术治疗后发生HP的病因之一；临床超促排卵治疗及辅助生育治疗中使用的超促排卵方案导致的多卵子形成，1次移植2个以上配子或胚胎的辅助生育治疗为HP的发生提供了必要的条件，均可直接影响其受精、着床及其发育部位的异常，是促排卵治疗后HP发生率升高的病因之二。有报道移植时其管的宫腔插入深度及移植的操作技巧，也可对HP的发生产生影响；内分泌因素也被认为是HP发生的病因之一，临床超促排卵治疗及辅助生育治疗后的黄体支持，使卵巢处于多卵泡、多黄体发育状态，甚至卵巢呈过度刺激状态，雌、孕激素浓度均为超生理水平，高雌激素水平可诱导输卵管"假性堵塞"状态，造成EP的机会增加，

HP的概率也同时在药物治疗促排卵的患者中明显增加。

目前，手术探查及超声检查仍然是HP诊断的主要手段。根据临床表现及超声征象，HP的诊断时间70%的病例在孕5～8周，20%在孕9～10周，10%在孕11周以后。

【病理特征】　HP有各种形式，文献报道宫内孕合并输卵管部分切除术后残端输卵管妊娠；同一侧输卵管内两个部位同时妊娠和双侧输卵管管内分别同时妊娠的HP。

HP的病理学取决于HP中EP的具体部位，其EP可以是子宫外妊娠，如输卵管妊娠、卵巢妊娠和腹腔妊娠等；EP也可为子宫性妊娠，如宫角妊娠和宫颈妊娠等。其中输卵管妊娠占90%，占HP中EP的第1位，宫角妊娠占4%，是HP中EP的第2位。HP的EP为两种子宫性妊娠时，无论是超声检查还是在病理上均须与单纯的宫内双胎妊娠鉴别。

HP的腹腔妊娠有两种可能：①试管婴儿时卵巢上漏采的卵子进入腹腔后受精，或输卵管内移植的卵子溢入腹腔后受精或输卵管内已受精的卵子逆行入腹腔；②EP时子宫收缩，使胚胎通过输卵管进入腹腔。

【临床表现】　HP的临床表现兼有IUP及EP的特征，其典型的临床四联征包括：①腹痛；②附件包块；③腹膜刺激症状；④子宫增大。

Reece等提出如下临床诊断线索：①术中子宫增大符合停经月份；②子宫增大伴卵巢有2个黄体发育；③EP手术治疗后无撤退性阴道出血，而妊娠症状持续存在；④IUP伴不明原因腹腔内出血，甚至休克；⑤具备上述四联征者。

【超声表现】　一般情况下，宫内孕的超声诊断早于宫外孕1周左右。

HP的超声表现包括IUP的超声表现和EP超声表现。均有妊娠直接征象（图7-29，图7-30）和间接征象（图7-31），直接妊娠征象包括超声可见妊娠的孕囊、胎体和胎心搏动，间接妊娠征象包括IUP的宫内小暗区，伴有周边回声增强和可见的血流；EP的间接妊娠征象包括附件包块和盆腔积液。约40%的HP患者是经超声检查而确诊的。

Dam等提出了如下超声诊断线索：①宫腔内外皆有超声直接妊娠征象；②宫腔内超声直接妊娠征象以及宫腔外超声间接妊娠征象伴临床症状；③宫腔内超声直接征象伴EP的临床表现而无阴道出血；④超声检查示宫腔内妊娠流产，而阴道出血与全身失血症状不成比例。

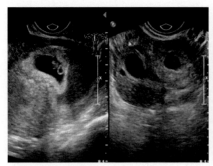

图7-29 复合妊娠
直接征象：右图. 宫内早妊活胎；左图. 宫外孕见胚囊，内见卵黄囊

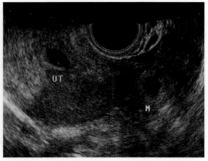

图7-30 复合妊娠
直接征象：右侧宫内孕；左侧宫外孕，均见卵黄囊

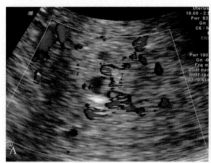

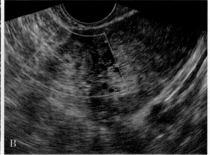

图7-31 复合妊娠
A. 宫内早早孕，间接征象：双环征表现；B. 宫外孕包块，间接征象：附件区"环形回声包块"

HP的误诊、漏诊较为常见。报道HP超声的首诊诊断率仅为16.13%左右，漏诊高达80.56%，误诊为3.22%左右。而这些漏诊的患者在超声复诊时HP的诊断率可达90%。由此可见，只要有足够的认识，HP的诊断并不困难。

宫内孕在声像图上比宫外孕容易显示，容易观察，而传统观念上宫内、宫外同时妊娠发病率低，易造成满足于宫内孕的诊断而忽略同时并存宫外孕可能。所以即使明确早期宫内妊娠的同时也不能忽视双附件区扫查，一旦发现异常包块声像图要密切结合临床及其他检查结果，慎重对"宫外孕"的并存提出可疑或排除。停经少于40 d者，经腹部超声检查不易发现宫外孕包块，应采用阴道超声检查以提高检出率。

另外，宫内孕者合并附件区炎性包块比合并异位妊娠更为常见，应结合患者的症状、体征，白细胞和中性粒细胞有无增高等其他检查结果综合分析，必要时行后穹穿刺，阴道超声加测包块内是否有特征性滋养层血流频谱等，一定程度上可帮助鉴别。提高宫内、宫外同时妊娠可能性的认识和警觉，是减少漏诊的关键。特别是对于一些 HP 的高危患者妊娠合并出血并有服用促排卵药物史、人工授精或胚胎移植术者，在发现宫内孕的同时应注意是否合并异位妊娠。

另外，阴道超声探头频率高，图像分辨率好，对子宫内外孕囊、胚芽、胎心、彩色血流信号等精细结构的显示效果好。经腹部超声扫查范围大，便于观察腹盆腔积液、子宫、包块以及相关关系等。经阴道彩色多普勒超声和经腹部超声的结合应用，可以相互补充信息，更能清晰地显示子宫附件情况。及早发现宫内合并宫外妊娠，及时处理，避免大出血，减轻患者痛苦，为临床诊断治疗提供依据，制定治疗方案，避免宫内胎儿受影响。分析误诊、漏诊的原因有如下 3 个方面：①对 HP 发病的认识不足，即这是一种罕见病；②临床超促排卵治疗及辅助生育治疗后，对患者随诊不密切，四联征未发现或未重视；③超声检查技术欠熟练，或异位妊娠部位特殊、超声诊断价值难以发挥。

HP 的最后确诊除临床四联征和超声征象外，还取决于病理学证据。

（鲁　红）

第 *8* 章

子宫内膜异位症和子宫腺肌病的超声诊断

第一节　子宫内膜异位症

具有活性的子宫内膜组织（腺体和间质）出现在子宫内膜以外部位时称为子宫内膜异位症（endometriosis，EMT），简称内异症。异位内膜可侵犯全身任何部位，如脐、膀胱、肾、输尿管、肺、胸膜、乳腺，甚至手臂、大腿等处，但绝大多数位于盆腔内，以卵巢及宫骶韧带最常见，其次为子宫、直肠子宫陷凹、腹膜脏层、直肠阴道隔等部位，故有盆腔子宫内膜异位症之称。

一、卵巢子宫内膜异位症

卵巢最易被异位内膜侵犯，可累及一侧卵巢，也可累及双侧卵巢。

【病理特征】　卵巢内的异位内膜灶受卵巢周期性激素影响反复出血形成囊肿，内含暗褐色黏糊状陈旧性血液，似巧克力液体，故又称为巧克力囊肿。囊肿大小不一，直径在 5 cm 左右多见，大至 10 ~ 20 cm。囊肿增大时表面呈灰蓝色。因囊内出血张力大，囊内液常外漏引起局部炎性反应和组织纤维化，导致卵巢和内膜异位囊肿与周围组织粘连，不能活动，固定在盆腔内。镜下检查，子宫内膜异位病灶囊壁上可见到子宫内膜上皮、内膜腺体、内膜间质，但反复出血的病灶可能无此典型组织结构，镜检时仅找到少量内膜间质细胞也可做出子宫内膜异位的诊断。

【临床表现】　约25%的患者无任何临床症状。症状特征与月经周期密切相关。

1. 继发性进行性痛经　是内异症的典型症状，轻重程度不一，疼痛程度与病灶大小无明显关系。

2. 经期延长、经量增多　有15%患者卵巢功能受影响，月经期延长。当合并子宫腺肌病或子宫肌瘤时经量增多。

3. 不孕　由于常合并盆腔粘连、输卵管阻塞、排卵障碍、黄体功能不足等，有40%患者发生不孕。

4. 腹痛　内膜异位囊肿合并感染破裂时，引起突发性剧烈腹痛，伴腹膜刺激症状。

5. 囊性包块　当卵巢子宫内膜异位囊肿较大时，双合诊可在盆腔内触及囊性包块，移动性差。

【超声诊断】

（一）二维超声表现

卵巢内膜异位囊肿呈圆形或椭圆形，可以单发或多发，双侧多见，中等大小，边界毛糙，内部为密集点状回声，囊内壁毛糙，大小为3～8 cm。近年来由于超声分辨率的提高，小于1 cm的囊肿也可以分辨出来，大者也可达直径10 cm以上，由于内异囊肿的发病特点，因此，其与周围组织粘连明显，故活动性差是其特点，在超声上可表现为与子宫紧贴，"滑动征"阴性。根据其声像图可分为以下几型。

1. 囊肿型　单纯囊性，一般为圆形，因与周围组织有粘连，故囊肿壁厚且毛糙，囊内呈细密光点回声，随探头可出现光点轻微飘动现象（图8-1）。

2. 多囊型　囊肿分隔成多房，隔较纤细，各房中均为细密光点回声，但各房囊内液有时光点密度不一，这可能和各房的发病时间不同有关。

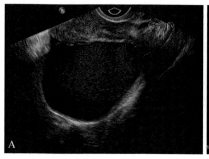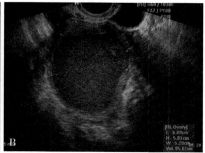

图8-1　卵巢内异囊肿（囊肿型）

病史较长的光点密度较高，而病史较短的光点密度较低，隔上或见血流（图8-2）。

3. 混合型　囊肿内除细密光点外，可见内壁上附着突出的，回声偏强的实性光团，后方无声影，较多沉积在中后部，成絮状，较松散，加压探头可见飘动，部分可随体位变化，其内无血流信号（图8-3）。

4. 实体型　由于血流机化和纤维沉着，超声可呈低回声的实质性图像，多呈圆形或椭圆形，极少部分可呈偏强回声，多为绝经后妇女，常不易与卵巢肿瘤区别，但可用以往有无内异病史，以及有无血流信号来鉴别（图8-4）。

（二）彩色多普勒超声表现

囊肿壁上可见少许血流信号，可记录到中等阻力（RI为0.5左右）、低速（PSV为15 cm/s左右）血流频谱。一般囊内无血流信号。若囊肿内有分

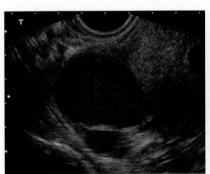

图8-2　卵巢内异囊肿（多囊型）

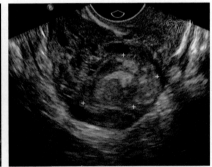

图8-3　卵巢内异囊肿（混合型）

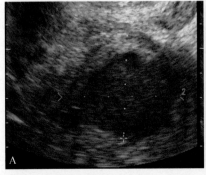

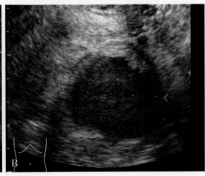

图8-4　卵巢内异囊肿（实体型）

隔，膈上可见少许血流信号。

【鉴别诊断】

1. 卵巢单纯性囊肿　子宫内膜异位囊肿呈单纯细密光点时须与卵巢单纯性囊肿鉴别，可调节仪器增益，观察囊内有无回声。单纯细密光点型子宫内膜异位囊肿内可见细密小光点，而卵巢单纯性囊肿内无光点。

2. 卵巢输卵管积脓　卵巢输卵管积脓有盆腔炎症表现，囊肿壁厚薄不均，可显示管道状结构。子宫内膜异位囊肿合并感染时鉴别较困难，需结合有无内膜异位囊肿病史，抗感染治疗后复查有助于鉴别诊断。

3. 卵巢出血性黄体　卵巢出血性黄体的声像图特点是囊肿壁上有较丰富的环状血流，动脉频谱呈高速低阻型。其一般在 3 个月内会减小或消失。

4. 卵巢黏液性囊腺瘤　囊腺瘤包膜完整，与周围组织无粘连，界线清晰；囊壁或间隔上常可显示纤细的血流信号；经阴道超声仔细观察囊肿内壁，内异囊肿内壁较毛糙，而囊腺瘤大部分较光滑，有乳头状突起时，乳头与囊液界线清晰可辨。

5. 卵巢畸胎瘤　卵巢畸胎瘤肿块包膜清晰规整，囊内光团与周围低或无回声区界线清晰，除非含有特殊成分如卵巢甲状腺肿、神经组织等，囊肿包块内无血流。

6. 卵巢恶性肿瘤　当子宫内膜异位症病程迁延、反复合并感染时，囊壁增厚且不规则，囊内出现不规则实性回声和粗细不等的间隔，有时很难与卵巢恶性肿瘤鉴别，此时需应用经阴道彩超仔细观察其实性回声部分和间隔内有无血流信号，子宫内膜异位囊肿很难见到血流，但卵巢癌实性回声部分的血流则较丰富。

二、深部浸润型子宫内膜异位症

深部浸润型子宫内膜异位症（deeply infiltrating endometriosis，DIE）是指具有功能的子宫内膜生长到腹膜下，浸润深度超过 5 mm，并出现症状。狭义深部浸润型子宫内膜异位症是指发生在子宫直肠反折腹膜下，浸润深度＞5 mm。广义深部浸润型子宫内膜异位症是指病变浸润至直肠阴道隔、膀胱、输尿管、宫骶韧带、小肠、乙状结肠、膈肌、肝等处（图 8-5，图 8-6）。

【病理特征】　子宫内膜的腹膜种植在肉眼观察时被经典地描述为蓝灰

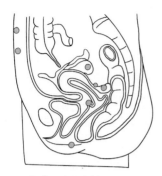

图8-5 内膜异位症病灶

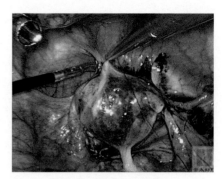

图8-6 宫底和后壁内膜异位症病灶

色火药灼伤样改变。出现这种颜色是由于经血被纤维组织包裹发生溶血而造成的。异位的子宫内膜也可以表现为无色的清亮囊泡、白色斑片、红色瘀点或者火焰的区域。这些种植的子宫内膜病灶大多＜2.0 cm，可以位于表浅或者深部浸润。

显微镜观察，所有病灶不管是典型的还是深部浸润的都能观察到子宫内膜腺体和间质，可能周围还伴有纤维化和出血。

盆腔腹膜深部浸润病灶的主要特征是异位灶周围纤维肌组织的过度增生，病灶有时会有小空腔。浸润的子宫内膜腺体、间质和周围纤维肌组织导致实性结节形成。

DIE按其病理形态可分为3型：Ⅰ型，大的圆锥形异位病灶，很少发生侵入性；Ⅱ型，主要是造成肠道牵拉性的异位病灶，很少浸润肠壁，腹腔镜下诊断不难，但有些病例很难发现，只能在手术切除过程中逐渐暴露；Ⅲ型，发生在直肠阴道隔深部的球形异位病灶，虽不能直观发现，但能在妇科检查中触及，病理上常由丰富的平滑肌组织和无分泌期改变的子宫内膜腺体及间质组成，甚至可导致输尿管周边组织僵硬，是临床处理最棘手的一种类型。

【临床表现】

1. 疼痛 DIE典型的临床症状为痛经、性交痛、排便痛和慢性盆腔痛。慢性盆腔疼痛综合征与子宫内膜异位症有关，已经被广大妇科医师所接受。直肠阴道隔和宫骶韧带内异症患者常主诉经期下腹、腰骶部疼痛，呈持续性，有时加剧，月经来潮前及来潮初疼痛最剧，月经干净后缓解。

Chapron等研究发现DIE的解剖分布以及病变的范围与临床疼痛症状密切相关。宫骶韧带、阴道穹、直肠阴道隔以及直肠的内异症病变引起的痛经及盆腔疼痛的程度是浅表型或卵巢型内膜异位症的3～5倍，且与浸润深度及腹膜下病灶的大小呈正相关，另外盆腔粘连也是引起疼痛症状的重要因素。

2. 月经改变　部分患者可有经量增多和经期延长。

3. 疼痛性结节　妇科检查往往有子宫后倾固定，宫骶韧带增厚，阴道后穹有触痛结节，经期检查阳性率高。常规盆腔检查只能发现36%的深部浸润性异位灶，但经期深部病灶、子宫腺肌瘤及直肠子宫陷凹粘连的临床发现率可提高5倍以上。

4. 累及器官相应症状　①异位的子宫内膜侵入肠壁形成包块，压迫直肠，产生里急后重等感觉，可有盆腔痛、直肠痛、周期性直肠出血、腹泻、便秘及性交痛，明显时可导致肠梗阻。直肠指检时可触及肠壁外肿块或黏膜外肿块，触痛明显，黏膜光滑完整。②泌尿道内异症症状多表现为与月经周期有关的尿路刺激症状，如尿频、尿急及排尿困难。累及肾者症状最为隐匿，以月经经期腰痛和血尿为主。累及输尿管者则多表现为经期肾功能不良、腰腹疼痛及血尿。累及膀胱者则以尿频、膀胱区疼痛、尿痛和血尿为主要表现，经期明显或加重，但也可仅表现为膀胱阴道区不适或经期不适症状。

【超声表现】　超声对诊断DIE的作用甚微。近年来，广大超声工作者尝试了不同的超声扫描方法，大致有经阴道超声，经阴道超声加直肠生理盐水灌注、经直肠超声、直肠内镜超声以及经直肠超声加阴道生理盐水灌注等。有研究报道经直肠超声检查诊断DIE的敏感度和特异度可高达90%以上。但它主要针对阴道壁、直肠阴道隔、直肠乙状结肠区域、宫骶韧带、子宫前方区域［膀胱子宫陷凹和（或）膀胱］这5个部位。因内异病灶会有明显触痛，也有学者提出，痛觉引导下行阴道超声检查对DIE定位检查有价值。在阴道壁，经阴道超声检查诊断DIE的敏感度为91%，特异度为89%；在直肠阴道隔处DIE阴道超声诊断DIE的敏感度为74%，特异度为88%；在其他部位阴道超声诊断DIE的敏感度较低，为67%～33%，特异度也相对较低。

DIE的超声表现为病灶部位低回声线样增厚的结节（图8-7），可有强回

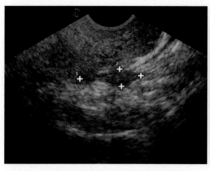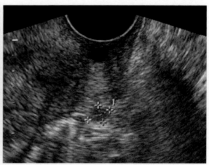

图8-7 经阴道超声子宫直肠隔内异结节

声，有或无规则轮廓。具体表现为宫骶韧带结节状或靠近宫颈近端部分增厚；阴道后穹增厚或囊性区域；低于直肠阴道隔平面的结节在腹膜下越过宫颈后唇的下缘；结节穿入直肠壁或乙状结肠壁；膀胱壁内结节或囊性病灶。彩色多普勒超声多表现为结节内无血流或少血流。

三、腹壁切口子宫内膜异位症

腹壁切口子宫内膜异位症为少见的盆腔外子宫内膜异位症，占0.03%～1.70%。随着剖宫产术的增多，近年来腹壁切口子宫内膜异位症的发病率也呈逐年上升的态势。一般认为系手术中将具有种植行为的子宫内膜医源性种植到切口所致，尤以妊娠剖宫产术者发病率较高。其发病机制可由1921年Sampon提出的"内膜种植学说"解释。

【病理特征】 镜下可见肌层或脂肪层内的片状及灶状子宫内膜腺体，其旁围绕不均匀的间质，真皮内可见淋巴细胞浸润及含铁血黄素沉积。有的腺体扩大呈囊状，囊内含陈旧性出血坏死组织。

【临床表现】 一般手术后数月至数年腹壁切口部位逐渐出现硬结，月经来潮时疼痛，肿块增大，月经后疼痛缓解，肿块缩小。临床症状不典型者仅有腹壁瘢块粗大，触摸有痛感。

【超声表现】 正常腹壁各层次分明、结构清晰（图8-8）。腹壁手术后腹壁瘢痕处有时可见细线状低回声（图8-9）。

腹壁内异常常位于腹壁切口下，皮下脂肪层、筋膜或肌层内均可发生，并向周围浸润性生长（图8-10）。肿块体积随月经周期发生变化，形态不规

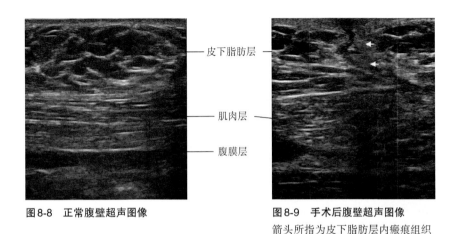

皮下脂肪层

肌肉层

腹膜层

图 8-8　正常腹壁超声图像

图 8-9　手术后腹壁超声图像

箭头所指为皮下脂肪层内瘢痕组织

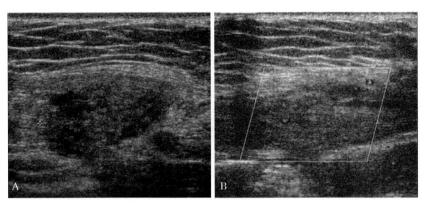

图 8-10　腹壁切口内膜异位

A. 腹直肌内形态不规则、境界不清晰包块；B. 包块内部有星点状血流

则、境界不清晰、内部回声不均质，无包膜，呈毛刺状，部分内见不规则小暗区（图 8-11）及强回声团块伴声影，后方回声增强或衰减。高频超声能及时、准确地发现腹壁肿块并观察其变化规律。

CDFI：肿块周边有条索状血流，内部有星点状血流，以低速高阻的动脉频谱为主。

【鉴别诊断】

1. 腹壁纤维瘤　肿块一般呈不均质低回声，外形不规则，有或无明显

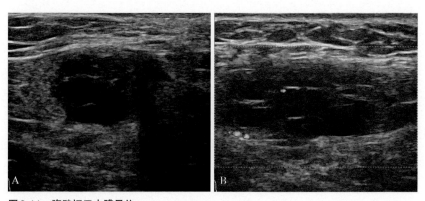

图8-11 腹壁切口内膜异位

A. 腹直肌内包块,内可见暗区;B. 包块内部有星点状血流

包膜,肿块内部及周边均可显示血流信号,与腹壁切口子宫内膜异位症不同。超声诊断时密切结合患者的临床病史与体征,两者一般不难鉴别。

2. 腹壁恶性肿瘤(肉瘤、转移瘤等) 肿块一般呈不均质低回声,外形不规则,但肿块内部可见丰富血流信号,腹壁切口子宫内膜异位症则内部血流信号稀少,两者明显不同。

3. 腹壁炎块、脓肿、血肿 常有感染史或外伤、手术史,肿块为混合性低回声,边缘低回声,伴中央无回声(图8-12,图8-13)。

4. 腹壁疝(白线疝) 肿块为混合性高回声的肠管及大网膜,并可见肿块通过疝环与腹腔内容物相连(图8-14)。

5. 淋巴瘤 肿块为边界清晰的近圆形或椭圆形低回声,不难鉴别。

6. 脂肪瘤 较小的肿块为高回声,较大者为低回声,边界清晰,回声

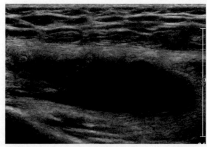

图8-12 剖宫产后腹壁血肿

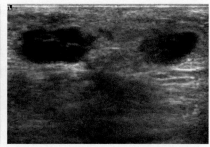

图8-13 剖宫产后腹壁多发血肿

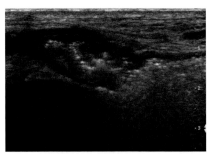
图8-14　剖宫产后切口疝

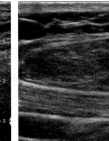
图8-15　腹壁脂肪瘤

均匀，内部无液性暗区，内部及周边均无血流信号（图8-15）。

7. 腹壁血管瘤　肿块边界不清晰，内部不均匀的低回声，血流信号较丰富，结合临床表现即可鉴别。

鉴别诊断应密切结合临床病史及体征。若诊断仍有困难，应行超声引导下细胞学穿刺检查。

第二节　子宫腺肌病

当子宫内膜腺体及间质侵入子宫肌层时，称为子宫腺肌病。多发生于 30～50 岁经产妇，约15%同时合并卵巢内异症，约50%合并子宫肌瘤。

【病理特征】　异位内膜在子宫肌层多呈弥漫性生长，累及后壁居多，故子宫呈均匀性增大，前后径增大明显，呈球形，一般不超过12周妊娠子宫大小。剖面见子宫肌壁显著增厚且硬，无漩涡状结构，于肌壁中见粗厚肌纤维带和微囊腔，腔内偶有陈旧血液（图8-16）。少数腺肌病病灶呈局限性生长形成结节或团块，似肌壁间肌瘤，称为子宫腺肌瘤，因局部反复出血导致病灶周围纤维组织增生，与周围肌层无明显界限，手术时难以剥出。镜检特征为肌层内有岛状分布的异位内膜腺体及间质。异位内膜细胞属基底层内膜，对卵巢激素特别是孕激素不敏感，故异位腺体常呈增生期改变，偶尔见到局部区域有分泌期改变。

【临床表现】　主要症状是进行性痛经，也可经量过多、经期延长，疼痛位于下腹正中，常于经前1周开始，直至月经结束。妇科检查子宫呈均匀

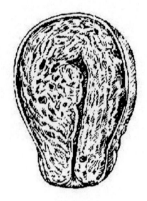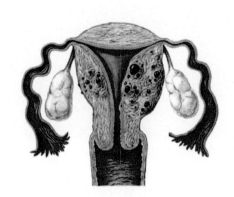

图8-16　子宫腺肌病

增大或有局限性结节隆起，质硬且有压痛，经期压痛更甚。

【超声表现】

（一）二维超声表现

1. 子宫增大　一般不超过妊娠3个月子宫大小，形态以饱满、粗短、球样增大为特征。

2. 子宫肌层回声不均　腺肌病子宫肌壁中等回声偏强，不均匀且颗粒粗糙，如有肌腺瘤存在时其回声亦比子宫肌瘤回声强，与子宫壁之间无明显界限（即无包膜）。

3. 出血小囊　有的痛经且非常严重的患者子宫肌壁间可见到黄豆粒大小的衰减小囊，称"出血小囊"，是子宫腺肌病或腺肌瘤超声特征性标志。

4. 子宫肌层增厚　异位子宫内膜多侵犯子宫后壁，故绝大多数患者后壁比前壁厚，故宫腔线有前移现象，因后壁增厚常使宫腔线呈弓形。个别患者异位病灶集中在前壁，使子宫前壁局部突出，很像子宫肌瘤但无包膜，倘若是这种情况宫腔线则后移。

（二）根据病灶的分布和回声特征，可以分为弥漫型、前/后壁型、局灶型、囊肿型

1. 弥漫型　子宫呈球形增大，三径之和常大于15 cm，宫腔内膜线居中，肌层回声普遍增高，呈分布不均粗颗粒状，有时后方栅栏状衰减使子宫肌层回声普遍降低（图8-17）。

2. 前/后壁型　病变局限分布于前壁或后壁肌层，偶见分布于侧壁。以后壁型较多见，子宫呈不对称性增大，向后方隆起，前壁肌层回声正常，后壁肌层普遍增厚，回声不均，呈栅栏状衰减（图8-18，图8-19）。

3. 局灶型　子宫不规则增大，病灶内呈不均质高回声，伴少许声衰减或呈栅栏状衰减回声，周围肌层回声增强，病灶与正常肌层之间无清晰的边界（图8-20）。

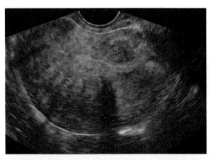

图8-17　子宫腺肌病（弥漫型）

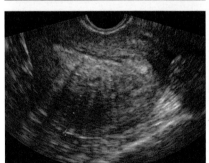

图8-18　子宫腺肌病（前壁型）

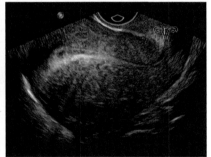

图8-19　子宫腺肌病（后壁型）

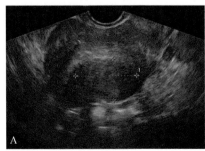

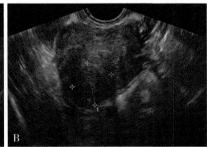

图8-20　子宫腺肌病（局灶型）

4. 囊肿型　子宫不规则增大，肌层内见大小不等的暗区，形态不规则，其内回声呈云雾状（图8-21）。

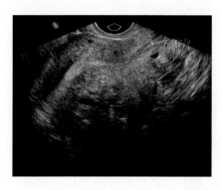

图8-21　子宫腺肌病（囊肿型）

（三）彩色多普勒超声表现

子宫病灶内血流较正常肌层增多，弥散分布，较杂乱，无环状血流。

【鉴别诊断】　主要是与子宫肌瘤鉴别（表8-1）。

表8-1　子宫腺肌病与子宫肌瘤鉴别要点

鉴别要点	子宫腺肌病	子宫肌瘤
子宫大小	增大，但一般小于妊娠3个月大小	正常或增大，可大于妊娠3个月大小
子宫形态	饱满、粗短、球样增大	正常或形态失常
包块边界	不清，腺肌瘤界线虽清，但边缘多不规则	有假包膜，边界光滑，清晰
回声特征	以粗颗粒状、网格状为主，后方可见栅栏状声影	漩涡状回声
囊性结构差别	病变部位有多发小囊腔，一般不超过2 cm大小	肌瘤变性时囊腔可达5～6 cm
血流信号特性	无明显环状血流包绕，呈现程度不等动静脉血流信号	周边有环状或半环状血流信号

（王军梅　鲁　红　俞　玎）

第 *9* 章

盆腔炎症的超声诊断

第一节　盆腔炎性疾病

盆腔炎性疾病（pelvic inflammatory disease，PID）是指女性上生殖道及其周围组织的一组感染性疾病，主要包括子宫内膜炎、输卵管炎、输卵管卵巢脓肿及盆腔腹膜炎。

一、子宫内膜炎及子宫肌炎

【病理特征】　子宫内膜炎可分为急性、慢性和老年性3种。①急性子宫内膜炎：多由于产褥感染、流产、宫腔内手术、坏死的内膜息肉、黏膜下子宫肌瘤等引起。②慢性子宫内膜炎：除结核性子宫内膜炎外，如长期存在输卵管卵巢炎，宫内节育器，分娩或流产后少量胎盘组织残留等，均可导致慢性子宫内膜炎。③老年性子宫内膜炎：老年妇女，由于雌激素水平低落，子宫内膜易受感染，发生老年性子宫内膜炎。当炎症发展至严重阶段时可影响子宫肌层，成为子宫肌炎，甚至宫腔积脓，这是子宫内膜炎的延伸。

【临床表现】　主要症状是阴道出血或月经不规则，部分患者有下腹痛或坠胀感，白带增多，少数患者可能有发热。主要体征是子宫有触痛，可能增大，宫旁组织可能有增厚及触痛。约有20%的慢性子宫内膜炎患者也可以完全无症状，而是由医生做妇科检查时发现。子宫肌炎，宫腔积脓时，子宫球形增大，柔软并有明显压痛，窥阴器检查或会见宫颈排出奇臭血性脓液。

【超声表现】　超声检查在考虑子宫内膜炎时以排除其他子宫异常为主，炎症严重患者可见子宫增大，内膜及肌层血管充盈，宫腔分离，见较稠厚的液性暗区，暗区内可见粗大光点回声。

二、输卵管炎、输卵管积脓和输卵管卵巢脓肿

【病理特征】 炎症通过子宫内膜向上蔓延或经淋巴管扩散形成输卵管积脓或输卵管间质炎，均可反复急性发作。尤其与盆腔内的肠管紧密相连，大肠埃希菌侵入而继发混合感染。机体抵抗力减弱时，遗留的输卵管积脓亦可受到外界的激惹，如患者过于劳累、性生活、妇科检查等而急性发作。月经前后由于局部充血亦可复发。由于反复发作，输卵管壁高度纤维化而增厚，并与邻近器官（子宫、阔韧带后叶、乙状结肠、小肠、直肠、盆底或骨盆侧壁）粘连。经治疗后稳定，脓液除液化形成输卵管积水外，亦可日益黏稠，并渐渐形成肉芽组织，其内偶可发现钙化或胆固醇结石。

【临床表现】 常见症状为下腹痛、发热、阴道分泌物增多、经量增多、经期延长等。腹痛为持续性，活动后加重。如有脓肿形成，可有下腹包块及局部压迫刺激症状。

【超声表现】

1. 输卵管炎 表现为输卵管增粗，正常的输卵管在超声上显示率低，仅在盆腔积液的衬托下才能显示，增粗的输卵管表现为卵巢旁不规则腊肠状低回声区（图9-1），内可无或仅有少许液性暗区，输卵管壁增厚、水肿，彩色多普勒显示血流较丰富，当合并盆腔积液时，增粗的输卵管在液体的衬托下容易显示。

2. 输卵管积脓 输卵管脓肿表现为长形、腊肠状或管道状弯曲囊性肿块，囊壁较厚，囊内为不均质低回声或云雾状回声（图9-2），是因脓肿内含脱落细胞、脓细胞等所致。输卵管壁增厚、水肿，彩色多普勒显示血流较丰富。

3. 输卵管卵巢脓肿 卵巢内脓肿常为圆形或椭圆形，囊壁较厚，内为不均匀云雾状回声，其边缘隐约可见正常卵巢结构，但结构较模糊。其与输卵管积脓相通（图9-3），常粘连形成混合性肿块，难以区分，彩超显示混合性肿块间隔上少许条状血流信号，可记录到中-高阻力血流频谱。

4. 附件包块 慢性输卵管炎形成附件炎包块时，可于附件区探及不整形、不规则实性包块（图9-4），与周围脏器粘连，边界模糊，彩色多普勒血流可探及周边血流，RI > 0.60，属于高阻低速血流。

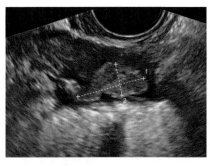

图 9-1　增粗输卵管　　　　　图 9-2　输卵管积脓

图 9-3　输卵管卵巢积脓　　　图 9-4　附件炎包块

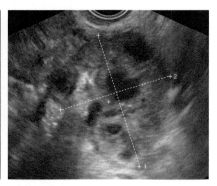

三、PID 后遗症

【病理特征】　若 PID 未得到及时正确的治疗，可能会发生一系列后遗症。主要病理改变为组织破坏、广泛粘连、增生及瘢痕形成，导致以下后遗症。①输卵管堵塞、输卵管增粗。②输卵管卵巢粘连形成输卵管卵巢肿块。③若输卵管伞端闭锁，浆液性渗出物聚集形成输卵管积水；输卵管积脓或输卵管卵巢脓肿的脓液吸收，被浆液性渗出物代替形成输卵管积水或输卵管卵巢囊肿。④盆腔结缔组织增生表现为主，骶韧带增生、变厚，若病变广泛，可使子宫固定。

【临床表现】

1. 不孕　输卵管粘连阻塞可致不孕。急性盆腔炎后不孕发生率为 20%～30%。

2. 异位妊娠　盆腔炎后异位妊娠发生率是正常妇女的 8～10 倍。

3. 慢性盆腔痛　慢性炎症形成的粘连、瘢痕及盆腔充血，常引起下腹部坠胀、疼痛及腰骶部酸痛，常在劳累、性交后及月经前后加剧。

4. 盆腔炎反复发作　由于PID造成输卵管组织结构的破坏，局部防御功能减退，若患者仍有同样的高危因素，可造成PID的再次感染导致反复发作。

【超声表现】

1. 输卵管积水　输卵管积水常无症状，多数患者因不孕症检查发现。子宫旁囊性肿块，呈腊肠状（图9-5）、盲袋状（图9-6）或弯曲肠管状，边界清，内为液性暗区，暗区内见稀疏光点。肿块一侧常可见到正常卵巢声像，彩超显示肿块壁上可见点状血流信号。

2. 输卵管卵巢囊肿　卵巢内囊肿常为圆形或椭圆形，囊壁较厚，内液清，其边缘隐约可见正常卵巢结构，其与输卵管积水相通（图9-7），彩超

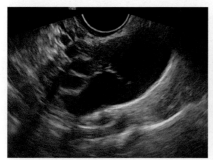

图9-5　输卵管积水
卵巢旁腊肠形囊性块

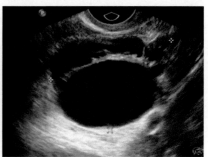

图9-6　输卵管积水
卵巢旁不全分隔的囊性块，较大一房为输卵管伞端

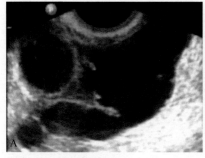

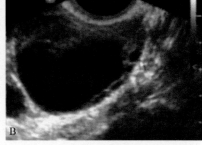

图9-7　卵巢输卵管积水
A. 附件区一腊肠形囊性块，内液清；B. 最大一房周边见卵巢组织回声

显示肿块壁上可见点状血流信号。

【鉴别诊断】

1. 异位妊娠破裂 常有停经、不规则阴道出血、一侧下腹部疼痛等病史。超声检查于盆腔一侧或直肠子宫陷凹可见不规则附件肿块，边界模糊，肿块内可见散在细小点状或不规则形的液性暗区，此外子宫内膜回声增强呈蜕膜样改变。

2. 卵巢子宫内膜异位症 一般有痛经史且进行性加剧，常伴有不孕。声像图表现为附件区圆形、椭圆形或不规则肿块，包膜厚，毛糙，也可为多房性，肿块与子宫关系密切，肿块内部常出现弥漫性分布均匀的细小点状回声。

3. 卵巢癌 声像图特点是癌肿大多数包膜不完整或无包膜，囊壁厚薄不均，囊腔内可见不规则乳头状突起，房隔不规则增厚常延续为实性肿块，盆、腹腔可见中等量以上腹水，彩色多普勒超声检查可探及周边血流，RI ＜ 0.44，PI ＜ 1.0。

第二节　特殊类型的盆腔炎症

一、结核性盆腔炎

女性结核性盆腔炎是结核杆菌侵入生殖器所引起的一系列慢性炎性改变，可累及输卵管、子宫内膜、卵巢、宫颈及盆腔腹膜，引起各脏器的结核性炎症改变。近年来，该病的发病率有上升趋势。结核性盆腔炎由于早期临床表现缺乏特异性，病程长，病理改变复杂，声像图无特异性，容易造成超声误漏诊，诊断需密切结合临床。

结核性盆腔炎因其累及盆腔脏器不同，可有不同的声像图表现。

1. 包裹性积液型 表现为盆腔不整形液性暗区，其间有条状强回声光带及少量增强的光点、光斑（图9-8，图9-9）。

2. 包块型 超声表现为子宫旁囊性、实质性或囊实性混合回声，形态不规则，边界模糊，活动性差。呈囊性者表现为，囊内为较均匀分布的低回声或弥漫的点状回声（图9-10，图9-11）。

3. 钙化型 可于子宫内膜、输卵管、卵巢出现强回声团块或强光斑散在分布。卵巢可增大或增粗，双侧输卵管走行僵硬（图9-12，图9-13）。

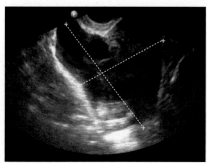

图9-8 盆腔结核包裹性积液
子宫前方不整形囊性块，无明显包膜，内
部暗区透声佳

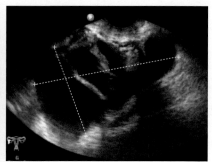

图9-9 盆腔结核包裹性积液
盆腔内不整形液性暗区，内见较多条索状
分隔

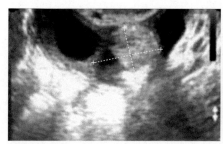

图9-10 盆腔结核包块型
卵巢旁边界欠清的囊实性包块，实质回声偏强

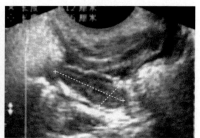

图9-11 盆腔结核包块
卵巢旁长条状实质性低回声，边界尚清

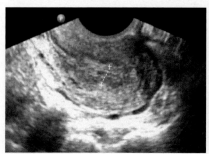

图9-12 盆腔结核内膜钙化
子宫内膜回声不均，内见较多细小钙化斑

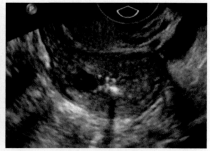

图9-13 盆腔结核内膜钙化
子宫内膜菲薄，局部回声中断，内可见较
多强回声斑，局部宫腔少量积液

二、盆腔包裹性积液

盆腔包裹性积液又称盆腔腹膜囊肿，大多由慢性盆腔炎、手术、子宫内膜异位症引起，因盆腔内纤维条索的形成，使正常情况下能通过循环吸收的少量腹腔液，或排卵以及卵泡生长造成的卵巢表面渗出液局部聚集在肠管、大网膜、乙状结肠壁及内生殖器官之间。具有病程迁延、难治愈、易复发等特点。声像图表现为盆腔囊性肿块，壁不清，可有多个隔（图9-14），大多范围较大，形态不规则（图9-15），张力差，囊内透声佳（图9-16），部分可见细密强光点（图9-17）。包裹性积液为非赘生物，根据患者病史结合包块的大小形态以及内部回声、边界状况超声不难做出诊断。但部分盆腔包裹性积液超声表现与卵巢内膜样囊肿、盆腔囊肿较为相似，超声难以鉴别，需结合其他检查才可做出合理的诊断。

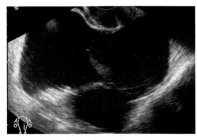

图9-14　盆腔包裹性积液
盆腔内不整形囊性块，囊内见多个条索状分隔

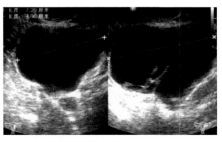

图9-15　盆腔包裹性积液
子宫次全切除术后盆腔不整形囊性块，张力不佳

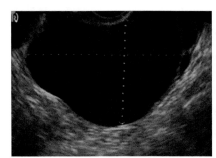

图9-16　盆腔包裹性积液
盆腔内囊性包块，无明显包膜，囊内透声佳

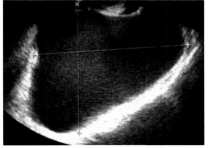

图9-17　盆腔包裹性积液
子宫全切除后5年发现盆腔不整形囊性块，囊内充满细密强光点

第三节　盆腔淤血综合征

盆腔淤血综合征（pelvic congestion syndrome）是由于盆腔静脉或静脉丛曲张、淤血压迫淋巴管和神经纤维，从而引起慢性下腹坠痛，深部性交疼痛、低位腰痛、极度疲劳、淤血性痛经等症候群，妇科检查常无明显阳性体征。

任何使盆腔静脉血流出盆腔不畅或受阻的因素，均可致盆腔静脉淤血。和男子相比，女性盆腔循环在解剖学、循环动力学和力学方面有很大的不同，是易于形成盆腔淤血的基础。

（一）解剖学因素

女性盆腔循环的特点，主要是静脉数量增多和构造薄弱。盆腔内静脉如子宫静脉、阴道静脉和卵巢静脉，一般是2～3条静脉伴随一条同名动脉，卵巢静脉甚至可多达5～6条，形成蔓状静脉丛，弯曲在子宫体两侧后方，直到它们流经骨盆缘前才形成单一的卵巢静脉。在子宫、输卵管、卵巢静脉间有许多吻合支，在输卵管系膜内，有子宫静脉与卵巢静脉的吻合支，并形成环状的静脉循环，再与外侧的卵巢静脉丛吻合。起源于盆腔脏器黏膜、肌层及其浆膜下的静脉丛，汇集成2支以上的静脉，流向粗大的髂内静脉。盆腔静脉数量上的增多，是为了适应盆腔静脉流动缓慢的需要。盆腔静脉较身体其他部位的静脉壁薄，缺乏由筋膜组成的外鞘，没有瓣膜，缺乏弹性，穿行在盆腔疏松的结缔组织之中，因而容易扩张和形成众多弯曲的静脉丛。盆腔的中小静脉只在它进入大静脉前才有瓣膜，有的经产妇还常有瓣膜功能不全。这些特点使盆腔脏器的静脉系统，就像一个水网相连的沼泽一样，同时也能够容纳大量迅速流入的动脉血。

此外，膀胱、生殖器官和直肠3个系统的静脉丛彼此相通。由于缺少瓣膜，故三者间任何一个系统的循环障碍，皆可影响到其他两个系统。

（二）体质因素

有些患者由于体质因素，血管壁组织显著薄弱，弹性纤维少，弹性差，易于形成静脉血流淤滞和静脉曲张。即使第一次妊娠，平时从事长时间站立或静坐工作，也可能出现下肢和（或）盆腔静脉曲张及盆腔淤血综合征。

（三）力学因素

不同力学因素证明能够影响盆腔血液的流速，从而改变局部血管的压力，静脉更易受其影响。

1. 体位　长期从事站立或静坐工作者，盆腔静脉压力持续增高，易导致盆腔淤血综合征。此类患者常诉久站、久坐后下腹痛、腰痛加重，白带量及月经量加多，而经过休息，往往症状即减轻。此外，习惯于仰卧位睡眠者，由于子宫体的重力作用及膀胱充盈使子宫体向后移位，也可影响盆腔静脉血的流出。从力学角度来说，习惯性仰卧位睡眠者，盆腔大部分静脉的位置均低于下腔静脉，不利于盆腔静脉血流出盆腔，侧卧位或侧俯卧位睡眠则有利于盆腔静脉血的流出。

2. 子宫后倾　子宫后倾在妇科患者中占 15% ～ 20%，在经产妇中可能还要高一些。

子宫后倾时，卵巢丛血管随子宫体下降弯曲在骶凹的两侧，使静脉压力增高，回流受到影响，以致使静脉处于淤血状态。如再有仰卧位睡眠习惯，则久而久之便可导致盆腔淤血综合征。

3. 早婚、早育及孕产频繁　妊娠期间因大量雌、孕激素的影响，再加上增大的子宫对子宫周围静脉的压迫，可引起子宫周围静脉扩张。

4. 便秘　便秘影响直肠的静脉回流，而直肠和子宫、阴道静脉互相吻合。痔丛充血必然引起子宫阴道丛充血，故习惯性便秘易于产生盆腔淤血。

5. 阔韧带裂伤　阔韧带筋膜裂伤使得构造上薄弱，缺乏弹性，缺乏固有血管外鞘的静脉更失去支持，而形成静脉曲张，还使子宫后倒。

6. 输卵管结扎术　输卵管结扎术是一种小手术，从理论上讲，完全有可能不产生上述并发症。但事实上确有些结扎出现一些令患者痛苦、使医生棘手的并发症。

近年来不少杂志也陆续刊出有关结扎术后出现下腹痛、月经紊乱、继发性痛经等并发症的报道。

（四）自主神经功能紊乱

尽管有上述种种原因及解剖学病变，但至今不少妇产科工作者认为盆腔淤血综合征的某些症状，如抑郁、忧伤、心情烦躁、易疲劳、慢性疼痛、腰痛、性感不快等，在很大程度上与患者的精神状态有关。可能系自主神经功能紊乱的结果。

（五）其他

临床上发现子宫肌瘤、慢性盆腔炎（尤其是形成输卵管卵巢囊肿者）、哺乳期闭经、中重度子宫颈糜烂等患者，在做盆腔静脉造影时，有的也显示盆腔静脉淤血现象；而长期忧郁、久病、失眠等精神影响，以及经前期雌、孕激素水平波动者，也有类同盆腔淤血症的症状。前一类情况的盆腔静脉淤血现象可视为一种并发变化；后一类情况则可考虑为盆腔淤血综合征的加重因素。

【病理特征】 大体病理所见：外阴静脉充盈以至曲张，阴道黏膜紫蓝着色，宫颈肥大、水肿，颈管黏膜常呈外翻性糜烂，周围黏膜紫蓝色，有时可在宫颈后唇看到充盈的小静脉，宫颈分泌物很多。手术中可见，绝大多数患者子宫后倒在骶凹内，表面呈紫蓝色淤血状或黄棕色淤血斑点及浆膜下水肿，可看到充盈、曲张的子宫静脉，两侧卵巢静脉丛像一堆蚯蚓状弯曲在后倒的宫体侧方，可能一侧较另一侧更重一些，有时像静脉瘤一样异常粗大。输卵管系膜内的静脉也较正常明显增粗、充盈，直径可达 0.8 ~ 1.0 cm，有的呈静脉瘤样。把子宫推成前位后，有可能在两侧阔韧带后叶凹陷处看到腹膜裂伤，少数裂伤像睁大的眼裂一样，裂伤可向内延伸到骶骨韧带。有的裂伤较小，还有的后叶腹膜菲薄，可见充盈、曲张的子宫静脉丛裂伤处隆起膨出。通常不超过 10 min，就可看到推成前位的子宫已由紫蓝色恢复到正常的淡红色。镜下，子宫内膜间质水肿，静脉充盈、扩张。卵巢一般较大，囊状，表面水肿样。遇有阔韧带裂伤及Ⅲ度子宫后倾者，直肠子宫陷凹内可有 30 ~ 80 ml 的淡黄色浆液性液体。

【临床表现】 "三痛二多一少"即盆腔坠痛，低位腰痛，性交痛，月经多，白带多，妇科检查阳性体征少。

【超声表现】 盆腔淤血综合征的诊断，除病史和体征外，以往主要靠盆腔静脉造影，操作复杂。经阴道彩色多普勒超声可观察盆腔内纡曲扩张的静脉丛，可明显提高诊断符合率。二维声像图可见子宫轻度均匀性增大，多后倾后屈位；子宫两侧及附件区盆腔静脉扩张、纡曲、内径增宽，成串珠状或蜂窝状的无回声区聚集成团，CDFI 可见上述子宫两侧及附件区的无回声内呈红、蓝相间的彩色血流信号，色彩较为暗淡，有时可见蚯蚓状彩色血流信号，相互连接成粗大的湖泊状彩色斑片，频谱多普勒显示为低速、连续性较差的静脉血流信号。部分病例程度较重，可见子宫肌壁间微小静脉扩张，呈静脉窦状伴盆腔积液或宫腔积液。卵巢大小正常或轻度肿大，左卵巢静脉回流至左肾静脉，行程距离长，故左侧易发生静脉曲张。有学者将静脉内径＞0.6 mm，静脉丛范围2.5 cm×4.5 cm左右，静脉血流速度＜0.7 cm/s作为诊断盆腔淤血综合征的参考指标，值得借鉴。参照手术结果，对其严重程度进行分级。

1. 轻度　受累静脉轻度扩张、纤曲，多为平行扩张，扩张的静脉丛范围较为局限约2.0 cm×3.0 cm，管腔内静脉流速基本正常，子宫肌壁内静脉无改变（图9-18，图9-19）。

2. 中度　受累静脉增宽，曲张静脉丛形成圆形或椭圆形无回声区，范围最大约为3.0 cm×4.5 cm，管腔内血流流速减低为4 ～ 8 cm/s，子宫肌壁内静脉窦轻度扩张（图9-20，图9-21）。

3. 重度　除受累静脉内径、范围，子宫静脉窦开放比轻、中度更显著

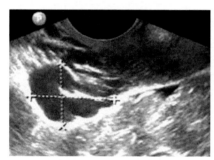

图9-18　盆腔淤血综合征（轻度）
宫旁静脉轻度扩张，静脉丛较大范围 2.6 cm×2.0 cm

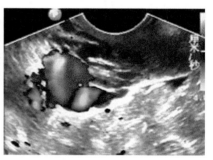

图9-19　盆腔淤血综合征（轻度）
彩色多普勒血流图

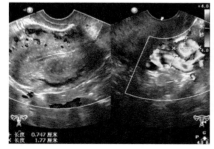

图9-20　盆腔淤血综合征（中度）
受累静脉扩张，子宫壁内静脉轻度扩张

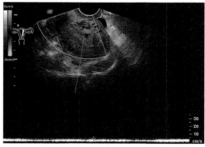

图9-21　盆腔淤血综合征（中度）
管腔血流速度减低，频谱低平

外，子宫肌壁内纤曲的血管呈蜂窝样、彩球样改变，相应部位频谱形态杂乱、低平，且不连续（图9-22，图9-23）。

【鉴别诊断】 根据临床症状体征及超声声像图表现，诊断盆腔淤血综合征并非十分困难，但仍须与髂总静脉受压综合征、下腔静脉综合征以及子宫肌壁内血管畸形等相鉴别。如超声仅发现单侧静脉扩张，要注意是否由盆腔后方肿块压迫所致。部分疑难病例可做腹腔镜检查。

1. 盆腔炎症 子宫及附件不同程度炎性充血，显示为彩色血流丰富，动脉及静脉最大流速增快，静脉内径＜5 mm。

2. 髂总静脉受压，髂静脉血栓形成，下腔静脉综合征等 均可导致盆腔静脉回流受阻而淤血。髂总静脉受压者沿髂静脉向上可追溯到狭窄处，髂静脉血栓可在髂静脉内找到低回声条块，下腔静脉综合征在下腔静脉内找到低回声条块造成的堵塞，上述特征有助于鉴别。

3. 子宫肌壁内血管畸形 多由先天性或多次刮宫引起，表现为肌壁间蜂窝状无回声区，但缺乏双附件区蜂窝状无回声区。

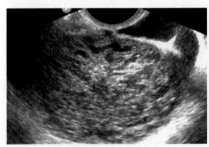 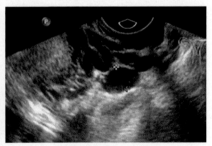

图9-22　盆腔淤血综合征（重度）
子宫壁内纤曲扩张的静脉，子宫呈蜂窝状

图9-23　盆腔淤血综合征（重度）
宫旁纤曲血管丛，内径最宽处约1.1 cm

（姚维妙　鲁　红）

第 *10* 章

女性生殖器官发育异常的超声诊断

第一节　女性生殖器官发育及异常分类

一、女性生殖器官发育过程

女性生殖器官发育分两个阶段：性未分化阶段与分化阶段。

（一）性未分化阶段（胚胎7周前）

此期男女具有一样原始性腺、内生殖器与外生殖器。

1. 原始性腺形成　胚胎卵黄囊处的原始生殖细胞沿后肠肠系膜迁移到相当于第10胸椎水平处的体腔背部的间质中。到达此区域的原始生殖细胞开始诱导中肾和体腔上皮邻近的间胚叶细胞增殖，形成一对生殖嵴。生殖嵴表面覆盖一层柱状体腔上皮，成为生发上皮。在胚胎第6周时，生发上皮内陷并增生成条索垂直伸入生殖嵴的间胚叶组织中，形成性索。

2. 内生殖器始基形成　略晚于原始性腺。约在胚胎第6周时，起源于原肾的中肾。中肾管逐渐下行，并开口于原始泄殖腔。此时，在中肾管的外侧，体腔上皮向外壁中胚叶凹陷成沟，形成副中肾管。副中肾管头部开口于体腔，尾端下行并向内跨过中肾管，在中线双侧副中肾管融合。此时胚胎同时含有中肾管和副中肾管两种内生殖器始基。

3. 雏形外生殖器形成　约在胚胎第5周，原始泄殖腔两侧组织成褶，并在中线上部融合，形成生殖结节。尿直肠隔将原始泄殖腔褶分隔成前后两部分：前方为尿生殖褶，后方为肛门褶。尿生殖褶两侧再生一对隆起，称阴唇-阴囊隆突。

（二）性分化阶段

胚胎第12周，临床上才可以明显区别性别，性分化取决于睾丸决定因子和雌激素。

1. **性腺分化** 若胚胎细胞不含Y染色体，约在胚胎第12周，原始性腺发育。原始生殖细胞分化成初级卵母细胞，性索皮质的扁平细胞围绕卵母细胞，构成原始卵泡，卵巢形成。此后，卵巢沿生殖嵴下降，到达盆腔内的特定位置。

2. **内生殖器衍变** 约在胚胎第8周，衍化为睾丸的支持细胞分泌副中肾管抑制因子，若支持细胞未分泌副中肾管抑制因子，则副中肾管不退化，约在胚胎第9周，双侧副中肾管上段形成输卵管；下段融合，其间的纵行间隔消失，形成子宫阴道管，并衬以柱状上皮。并逐步发育形成子宫、宫颈和阴道。同时中肾管退化，但约1/4的妇女留有中肾管的残痕，如发生在卵巢系膜、卵巢冠、卵巢旁冠以及子宫旁和阴道侧壁的中肾管囊肿。

3. **外生殖器发育** 若无睾酮的作用，生殖结节逐步缓慢增大，形成阴蒂，同时泌尿生殖褶形成小阴唇，阴唇-阴囊隆突发育成大阴唇。

二、女性生殖器官发育异常分类

女性生殖器官在胚胎期发育形成过程中，若受到某些内在（生殖细胞染色体不分离、嵌合体、核型异常等）或外来因素（使用性激素药物）的干扰，可导致发育异常。生殖器官发育异常常合并泌尿系统畸形。常见的生殖器官发育异常有：

1. **正常管道形成受阻所致的异常** 包括处女膜闭锁、阴道横隔、阴道纵隔、阴道闭锁和宫颈闭锁等。

2. **副中肾管衍化物发育不全所致的异常** 包括无子宫、无阴道、始基子宫、子宫发育不良、单角子宫、输卵管发育异常等。

3. **副中肾管衍化物融合障碍所致的异常** 包括双子宫、双角子宫、鞍状子宫和纵隔子宫等。

第二节　外阴、阴道、宫颈发育异常

一、外阴发育异常

在外阴发育异常中最常用于超声诊断的是处女膜闭锁。处女膜闭锁又称无孔处女膜。系发育过程中阴道末端的泌尿生殖窦组织未腔化所致。由于无孔处女膜使阴道和外界隔绝，故阴道分泌物或月经初潮的经血排出受阻，积聚在阴道内。有时经血可经输卵管倒流至腹腔。若不及时切开，反复多次的月经来潮使积血增多，发展为子宫腔积血，输卵管可因积血粘连而伞端闭锁。

【临床表现】 绝大部分患者至青春期发生周期性下腹坠痛，呈进行性加剧。严重者可引起肛门或阴道部胀痛和尿频等症状。检查可见处女膜膨出，无孔，表面呈紫蓝色。偶有幼女甚至胎儿期内因大量黏液潴留于阴道内而被发现。

【超声表现】 处女膜位置低，且受耻骨后方声影遮挡，直接声像图难以显示，典型的间接声像图特征如下。

1. 阴道、子宫、输卵管、盆腔积血形成无回声区，边界清晰，内部充满稀疏散在或密集的细小稍强光点，光点可随患者体位改变而移动，由于积血部位和程度不同，无回声暗区的形态各不相同。

2. 纵切面上，阴道、宫腔无回声暗区相连通，呈哑铃状、瓶颈样、长椭圆形等（图 10-1）。

3. 横切面多呈圆形或椭圆形。积血的输卵管呈"纤曲管状或串珠状"暗区。

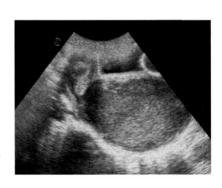

图 10-1　处女膜闭锁
宫腔、宫颈积血和阴道扩张，
大量积血

二、阴道发育异常

（一）先天性无阴道

先天性无阴道系双侧副中肾管发育不全或双侧副中肾管尾端发育不良所致。发生率为1/5000～1/4000，先天性无阴道几乎均合并无子宫或仅有始基子宫，卵巢功能多为正常。

【临床表现】 原发性闭经及性生活困难。极少数子宫发育正常的患者因经血倒流，可有周期性腹痛，第二性征以及外阴发育正常，但无阴道口。

【超声表现】 腹部超声可显示无阴道线回声，子宫缺失或始基子宫。

（二）阴道纵隔

阴道纵隔为双侧副中肾管会合后，尾端纵隔未消失或部分消失所致。分为完全纵隔和不全纵隔。

【临床表现】 阴道完全纵隔者无明显临床症状。阴道不全纵隔者可有性生活困难或不适，分娩时胎先露下降可能受阻。有时纵隔偏向一侧形成斜隔，导致该侧阴道完全闭锁，出现该侧经血潴留形成的包块。阴道斜隔的患者常伴有与斜隔处于同一侧的肾脏和输尿管缺如或发育不良。如同时具备双子宫、阴道斜隔及泌尿系畸形3个特征时可诊断为阴道斜隔综合征。临床将阴道斜隔分为3型。Ⅰ型：无孔斜隔，隔后的子宫与外界及另侧子宫完全隔离，宫腔积血聚积在隔后腔；Ⅱ型：有孔斜隔，隔上有一数毫米的小孔，隔后子宫与另侧子宫隔绝，经血通过小孔流出，引流不畅；Ⅲ型：无孔斜隔合并宫颈管瘘，在两侧宫颈间或隔后腔与对侧宫颈之间有小瘘管，有隔一侧子宫经血可通过另一侧宫颈排出，引流亦不通畅。

3型均有痛经，Ⅰ型临床症状较重，平时一侧下腹痛。Ⅱ型与Ⅲ型临床表现相近，月经间期阴道少量褐色分泌物或陈旧性出血淋漓不尽，如伴感染，脓性分泌物有臭味。

【超声表现】 超声检测阴道纵隔较困难，但完全纵隔形成双阴道，常合并双宫颈、双子宫，结合临床及盆腔超声诊断并不困难，阴道斜隔患者依分型不同，超声表现有所不同：Ⅰ型患者膀胱后方有一较大囊性包块，因完全梗阻导致明显扩张的隔后阴道腔，囊壁清晰，囊内因陈旧性血液而见细点状回声，该囊内侧壁即斜隔所在。囊上方可见两宫体回声，一侧宫腔积液并与囊腔相通，另一侧内膜正常。Ⅱ型与Ⅲ型由于经血引流不畅，可观察到大小不等的无回声区，可无宫腔积液。结合双子宫，伴同侧肾缺如则可提示诊断。

（三）阴道横隔

两侧副中肾管会合后的尾端与尿生殖窦相接处未贯通或部分贯通所致。横隔可位于阴道内任何部位，但以上、中段交界处为多见，其厚度约为1 cm。阴道横隔上无孔则称完全横隔；横隔上有孔则称不全横隔。位于阴道上端的横隔多为不全横隔；位于阴道下部的横隔多为完全横隔。

【临床表现】　不全横隔位于上部者多无症状，位置偏低者可影响性生活。完全横隔可有原发性闭经伴周期性腹痛。

【超声表现】　不全横隔超声无明显表现，完全横隔超声表现与处女膜闭锁相似，即表现为不同程度的子宫、宫颈以及阴道积血，严重者还可伴有不同程度的输卵管以及盆腔积血。

三、先天性宫颈闭锁

临床罕见。若子宫内膜有功能时，青春期后可因宫腔积血出现周期性腹痛，经血还可经输卵管逆流入腹腔，引起盆腔内膜异位症。超声上可相应出现与宫颈及阴道不相通的宫腔积血，严重者可出现输卵管积血以及盆腔积血。

第三节　子宫发育异常

美国生殖协会（AFS，1988）将子宫畸形分为7种主要类型（图10-2）。

Ⅰ型　子宫发育不全/未发育（uterus hypoplasia/agenesis）

Ⅱ型　单角子宫（uterus unicornis）

Ⅲ型　双子宫（uterus didelphys）

Ⅳ型　双角子宫（uterus bicornis）

Ⅴ型　纵隔子宫（uterus septus）

Ⅵ型　弓形子宫（arcuate uterus）

Ⅶ型　己烯雌酚（DES）相关子宫畸形（diethylstilbestrol-related abnomaly）

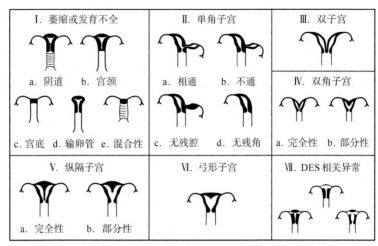

图 10-2　子宫畸形分类（AFS）

一、子宫未发育或发育不全

（一）先天性无子宫

两侧副中肾管向中线横行伸延而会合，如未到中线前即停止发育，则无子宫形成。先天性无子宫常合并先天性无阴道，但可有正常的输卵管与卵巢。

【临床表现】　青春期后无月经来潮。

【超声表现】　盆腔内未探及子宫回声，大多数可探及正常发育的卵巢回声。部分患者的两侧卵巢外侧可见类圆形的低回声，回声均匀，边界清，与正常子宫肌层回声类似，可能为停止发育的副中肾管（图 10-3），甚至有报道发现卵巢旁的肌性组织发生子宫肌瘤。

（二）始基子宫

双侧副中肾管融合后不久即停止发育。子宫极小，仅长 1～3 cm。多数无宫腔或为一实性肌性子宫。偶见始基子宫有宫腔和内膜。卵巢发育可正常。

【临床表现】　实性始基子宫无临床症状，往往因青春期后无月经而就诊。具有宫腔和内膜的始基子宫，若宫腔闭锁或无阴道，可因月经血潴留或经血倒流出现周期性腹痛。

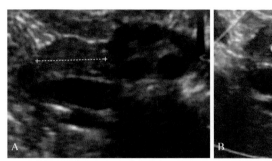
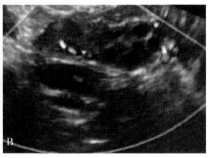

图 10-3　肌性结节
A. 二维卵巢旁低回声；B. 彩色多普勒见少许血流

【**超声表现**】　盆腔内探及一实性的等回声，其回声与子宫肌层回声相似，呈条索状，绝大部分无宫腔及内膜回声（图 10-4），宫体与宫颈分界不清。偶见有宫腔及内膜者，宫腔与宫颈管不相通。两侧或可探及卵巢回声。阴道气体线可见。

（三）幼稚子宫

双侧副中肾管融合形成子宫后发育停止所致。卵巢发育正常。

【**临床表现**】　幼稚子宫月经稀少或初潮延迟，常伴痛经。妇科检查：子宫体小，宫颈相对较长，子宫可呈极度前屈或后屈。

【**超声表现**】　盆腔内可探及子宫、宫颈及阴道回声，但宫体宫颈比约 1∶1 或小于 1∶1，部分约 2∶3，可探及宫腔、内膜回声及宫颈管回声。部分子宫呈极度前屈或后屈位。两侧可探及卵巢回声（图 10-5）。

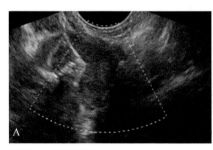
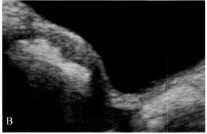

图 10-4　始基子宫
A. 经直肠超声；B. 经腹部超声

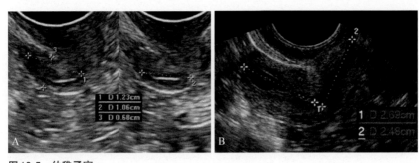

图10-5 幼稚子宫

A. 子宫三径之和3.0 cm，宫腔线可见；B. 宫体宫颈比约1:1

二、单角子宫与残角子宫

（一）单角子宫

仅一侧副中肾管发育形成单角子宫，同侧卵巢正常，另侧副中肾管完全未发育或未形成管道，未发育侧卵巢、输卵管和肾脏亦往往同时缺如。

【临床表现】 一般无临床症状，部分患者表现为不孕或易流产。

【超声表现】 一般子宫较小，尤以横径明显；纵切面上内膜无明显异常，横切面上内膜的横径较窄，在宫底横切面上如果内膜的横径小于子宫横径的一半可视为异常；仅显示一侧宫角，另一侧宫角不显示，见图10-6。

（二）残角子宫

一侧副中肾管发育，另一侧副中肾管中下段发育缺陷，形成残角子宫。有正常输卵管和卵巢，但常伴有同侧泌尿器官的发育畸形。约65%的单角

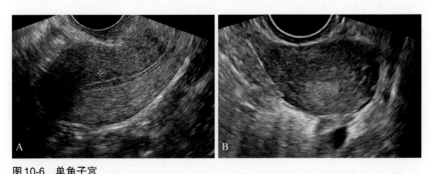

图10-6 单角子宫

A. 纵切面；B. 横切面，内膜的横径小于子宫横径的一半

子宫合并残角子宫。根据残角子宫与单角子宫解剖上的关系，分为 3 种类型：Ⅰ型残角子宫有宫腔，并与单角子宫相通；Ⅱ型残角子宫有宫腔，但与单角子宫不相通；Ⅲ型为实体残角子宫，仅以纤维带相连单角子宫。

【临床表现】　Ⅰ型与Ⅲ型残角子宫往往无明显症状。但Ⅱ型残角子宫因经血倒流或宫腔积血出现痛经，也可发生子宫内膜异位症。

【超声表现】　子宫的声像图特征大多同单角子宫。宫角缺失的同侧宫旁可探及一包块，回声与子宫肌层回声相似，形态不规则，内可见或不可见内膜回声（图 10-7）。Ⅱ型残角子宫及部分Ⅰ型残角子宫，可伴有残角子宫积血（图 10-8A），或残角子宫腺肌病超声表现（图 10-8B、C），此时须与附件肿块如内异囊肿和黄体囊肿鉴别诊断。

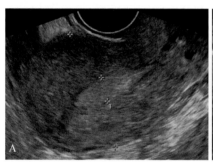
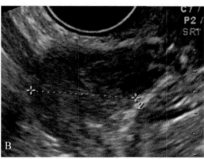

图 10-7　残角子宫
A. 正常子宫纵切面；B. 左侧残角子宫

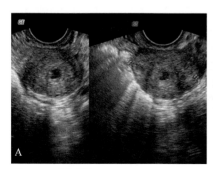
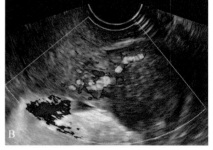

图 10-8　残角子宫
A. 残角子宫积血；B. 残角子宫腺肌病；

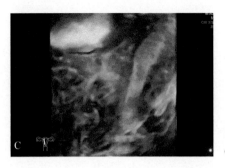

图10-8（续） 残角子宫

C. 三维超声显示单角子宫

三、双子宫

两侧副中肾管未融合，各自发育形成两个子宫和两个宫颈。两个宫颈可分开或相连；宫颈之间也可有交通管。部分一侧子宫颈发育不良、缺如，常有一小通道与对侧阴道相通。双子宫可伴有阴道纵隔或斜隔。

【临床表现】 患者多无自觉症状，伴有阴道纵隔或斜隔者症状见前文。

【超声表现】 盆腔内探及距离较远的两个完整的子宫，一般左右排列，分别有独立的内膜、宫腔线及外形规则的宫壁，两宫体可大小一致，也可不等，多为两个宫颈，三维成像由于两个子宫距离较远，难以将两个子宫同时成像，单个子宫成像为单角子宫，宫腔呈棒状（图10-9）。

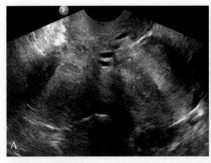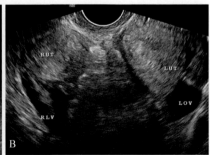

图10-9 双子宫

A. 双子宫横切面；B. 双子宫横切面同时显示双侧卵巢

四、双角子宫

双侧中肾管融合不良所致。依据宫腔分开的位置可分为两类：宫腔由宫颈内口处分开称为完全双角子宫；宫腔由宫颈内口以上处分开称为不全双角子宫。

【临床表现】　一般无临床症状，部分双角子宫患者月经量较多或伴有痛经。

【超声表现】　子宫外形不规则，宫底部外形见一凹陷，轻度者宫底成马鞍状，严重者较深，凹陷深度一般 > 1 cm。在二维超声上，纵切面表现不明显，不全双角子宫者内口处横切面显示正常，至宫腔中段或宫底部横切面上宫腔分离，形成两团内膜，继续往宫底部扫查显示，两团内膜间距离逐渐增大，而宫底的浆膜层也稍凹陷呈"花生样"（图 10-10，图 10-11）。如为完全双角子宫则内口处横切面宫腔已分离（图 10-12）。

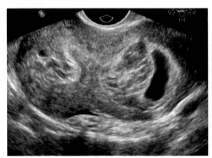

图 10-10　双角子宫
横切面，右侧宫腔积血，左侧宫腔妊娠

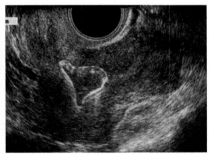

图 10-11　双角子宫
宫内环，环位于宫腔分开处下方

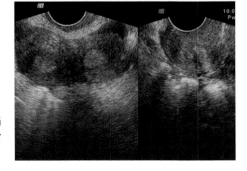

图 10-12　完全性双角子宫
右侧横切面呈两团内膜，浆膜层凹陷呈"花生样"；左侧横切面呈两个宫颈管

五、纵隔子宫

双侧副中肾管融合后，纵隔吸收受阻所致。也可依宫腔分开的位置分为两类：宫腔由宫颈内口以下处分开称为完全纵隔子宫；宫腔由宫颈内口以上处分开称为不全纵隔子宫。

【临床表现】 一般无临床症状。纵隔子宫可致不孕，纵隔子宫因其纵隔上血管分布不足，导致滋养血供不足，流产率可达26% ～ 94%。

【超声表现】

1. 不全纵隔子宫　宫腔底部有纵隔存在，长度＞1 cm，但未延伸至宫颈，而且宫底外形微凸、平坦或有＜1 cm的凹陷。在二维超声纵切面上连续扫查时可发现双侧宫角处宫腔底部与宫底浆膜层距离正常，但在正中的子宫纵切面上宫腔底部与宫底浆膜层距离较远，在横切面上表现为横径较宽，在宫底部的横切面上呈现两团内膜，中间被一与子宫肌层回声相同的低回声隔隔开。而宫腔中段或下段相对正常。子宫浆膜层的形态与正常子宫相似或仅较宽，浆膜层宫底部饱满、平坦或有＜1 cm凹陷，这点是与双角子宫的鉴别要点（图10-13 ～图10-15）。

2. 完全纵隔子宫　宫腔内有纵隔存在，并从宫底延伸至宫颈使宫体完全分离，宫底外形微凸或有＜1 cm的凹陷。在二维超声纵切面上连续扫查时可发现在正中的子宫纵切面上显示无内膜区，在横切面上表现较明显，从宫底至宫腔下段均呈现两团内膜，中间被一与子宫肌层回声相同的低回声隔隔开，子宫浆膜层的形态与正常子宫相似或仅较宽。宫颈的横切面上也表现为一个宫颈内见2个宫颈管回声（图10-16，图10-17）。

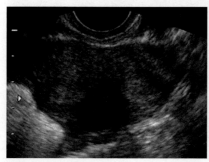

图10-13　不全纵隔子宫
横切面见两团内膜回声

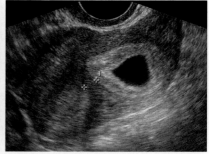

图10-14　不全纵隔子宫
左侧宫腔妊娠

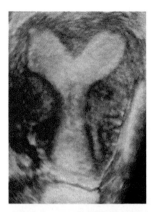

图 10-15　不全纵隔子宫三维图

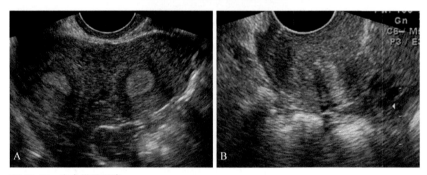

图 10-16　完全纵隔子宫
A. 横切面呈两团内膜回声；B. 横切面两个宫颈管回声

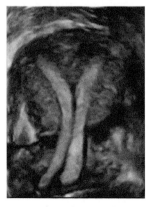

图 10-17　完全纵隔子宫三维图

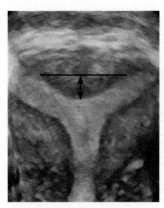

图 10-18　弓形子宫三维成像

六、弓形子宫

宫底部发育不良，中间凹陷，宫壁略向宫腔突起。

【临床表现】　一般无症状。

【超声表现】　二维超声无明显异常发现，仅在宫底部横切面时显示内膜被隔开形成两团内膜回声，且两团内膜回声距离较不全纵隔远，宫底部肌层可稍凹陷，但凹陷深度＜1 cm（图 10-18）。

七、己烯雌酚所致子宫发育异常

妊娠 2 个月内孕妇服用己烯雌酚可导致胎儿副中肾管的发育缺陷，女性胎儿可发生子宫发育不良，如狭小 T 形宫腔、子宫狭窄带、子宫下段增宽以及宫壁不规则。其中 T 形宫腔常见，占 42%～62%。T 形宫腔也可见于母亲未服用己烯雌酚者，称为己烯雌酚样子宫。

一般无症状，部分可致宫颈功能不全。

第四节　输卵管发育异常

输卵管发育异常罕见，是副中肾管头端发育受阻，常与子宫发育异常同时存在。

1. 输卵管缺失或痕迹　输卵管痕迹或单侧输卵管缺失为同侧副中肾管未发育所致。超声不能发现，常伴有该侧输尿管和肾的发育不良。

2. 输卵管发育不全　是较常见的生殖器官发育异常。输卵管细长弯曲，肌肉不同程度的发育不全，无管腔或部分管腔不通畅造成不孕，当表现为输卵管积水时部分能被超声发现。

3. 副输卵管　单侧或双侧输卵管之上附有一稍小但有伞端的输卵管，与输卵管可相通或不通。超声不能发现。

4. 单侧或双侧有 2 条发育正常的输卵管　均与宫腔相通，超声不能发现。

第五节 卵巢发育异常

卵巢发育异常因原始生殖细胞迁移受阻或性腺形成移位异常所致。

1. 卵巢未发育或发育不良 单侧或双侧卵巢未发育极罕见。单侧或双侧发育不良卵巢外观色白、细长索状，又称条索状卵巢。临床表现为原发性闭经或初潮延迟、月经稀少和第二性征发育不良。常伴有内生殖器或泌尿系异常。多见于特纳综合征患者。超声检查时不能发现正常回声的卵巢，有时能发现体积较小的回声较实的卵巢样低回声，其内未见卵泡样暗区。

2. 异位卵巢 卵巢形成后仍停留在原生殖嵴部位，未下降至盆腔内。卵巢发育正常者无症状。阴道超声检查可未发现一侧正常卵巢组织，腹部超声偶可见腹腔内异位卵巢。

3. 副卵巢 罕见。一般远离正常卵巢部位，可出现在腹膜后，无症状。超声很难发现。

第六节 两性畸形

一、真两性畸形

染色体核形多为46，XX；46，XX/46，XY嵌合体。46，XY少见。患者体内同时存在睾丸和卵巢两种性腺组织。较多见的是性腺内含有卵巢和睾丸组织，又称卵睾；也可能是一侧卵巢，另一侧为睾丸。真两性畸形患者外生殖器的形态很不一致，多数为阴蒂肥大或阴茎偏小。

超声检查时在盆腔内发现有子宫、卵巢，又在腹股沟等处发现有类似睾丸的团块回声时，可诊断提示真两性畸形（图10-19）。

二、男性假两性畸形

染色体为46，XY。男性表型者外生殖器一般缺少完整的男性发育，甚至外生殖器酷似女性，女性表型者可发现有腹股沟处包块或声音粗、喉结突出等男性特征。

超声检查在在盆腔、腹股沟及外阴部等处查见睾丸回声，而在盆腔内未发现子宫及卵巢时可提示男性假两性畸形的诊断。

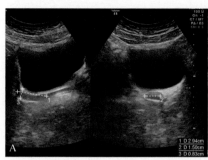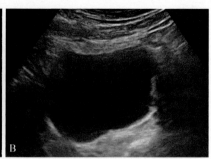

图10-19　真两性畸形

病史：女，16岁，未婚，月经未来潮；妇科检查：外阴阴毛浓密，倒三角分布，阴蒂肥大，外阴发育不良，肛查可扪及一大小约2 cm肌性结节，超声检查膀胱后方低回声（A），宫腔线不明显，双卵巢显示不清（B），染色体：46,XY［58］/45,X［12］证实为真两性畸形，术中未见明显子宫，仅可见一肌性结节，双侧附件区见白色性腺组织。病理提示为发育不良的睾丸组织

三、女性假两性畸形

染色体为46，XX，男性表型者似有小阴茎，男性体格，乳房无发育，女性表型者阴蒂肥大，部分阴道外口发育不良；在青春期者可表现为闭经、周期性腹痛、全身皮肤粗糙似男性、毛发浓密或嗓音低沉等表现。女性假两性畸形患者绝大部分为先天性肾上腺皮质增生，为常染色体隐性遗传性疾病。系胎儿肾上腺皮质合成皮质酮或皮质醇的酶（如21-羟化酶，11β-羟化酶与3β-羟类固醇脱氢酶）缺乏，不能将17α-羟孕酮羟化为皮质醇或不能将孕酮转化为皮质酮，产生大量雄激素。也有少部分女性假两性畸形患者是肾上腺肿瘤或母亲孕期服用雄激素类药物所致。

超声检查在盆腔内发现子宫及卵巢，但在盆腔、腹股沟及外阴部等处未查见睾丸时可提示女性假两性畸形的诊断。同时还要行双侧肾上腺区检查以排除肾上腺病变。

四、超声检查性别畸形时的注意事项

在超声检查性别畸形时需区别卵巢和隐睾，两者的超声图像相似，其主要鉴别点在于其解剖位置：卵巢一般位于膀胱后方，子宫的两侧，而睾丸胚胎期起源于后腹膜的生殖嵴，通过内环口、腹股沟管及外环口向外脱出，因此隐睾一般出现在此路径上，可发育较差。

联合使用低、高频超声，以及经腹、经会阴、经阴道以及经直肠超声检查可提高显示率。

第七节　午非管囊肿

女性中肾管在胚胎第 6 ～ 8 周退化，若退化不完全而遗留少许残迹，并沿输卵管系膜、子宫及宫颈侧壁、阴道侧壁走行，最后终止于阴道口，沿途残迹均有可能发生中肾管囊肿，分别形成卵巢冠囊肿、输卵管系膜囊肿、子宫囊肿、宫颈囊肿和阴道囊肿。

一、卵巢冠囊肿和输卵管系膜囊肿

卵巢冠囊肿是位于卵巢与输卵管间的阔韧带囊肿，可来源于中肾管、副中肾管和间皮组织。输卵管系膜囊肿是午非管及米勒管发育过程中，中肾小管的残余盲端扩大成单个或多个细小的囊性结构。

【临床表现】　临床症状不明显，常在体检或其他手术中发现。

【超声表现】　卵巢冠囊肿为附件区圆形或椭圆形囊性包块，卵巢与囊肿完全分开，可探及正常卵巢回声（图 10-20）；囊壁薄而光滑，囊内张力大，透声佳；囊肿顶部往往紧贴一被拉得扁而细长的输卵管。囊肿合并感染时，患者盆腔出现游离液体，囊肿壁增厚，表面及腔内不光滑，囊内可见絮状漂浮物。

输卵管系膜囊肿的超声声像图特征与卵巢冠囊肿类似，表现为附件区单房、壁薄的囊性肿物，外观呈圆形或椭圆形，双侧卵巢形态、大小正常

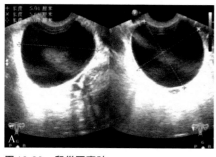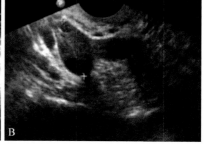

图 10-20　卵巢冠囊肿
A. 囊肿形态规则，囊壁光整，囊内透声佳；B. 为同一患者，其旁可见正常卵巢

（图10-21，图10-22）。因此，从超声上无法确切区分卵巢冠囊肿与输卵管系膜囊肿，确诊需手术后病理。

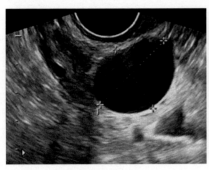 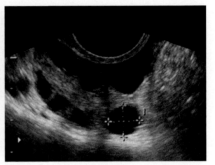

图10-21　输卵管系膜囊肿
卵巢旁囊性块，术后证实为输卵管系膜囊肿

图10-22　输卵管系膜囊肿
紧贴卵巢表面囊性块0.9 cm×1.0 cm×1.1 cm，术后证实为输卵管系膜囊肿

【鉴别诊断】

1. 单纯性卵巢囊肿　与卵巢冠囊肿位置基本相同，一样具有囊肿的声像图特征，表现为卵巢体积增大，内探及壁光滑的囊性暗区，内液清。

2. 输卵管积水　一般为"腊肠形"或"烧瓶状"，囊壁一般较厚，临床常出现下腹疼痛等症状。

3. 卵巢肿瘤　卵巢冠囊肿多为良性生长，极少发生恶变，个别表现为增生或低度恶性改变，呈乳头状突入管腔，与卵巢肿瘤难以鉴别。

二、子宫午非管囊肿

子宫午非管囊肿是一种很少见的疾病。来源于中肾管和副中肾管，多发生于子宫圆韧带附着点以下的子宫侧壁。

【临床表现】　子宫午非管囊肿一般没有明显的自觉症状，有时可摸到下腹部肿块。妇科检查子宫底部或后壁膨出，局部有囊性感。

【超声表现】　超声检查子宫径线正常或稍大，多切面扫查于子宫壁探及边界清晰、囊内液清亮的囊肿，子宫被膜与囊肿壁相延续与周围组织分界清晰，囊壁光整，部分可毛糙，内部无回声区在增益高时可见密集细小点状回声，CDFI检查无明显特征性（图10-23）。

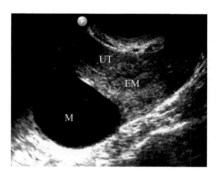

图 10-23　子宫午非管囊肿
UT. 子宫；EM. 内膜；M. 子宫
午非管囊肿

【**鉴别诊断**】　超声诊断子宫午非管囊肿时，须与一些子宫的继发性囊肿相鉴别。继发性子宫囊肿多由良性疾病演变而来或由浆膜的间质细胞发展而来，其中有子宫肌瘤囊性变、囊性的子宫腺肌瘤及子宫浆膜囊肿等，多发生在子宫后壁或子宫底部。

1. **子宫肌瘤囊性变**　子宫的大小、形态发生改变，宫壁回声不均匀，其内可见较大实质性肌瘤团块，其囊性变部分透声较差，无明显囊壁感，周围仍有肌瘤声像，回声或强或弱或杂乱。

2. **先天性子宫囊性淋巴瘤**　囊性淋巴管瘤好发于颈部，发生于子宫者临床罕见。早期肿瘤小可无症状或症状不明显，随肿瘤增大出现相应的压迫症状或影响器官功能。超声表现为单囊或多囊性占位，典型者似"蜂窝状"。

3. **卵巢囊肿**　子宫大小形态正常，肌壁回声均匀，囊肿发生于子宫旁，与子宫无延续。

三、先天性宫颈囊肿

先天性宫颈囊肿可来源于中肾管，是由于残留中肾管体腔上皮具有分泌功能，分泌物潴留形成。一般小而分散，超声能清晰地显示宫颈囊肿大小、形态、部分及内部回声，表现为圆形或椭圆形，边界清楚，囊壁光整的囊性块（图 10-24，图 10-25），单发或多发，后方可见回声增强效应，囊内透声佳。与慢性宫颈炎中出现的后天性宫颈纳氏囊肿在超声上鉴别困难。

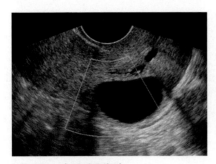

图 10-24　宫颈后唇囊肿
囊肿壁光整，囊内透声佳

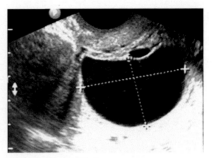

图 10-25　宫颈囊肿
宫颈部位囊壁光整的囊性暗区

四、阴道壁囊肿

阴道壁囊肿是由于阴道发育过程中，午非管、米勒管以及泌尿生殖窦胚胎组织残留形成。阴道黏膜损伤，上皮卷入伤口生长增生，液化也可形成阴道壁囊肿。阴道壁囊肿临床不少见，有些因为体积小，无临床症状而被忽视。

根据其组织来源可分为中肾管囊肿、副中肾管囊肿、包涵囊肿、尿道上皮囊肿。中肾管囊肿是午非管尾端残留在阴道侧壁生长，分泌物潴留扩张形成。囊肿大多数位于阴道上段前壁向阴道腔膨出，合并感染时可出现局部疼痛或破溃排脓。副中肾管囊肿来源于残留的副中肾管上皮组织，可发生在阴道的任何部位。包涵囊肿又称植入性囊肿，与分娩时阴道黏膜损伤或阴道手术相关，好发于阴道后壁下段正中或侧后方。尿道上皮囊肿少见，是由于胚胎发育过程中，向尿道上皮分化的泌尿生殖窦上皮残留，继发生长形成，一般无症状。

各型阴道壁囊肿超声均表现为囊性肿块，形态规则或不规则，边界清晰，有时可见多房分隔，呈蜂窝状，CDFI无特征性表现（图10-26，图10-27）。阴道壁囊肿超声检查以膀胱充盈后经腹部检查为宜。

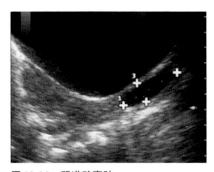

图 10-26　阴道壁囊肿
阴道前壁见一椭圆形囊性肿块，边界清
晰，囊内透声佳

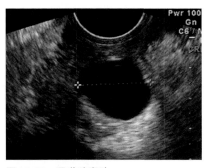

图 10-27　阴道壁囊肿
阴道后壁上境界清晰囊性肿块

（俞　珵　姚维妙）

第 *11* 章

超声在不孕症及辅助生育技术中的应用

世界卫生组织（WHO）将不孕症定义为有正常性生活、未采取任何避孕措施 1 年未妊娠者。我国对不孕症的定义是婚后 2 年同居并有正常性生活而不能生育。婚后未避孕而从未妊娠者称原发性不孕；曾有过妊娠而后未避孕连续 2 年不孕者称继发不孕。反复流产和异位妊娠而未获得活婴，目前也属于不孕不育范畴。

受孕生育是一个非常复杂的生理过程，夫妇双方任何一个环节的异常均可影响受孕而导致不孕症。我国不孕患者患病率为 7% ～ 10%，而且近年不孕症患者有增加的趋势，有报道高达 15%。目前不孕症的诊治不仅是一个妇产科的重要研究课题，更是一个重要医学和社会问题。近 20 年来由于国内外学者对人类生殖生理的深入研究，特别是检测方法的改进及先进医疗仪器的应用，使不孕的诊断和治疗日臻完善。超声在诊断不孕症中也有着不可替代的作用。

第一节　不孕症病因的超声检查

据统计，不孕症原因中，女性因素约占 60%；男性因素约占 30%，男女双方因素约占 10%。阴道超声检查，尤其是三维阴道超声检查对不孕症的病因确定起到了重要作用，发现器质性病变并对治疗提供信息。

女性因素主要有以下几个方面。

一、卵巢因素

卵巢功能障碍，导致排卵障碍，从而引发不孕，占不孕症患者的 25% ～ 30%。按其发生机制又分为下丘脑-垂体轴功能异常；反馈机制异常；卵巢局部因素及其他内分泌因素，如甲状腺、肾上腺因素，重度营养不良及过度肥胖等。其中卵巢局部因素常见的有多囊卵巢综合征、卵泡未破裂黄素化综合征、卵巢子宫内膜异位症等，都在超声上有相应的表现。

多囊卵巢综合征的症状包括月经稀发、闭经、不孕、多毛、肥胖，但也有25%的不孕症患者除不孕外无其他症状，月经第1天子宫内膜可呈增殖期变化。

未破裂黄素化综合征并无特殊的临床表现，月经周期正常，基础体温双相，子宫内膜亦有分泌期改变，但发育较延迟，黄体期亦较短。超声卵泡监测过程中可诊断。

二、输卵管因素

各种原因侵袭输卵管导致管腔梗阻、扭曲、僵硬、蠕动不协调等形态及功能的改变是引起女性不孕的首要原因。慢性输卵管炎可导致输卵管阻塞或通而不畅，约占不孕症的1/3。其又有感染性和非感染性之分。①感染性：慢性非特异性炎症，有输卵管积水、积脓、间质性输卵管炎等；慢性特异性，主要为结核性输卵管炎。②非感染性：随着子宫内膜异位症发病率的上升，其与不孕症之间的关系已日益为学者关注。子宫内膜异位症导致不孕是多方面因素相互影响的结果。重度子宫内膜异位症的盆腔粘连和卵巢内异囊肿，造成输卵管卵巢之间解剖关系的改变，干扰伞端纤毛运动及输卵管蠕动，影响拾卵的机制及卵子的运输；子宫内膜种植生长到卵巢，从而导致卵巢功能紊乱；同时宫腔内环境改变、腹腔液中前列腺素改变以及自身免疫因素改变都将影响到受孕。超声容易观察，并可确诊卵巢子宫内膜异位症，确定其位置、大小和形态。位于角部子宫肌瘤有时可压迫阻塞输卵管管腔。此外，还有先天性输卵管发育异常等原因。

三、子宫因素

可以影响胚胎的着床，从而导致不孕。

（一）子宫畸形

子宫为胚胎期双侧米勒管中段发育并融合而成，其发育受性染色体核型和性激素的调节，子宫畸形或发育不全往往伴随卵巢发育不全和功能低下，从而导致月经不调和生育功能障碍。

先天性无子宫、始基子宫、幼稚子宫是不孕的原因，而子宫发育畸形的双子宫、双角子宫、纵隔子宫等并非是不孕的绝对原因。先天性无子宫声像图表现为膀胱后方无子宫显示，可无阴道气线，双侧卵巢大小、形态多正常；始基子宫声像图表现为膀胱后方类似子宫实体结构，呈窄小的条状低回声，长1～3 cm，宫体宫颈分界不清，中间无内膜回声；幼稚子宫声像图表现为子宫形态正常，各径线值明显小于正常值，前后径不大于2 cm，宫颈狭小，且比宫体长，宫体与宫颈的比例1∶1或1∶2，子宫内膜很薄，或显示不清。国内报道，利用三维超声技术观察宫腔形态，检测到的弓状宫腔变化，其表现为宫腔的三角形底呈向下的弧形，类似马鞍子宫的宫底部表现，但子宫外形完全正常。统计显示不孕症患者中，弓状宫腔发生率明显高于非不孕症患者，从而提示弓状宫腔可能与不孕症的发生有关。

（二）宫腔粘连

各种宫腔操作可以损伤子宫内膜，各种感染也能影响子宫内膜层的完整性，引起宫壁组织瘢痕粘连愈着而导致宫腔闭锁，减低子宫容受性；内膜组织学上述改变不利于精子储存、成活和获能，也不利于孕卵着床、胎盘植入和胚胎发育。近年来由于人工流产人数的增多，各种宫腔检查治疗的增加致宫腔粘连的发病率上升。目前，宫腔粘连诊断手段主要是子宫输卵管造影术和宫腔镜检查，这对患者都有一定的痛苦。

有报道阴道超声诊断宫腔粘连的敏感度为85.7%，特异度为100%，准确率为88.1%，表现为粘连部位的子宫内膜的正常回声及内膜涌动消失。有学者把宫腔粘连经阴道超声的表现分4型，具有其中之一的超声图像特征便可诊断宫腔粘连。Ⅰ型：宫腔内膜显示清晰，宫腔内膜线部分不连续，于不连续处可见不规则低回声区或低回声带，且与子宫肌层相连，范围小于宫腔长径1/2（图11-1，图11-2）；Ⅱ型：宫腔轻度分离，分离内径在1 cm以内，分离宫腔内有稍高回声带，与宫腔前后壁相连（图11-3）；Ⅲ型：宫腔内膜显示欠清，厚度较薄，＜0.2 cm，与周

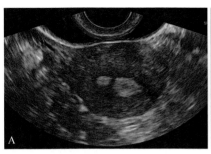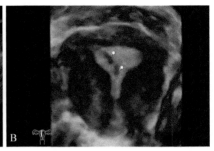

图11-1　宫腔粘连（Ⅰ型）
A. 二维超声子宫横切面见内膜局部中断；B. 手指所指三维超声子宫局部回声失落

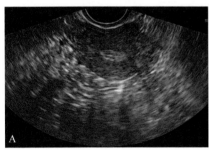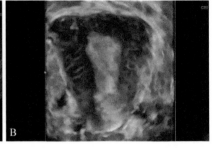

图11-2　宫腔粘连（Ⅰ型）
A. 二维超声子宫横切面显示宫角处内膜未显示；B. 手指所指三维超声子宫双宫角圆钝，考虑宫角粘连

围肌层分界不清，可见多处不规则的低回声，累及宫腔长径的1/2（图11-4）；Ⅳ型：宫腔重度分离，分离内径在1 cm以上，为宫颈内口完全粘连，引起宫腔积血（图11-5）。

宫腔粘连的阴道超声分级与月经量改变的程度和病理分级也有较好的相关性。超声检查病变呈低回声带处，病理检查粘连组织以平滑肌为主；病变呈高回声带处，粘连组织中除平滑肌组织外，还可见到较多的纤维结缔组织。

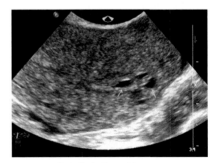

图11-3　宫腔粘连（Ⅱ型）
分离宫腔内有稍高回声带

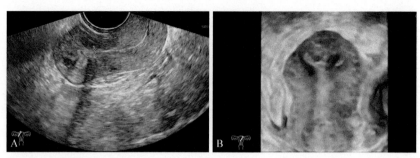

图 11-4　宫腔粘连（Ⅲ型）

A. 二维超声子宫纵切面内膜显示欠清，厚度小于 0.2 cm；B. 三维超声形态失常，见多处回声失落

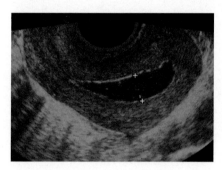

图 11-5　宫腔粘连（Ⅳ型）

宫腔积血，分离大于 1 cm

　　阴道超声对宫腔粘连的诊断价值不同学者尚有争议，但阴道超声检查可以作为宫腔粘连筛选的首选方法并对指导宫腔粘连治疗方法的选择具有重要的意义。

（三）子宫内膜炎

　　轻型仅限于子宫内膜层，而慢性或迁延型感染往往累及输卵管、卵巢、子宫肌层和盆腔腹膜引起附件炎、盆腔炎，盆腔腹膜和脏器粘连而导致不孕。超声对子宫内膜炎的诊断没有特异性，一般也不直接诊断子宫内膜炎。需结合临床表现，确诊需诊断性刮宫后的病理检查。

（四）子宫肌瘤

　　子宫肌瘤占不孕症 1% ～ 2.4% 的病因。子宫体部的肌瘤改变血流分布，降低子宫底部内膜组织血流量可引起不孕，间质部附近的壁间肌瘤和黏膜下肌瘤，可压迫和闭锁输卵管导致不孕，体部黏膜下肌瘤可干扰胚胎着床导致不孕。超声均在相应的部位可见到肌瘤的声像图。

（五）子宫内膜息肉

子宫内膜息肉指子宫内膜局灶性增生，突向宫腔内呈圆形或椭圆形。子宫内膜息肉发生原因与雌激素过度刺激及炎症有关，多见于 35 岁以上妇女。子宫内膜息肉充塞宫腔，妨碍精子和孕卵存留和着床；合并感染，改变宫腔内环境，不利于精子和孕卵的成活；妨碍胎盘植入和胚胎发育；合并输卵管或卵巢炎，可引起梗阻性或无排卵性不孕。

虽然诊断性刮宫及病理仍是子宫内膜息肉的确诊条件，但 Jones 强调子宫内膜息肉因为诊断性刮宫时难以捕捉，从而遗漏，阳性率仅为 7.8%。Shalev 等报道经阴道超声诊断子宫内膜息肉的敏感度为 71.4%。国内报道阴道超声诊断子宫内膜息肉的敏感度为 83.3%，特异度为 98.4%。

正常子宫内膜在增生期和分泌期可表现为两种回声类型：三线征型和均质型。子宫内膜息肉时宫腔内见异常回声团，伴内膜线移位，局部弯曲变形，伴宫腔积液者，可呈现宫腔造影效果，显示宫腔内悬挂的小乳头样物。子宫内膜息肉由于质软在宫腔内通常形成适应宫腔外形的赘生物。以高回声型占多数，复杂回声型是因息肉内间质成分及腺体成分构成的不同，当息肉内腺体扩张或局部水肿坏死形成积液时，声像图上显示为无回声区，使得息肉回声多样化。有学者发现子宫内膜息肉的高回声边缘即息肉表面的短弧线状光滑强回声对诊断子宫内膜息肉的敏感度和特异度均很高，出现率可高达 65% 左右，该征象更易出现在单发息肉或多发息肉中较大的息肉边缘。TVS 检查能够清晰显示子宫内膜息肉的部位、个数、大小，有较高的诊断准确率和明显的诊断优越性，为临床处理提供较准确的依据。

子宫内膜息肉超声误诊情况时有发生，主要有以下几方面因素。

1. **声像图不典型**　有的内膜息肉也可呈低回声或强弱不一回声，容易与黏膜下肌瘤相混淆；而当内膜息肉体积较大、形态不规则和血流较丰富时又容易误认为子宫内膜癌。

2. **月经周期影响**　不同时期的月经周期子宫内膜声像图表现不一，增生晚期和分泌期的子宫内膜明显增厚，在声像图上也表现为强回声，因而在无宫腔积液时极容易掩盖子宫内膜息肉；即使有宫腔积液存在，也可因为内膜回声与息肉回声极为相近而无法区分。因此，应该尽可能在增生早期进行检查，此时因子宫内膜在声像图上呈低回声而容易使息肉强回声显现出来。有文献报道增生早期经阴道超声子宫内膜息肉的检出率高达87.9%。在有阴道出血的患者中如发现内膜增厚应在月经干净后复查。

3. 合并子宫肌瘤　子宫内膜息肉合并子宫肌瘤是造成子宫内膜息肉漏诊最重要的原因之一，当子宫内膜息肉合并较大子宫肌瘤或子宫腺肌病时，子宫体积明显增大，内膜也常因受压而变形移位；而且由于子宫体积明显增大，使经阴道超声的探测距离也明显增大，图像分辨力也明显下降，因此不容易使子宫内膜息肉显示出来。此外，当宫腔内有胎物残留时，残留物回声也表现为强回声或强弱不一回声，此时合并子宫内膜息肉经阴道超声也无法检测出来。

4. 宫内节育器声影干扰　宫内节育器表现为宫腔内的强回声伴彗星尾征，不同形态类型的节育器，其材料、形态不同，节育环声像图表现也不尽相同。子宫内膜息肉较小时，其强回声往往容易被节育器的强回声所掩盖，因此在宫内存在节育器时，不容易检出较小的内膜息肉。

（六）外阴阴道疾病

占不孕症患者的1%～5%，影响精液或精子进入储存阴道内，或由于外阴阴道内环境变化影响了正常精子的细胞生物学和生殖免疫学功能而致不孕。其包括无孔处女膜、先天性无阴道、阴道横隔、阴道纵隔、阴道斜隔等阴道发育异常，严重阴道炎症。

第二节　超声在辅助生育技术中的应用

超声具有方便、经济、直观、无创、实时动态的优势，可全方位观察子宫、卵巢，对卵泡的大小、形态、子宫内膜的形态、厚度、血供等进行直观、动态的监测，间接反映内分泌激素水平的周期性变化。超声对卵泡的发育检测起着决定性作用。

一、超声观察不孕症妇女卵泡发育

卵巢的大小与不同年龄、月经周期变化密切相关。排卵前期明显大于排卵后期，随着排卵期的接近，卵巢的体积也逐渐增大，说明体内激素水平调节与卵泡不同阶段的发育状态直接影响卵巢的大小。超声是观察卵泡发育的首选方法。

卵泡发育可分为自然周期和促超排卵周期。

（一）自然周期的排卵监测

自然的排卵周期，基本上是单卵泡的发育。监测的目的：其一，根据卵泡的发育情况大概估算排卵发生的时间；其二，确定排卵最终是否发生。在月经第 5 ~ 7 天卵巢表现为一组小卵泡（图 11-6），8 ~ 12 d 发展为优势卵泡（图 11-7，图 11-8），每日平均直径增长 2 ~ 3 mm，发育为成熟卵泡（图 11-9）。可以利用超声显像在自然排卵中评估卵泡发育的优劣。

根据卵泡的形态、大小、生长速度和组织学特征，可将其生长过程分为以下几个阶段：

始基卵泡（primordial follicle）、窦前卵泡（preantral follicle）、窦状卵泡（antral follicle）、排卵前卵泡（preovulatory follicle）。

优良的成熟卵泡必须具备：①直径 18 ~ 25 mm，日平均直径增长 2 mm

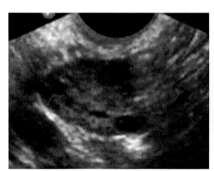

图 11-6　窦状卵泡

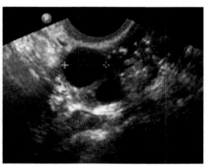

图 11-7　优势卵泡

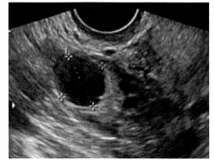

图 11-8　排卵前卵泡

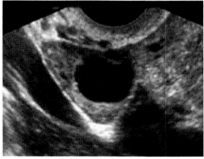

图 11-9　成熟卵泡

左右；②壁薄光滑；③透声性好；④有卵丘现象。

劣质卵泡直径＜10 mm或＞30 mm，透声差，生长缓慢。国内有学者对卵泡直径与排卵关系进行研究，得出：当卵泡直径为21 mm时，排卵将在22 h（12～40 h）发生，并可对80%的对象做出预测。超声显像不仅能观察到卵泡的大小，而且也可观察其内部回声。根据卵泡内部回声特点来判定其能否发育为成熟卵泡，能否在排卵期排卵。

排卵（图11-10）的特点：80%卵泡消失；数小时内卵泡可明显变小，卵泡壁塌陷，形态不规则，壁厚；卵泡内出现密度较高光点，边缘不连续或呈锯齿状，提示血体，如继续监测可见黄体影像，光点致密，边缘厚实；20%排卵后可出现直肠子宫陷凹积液。

（二）在促超排卵周期排卵监测

特别是使用促性腺激素时，卵巢对超排卵方案的反应性，卵泡的生长情况以及各级别卵泡各自的成熟程度、排卵的发生时间以及发生排卵的卵

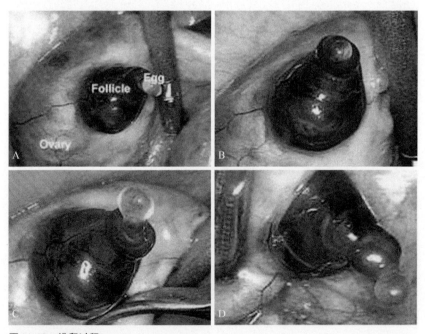

图11-10　排卵过程
Follicle. 卵泡；Egg. 卵子；Ovary. 卵巢

泡数等均是重要的信息，甚至对指导进一步治疗措施的实施具有重要作用。特别是在实施治疗方案的个体化时，监测便成为重要的基础。因此，在促超排卵中应用超声显像进行监测应达到如下目标。

1.　了解患者的基础情况　应在超排卵药物应用前，月经第3天进行B超检查，了解基础状态下的卵泡数，发现多囊卵巢综合征及持续性黄体囊肿。如果卵泡数多，反应会好，当卵泡数过多时可适当控制用药剂量，如果黄体囊肿存在及年龄大，卵巢储备功能会低落，反应会下降。

2.　卵巢对外源性促性腺激素的反应性　治疗开始应根据卵巢对促排卵的反应性调整方案，加强对反应欠佳者的刺激达到超排卵的目的或者对过度反应者降低药物剂量甚至中止治疗以避免严重的过度刺激征的发生。监测对于预防后者的发生具有重要意义。

3.　卵泡的生长发育情况　从总体上估计对治疗的反应性、卵泡的质量、推算排卵时间。

4.　指导人绒毛膜促性腺激素（HCG）的使用时间　如果在一般的促超排卵周期，可参考自然周期成熟卵泡的标准指导使用HCG。

5.　确认排卵的发生以及发生排卵的卵泡数目　超声显像监测排卵是从形态结构上对卵泡的发育及排卵进行监测，虽然许多资料提示这种由超声显像提供的信息与雌二醇的水平呈较好的相关性，但是全面的、更正确的方法仍应该结合其他手段特别是血中激素水平监测进行，尤其是当其提供的信息与临床观察有差别甚至矛盾时，更应如此。值得注意的是很多患者可能于排卵后形成卵巢的多个黄素囊肿，必要时应追踪观察。

二、卵泡发育过程中异常情况

在观察卵泡发育和排卵周期时，可见到一些异常情况。

1.　多囊卵巢综合征（polycystic ovarian syndrome，PCOS）　详见第4章。

2.　卵泡未破裂黄素化综合征（luteinized unruptured follicle syndrome，LUFS）　是指正常月经周期或药物促排卵周期，卵巢有卵泡发育成熟，但到排卵期LH峰后48 h卵泡不破裂或维持生长，或维持存在数天，颗粒细胞已发生黄素化。其卵泡发育特点为，于卵泡晚期增长迅速，至排卵期非但不破裂反而继续增大，于黄体期持续增大，最大直径可达7～8 cm，至下次月经来潮前后萎缩消失。超声动态观察可见卵泡变大，增长快，呈囊性，壁厚而光滑，囊内回声在黄素化过程中可有不同表现，囊透声好，呈无回声，有稀疏散在的细弱光点；或有多量短而弯曲细线状强回声，呈水波纹排列；或有大量线状强回声呈网状。超声观察卵泡大小变化、卵泡壁完整性、卵泡腔回声变化，结合宫颈黏液及宫颈评分、基础体温变化，可以推断卵泡是否经历排卵过程。有时B超下可见卵泡消失，但此排卵的卵巢粘连包裹，使卵母细胞和卵泡液不能进入腹腔或输卵管，谓之"假LUFS"。

3. 小卵泡周期　在卵泡期至排卵前期，卵泡生长始终不能达到成熟大小，且增长很慢，最大直径＜15 mm，卵泡张力不大，透声性差，以后逐日缩小、闭锁，观察不到，或者卵泡内出现声点，逐日增多而实化，即黄素化。

4. 无卵泡周期　表现为双侧卵巢内无卵泡发育，卵泡直径＜5 mm。

5. 卵巢过度刺激综合征（ovarian hyperstimulation syndrome，OHSS）是在助孕时使用促超排卵药物引起，其发生率约为23.3%，与患者的敏感度、药物的种类及量有关。超声表现为卵巢显著增大，多个大卵泡增长，严重时可出现腹水、胸腔积液。

第三节　不孕症检查中的超声新技术

一、超声子宫造影术

在阴道超声基础上发展起来的超声子宫造影术，是向宫腔内注入生理盐水，通过阴道超声观察子宫腔内病变的超声诊断技术。它为检测内膜息肉、黏膜下肌瘤、内膜增生、宫腔粘连、子宫畸形等提供新的诊断方法。以生理盐水为阴性对比剂，声像图显示为无回声，与子宫内膜形成比较理想的声学界面，可清晰地描绘出子宫内膜形态，识别宫腔内异常，提高阴道超声对宫腔内病变的诊断能力。

二、子宫输卵管声学造影技术

随着造影剂的更新，输卵管声学造影也得到了进一步的发展。超声声学造影术，用声学造影剂行子宫输卵管通液（图11-11 ～图11-13），同时行B超监测，据注入声学造影剂后产生的气泡或液体流经宫腔与输卵管时出现的声像变化，观察其动态变化，判断通畅程度，对女性不孕症中的某些病因进行检查并协助诊断。常用的声学造影剂有氧微泡制剂（如双氧水、超声氧晶）；二氧化碳微泡制剂；半乳糖制剂。目前认为超声晶氧作为一种静脉用药，被广泛用于心血管造影及缺氧性疾病的治疗，未见明显不良反应。国内学者采用1%晶氧为造影剂，对215例

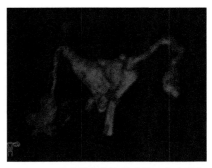

图11-11　子宫输卵管声学造影：宫腔形态正常，双侧输卵管通畅

不孕症妇女的声学造影检查，结果表明子宫输卵管声学造影诊断输卵管阻塞的敏感度及特异度分别为85%和94%，阳性预测值及阴性预测值分别为93%和89%，其中阳性的52例与腹腔镜检查符合率为93%，说明子宫输卵管声学造影用于评价输卵管通畅性有较高的敏感度和特异度，不易受外界因素的干扰，是一项有效的筛查方法。其机制为：晶氧在体内分解后产生微氧气泡，当超声波通过气泡时将出现强反射，通过观察气泡回声在输卵管内移动及积聚情况及加压时伞端形成的喷射气流来综合分析，判断输卵管梗阻是单侧或双侧，近端或远端，使结果更为可靠。

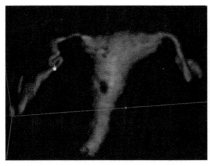

图11-12　子宫输卵管声学造影：右侧输卵管走行纡曲，左侧远端未显影

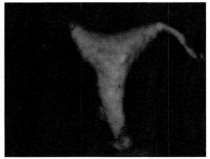

图11-13　子宫输卵管声学造影：右侧输卵管不显影，左侧远端未显影

三、介入超声的应用

①超声引导下输卵管扩通术和选择性输卵管造影术，对于碘过敏、不宜做X线造影的患者，采用超声造影目前仍处于研究阶段；②超声引导下卵泡穿刺取卵术，目前阴道超声引导下经阴道穹穿刺取卵术是最理想的穿刺取卵方法。卵泡直径＞18 mm，注射HCG 5000 U后进行；③超声引导下宫腔内胚胎移植术；④超声引导下配子或合子输卵管内移植术；⑤输卵管内人工授精；⑥超声引导下选择性减胎术。

四、超声在评价子宫内膜容受性中的作用

子宫内膜容受性（uterine receptivity）即子宫内膜必须达到适宜的成熟程度，尚在研究中，但已受到高度关注。一次成功的妊娠除了需要高质量的胚胎外，子宫内膜对胚胎的容受性也至关重要。超声检查作为临床普及的非创伤性检查方法，对观察子宫内膜厚度及形态变化、检测子宫动脉及其分支血管的血流动力学参数、评估子宫内膜容受性有重要意义。近年来有不少研究指出使用阴道超声可以用来评价子宫内膜的容受性。

子宫内膜容受性超声评价指标主要有以下几条：

1. 内膜厚度　要获得妊娠，子宫内膜厚度必须达到一定厚度，厚度达到6 mm受孕的概率较高。

2. 内膜形态　按照Goden等的分型标准，滤泡晚期子宫内膜在超声下可以分为3种类型（图11-14）。A型：即三线型，为外层及中部强回声，外层与宫腔中线之间为低回声区或暗区，宫腔中线回声明显；B型：为均一的中等强回声，宫腔中线回声不明显；C型：为均质强回声，无宫腔中线回声。国内外许多研究表明，超声下A型和B型子宫内膜的妊娠率明显高于C型子宫内膜，提示超声下A型和B型子宫内膜的容受性较好。

3. 子宫内膜容积　除子宫内膜厚度外，子宫内膜容积也可以作为一个判断指标，可使用三维容积VOCAL功能测量（图11-15）。Rega等观察了72个IVF-ET周期，子宫内膜容积＜2 ml者妊娠率与种植率明显低下。

4. 子宫血流　胚胎移植时子宫动脉的搏动指数在妊娠妇女远低于非妊娠妇女。

5. 子宫内膜下血流和内膜的血流　子宫内膜着床区域必须在着床前形

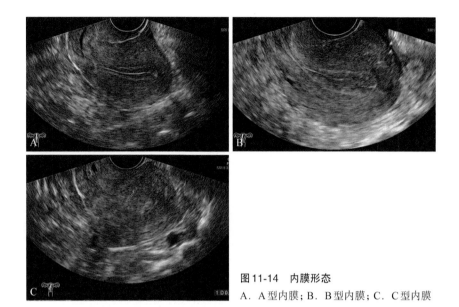

图 11-14　内膜形态

A. A 型内膜；B. B 型内膜；C. C 型内膜

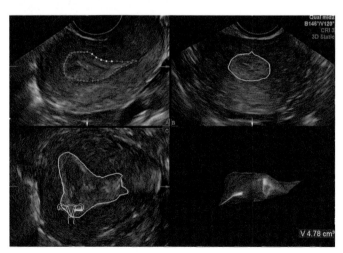

图 11-15　内膜容受性三维容积测量

成血管化，在HCG注射日内膜下和内膜中没有出现血流影，则妊娠率为0。把血流速度>5 cm/s的内膜区域定义为内膜强多普勒区域，在HCG注射日，如果该强多普勒区域<5 mm^2，则妊娠率和着床率极低。

综上可见，不孕症是多因素综合影响的结果，超声有着自身的优点，经济、安全、无创、实时、动态，对明确不孕症的病因提供了重要的信息，也为治疗提供必要的依据。

（鲁　红）

第 *12* 章

超声在计划生育中的应用

妇科超声检查具有直观、准确、安全、无创等特点，目前已广泛应用于计划生育临床。它能清楚显示子宫形态、大小，观察节育器的形态、位置，判断有无置器后并发症。并能对困难计划生育病例进行实时超声监测、引导；对人工流产术后随访也有重要临床意义。

第一节 宫内节育器简介和正常声像图特征

宫内节育器（intrauterine contraceptive devices，IUD）是一种常用的节育器具，是目前我国育龄妇女首选的避孕工具。据有关资料报道，全世界约有 5 亿以上妇女使用 IUD。中国是世界上使用 IUD 人数最多的国家，约每百个育龄妇女中有 51 个带有 IUD。

超声检查尤其是经阴道超声检查可清晰显示 IUD，判断 IUD 的类型、位置，有无异常及并发症。是一种简便有效的、较为理想的 IUD 监测手段。

一、宫内节育器的类型

IUD 的历史可追溯到 100 年前。1909 年德国 Richard Richter 医生用蚕丝弯曲成团状物，设计成功了世界上第一个 IUD。1959 年日本的 Atsumi Ishihama 和以色列的 Oppenheimer 相继报道了放置 IUD 的经验。同时，抗生素的应用进展解除了对节育器引起盆腔感染的顾虑。在我国使用最广泛的是不锈钢为材料的金属单环和麻花环型 IUD。此为"第一代宫内节育器"，也称为"惰性"宫内节育器。随着 IUD 的推陈出新，可供选择的 IUD 种类越来越多（图 12-1）。国内外目前使用的 IUD 有逾 40 种。第二代 IUD 又称为活性 IUD，包括带铜的 IUD 和含激素的 IUD。它们大多是用塑料或硅橡

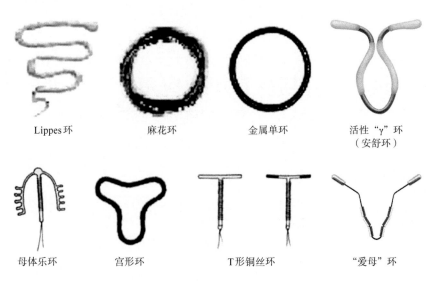

Lippes环　　　麻花环　　　金属单环　　　活性"γ"环
　　　　　　　　　　　　　　　　　　　　（安舒环）

母体乐环　　　宫形环　　　T形铜丝环　　　"爱母"环

图12-1　各种类型宫内节育器

胶做支架，将铜丝缠绕在支架上，或将铜套固定在支架上。含激素的IUD，则是在支架上放入孕酮。此类IUD的形状有"T"形"V"形及"宫"形等。第三代IUD为无支架含铜IUD。此种宫内节育器由一根不可吸收的聚酰胺单丝穿着数个铜套组成，单丝的一端有一个小结，通过专门的放置器将小结固定于子宫底部肌层中。国内目前的"吉妮环"属此类IUD。

不同宫内节育器在子宫内的形态示意见图12-2。

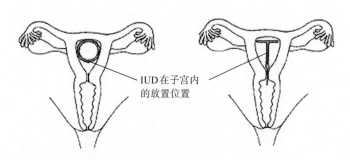

IUD在子宫内
的放置位置

图12-2　不同宫内节育器在子宫内的形态示意

二、宫内节育器的超声检查及正常声像图特征

（一）IUD 的超声检查

1. 仪器及调节

（1）仪器：应用于 IUD 超声检查的常用仪器为二维 B 型及彩色多普勒超声检查仪，探头种类有凸阵、线阵、扇形及经阴道探头。目前最常使用的是经阴道的妇科超声检查。

（2）仪器的调节：包括增益的调节、聚焦的调节及探头频率的调节。①增益的调节：合适的增益标准为：正常的子宫实质应显示为中低回声，充盈的膀胱内应为无回声。增益调得过大，会干扰 IUD 的强回声并使其后方的"彗尾征"显示不清。②聚焦的调节：应根据所需观察的脏器图像深度决定聚焦点或聚焦区的位置，以改善横向及侧向分辨力。③探头频率调节：目前多使用变频探头，选择探头频率时应兼顾分辨力与穿透力。应在保证整体图像质量的前提下，尽量提高探头频率。常用探头频率为 3 ~ 4 MHz，肥胖者可用 2 ~ 2.5 MHz。经阴道超声检查的探头频率为 5 ~ 9 MHz。

2. 检查前准备　经腹壁检查时应充盈膀胱。膀胱充盈程度以能显示子宫底部为宜。过度充盈膀胱，将使子宫向后移位，加大探头与子宫间的距离，降低声像图质量，影响超声检查结果的准确性。

经阴道超声检查时应排空膀胱，以免影响探查视野。

3. 检查方法及内容

（1）检查方法：常用检查方法有经腹壁检查和经阴道检查。经腹壁检查常取平卧位，经阴道检查取膀胱截石位。

（2）检查内容

①子宫附件检查及测量：超声检查时应做纵、横切面连续扫查，观察子宫位置、大小，卵巢及盆腔等结构，测量子宫纵径、横径及前后径。

②IUD 检查：观察子宫内是否存在 IUD，如子宫内显示 IUD，需测量并计算：IUD 上缘至宫底浆膜层距离（图 12-3）及 IUD 下缘至宫颈内口的距离；IUD 上缘到宫腔底部（图 12-4）距离。

子宫内未探及 IUD 的，应观察 IUD 是否在盆腔内，注意有无合并 IUD 异常的声像图表现。

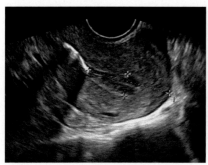 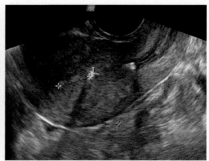

图12-3　环上缘距宫底浆膜层的距离　　　图12-4　环上缘距宫腔底部的距离

（二）正常IUD的声像图

1. **正常IUD的形状与声像图**　由于IUD的形状、材料不同，声像图表现不一，特征性图像为IUD位于子宫腔中央，显示与IUD形状相一致的强回声，其后方伴"彗尾征"（图12-5）。需注意的是塑料环后方不伴"彗尾征"。

不锈钢金属圆环在超声纵切面上显示为"二字形"或"一字形"强回声，后方伴"彗尾征"，"二字形"的平面连线与宫体冠状面平行；横切面显示圆形强回声光环。

V形环的V形支架为不锈钢或铜丝，附有铜丝、铜套和硅胶管。超声纵切面显示为"I"字形强回声，有悬尾丝光带延伸到宫颈；横切面显示为"V"形或"∧"形强回声。

T形环为塑料支架，纵臂上绕有铜丝或铜套。超声纵切面显示宫腔内线状或串珠状强回声，其下方有细线状光带连至宫颈管；横切面显示为"T"

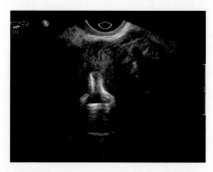

图12-5　平位子宫"宫"形环

形或"⊥"形强回声。

2. 宫腔内IUD定位的超声标准　判断IUD正常位置的超声标准，均以子宫纵切面为基准。

（1）测量IUD至子宫宫底浆膜层的距离，大于2 cm视为异常，但在宫底部肌层有肌瘤或腺肌病时不适用。

（2）IUD上缘与宫腔底部的距离，大于0.5 cm视为环位置偏低或下移。

（3）IUD位置测量的影响因素：IUD位置测量的准确性受到诸多因素的影响，如宫腔与IUD大小不适合，IUD过大或过小；子宫后位或子宫后倾后屈、前倾前屈时；T形IUD后端尾丝与宫内气体重合时；膀胱充盈不充分等。

第二节　宫内节育器异常的超声诊断

一、宫内节育器宫腔内异常

宫内节育器（IUD）宫腔内异常的表现包括IUD下移，带器妊娠，IUD变形、成角、断裂、嵌顿及穿孔等。

（一）IUD位置下移与带器妊娠

1. IUD下移　IUD下移是最常见的位置异常。声像图符合以下标准之一的可提示IUD下移（图12-6～图12-8）。

（1）IUD上缘到宫底外缘的距离超过2.0 cm，或IUD上缘与宫腔底部间

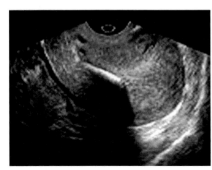

图12-6　IUD下移
上缘距宫底浆膜层3.2 cm

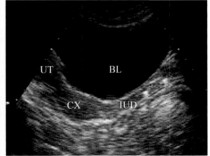

图12-7　IUD下移
位于阴道内；UT. 子宫；CX. 宫颈；BL. 膀胱；IUD. 宫内环

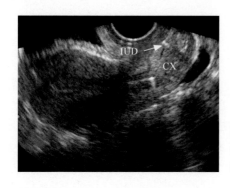

图12-8 IUD下移

位于宫颈管内；IUD. 宫内环；CX. 宫颈

距离比置器时下移＞0.5 cm。

（2）纵切位子宫，自子宫颈内口至子宫底外缘做一连线，如节育器上缘在此连线中点以下，表示IUD下移。

值得注意的是，极少数子宫偏大（子宫体长径＞7 cm）的妇女，IUD上缘到宫底间的距离可＞2.0 cm。对于宫底部相对增厚的病例，如子宫前后壁腺肌瘤、宫底部肌瘤等，IUD位置虽然超过正常标准，但IUD上缘未显示子宫内膜回声就不能诊断为IUD位置下移。反之，如子宫前后壁增厚而宫底肌层增厚不明显的病例，IUD上缘可见子宫腔内膜线回声，也应诊断为IUD位置下移。遇到这些特殊病例，应根据子宫底宫壁厚度、子宫长度、IUD下缘与宫颈内口的距离等综合分析，必要时还需定期随访观察多次，再做出正确诊断。

2. 带器妊娠

（1）带器妊娠的原因：宫内节育器的避孕机制虽然尚未完全明确，但目前公认它作为一种异物直接对局部子宫内膜组织产生一系列的病理变化，从而干扰和阻碍受精卵的着床和发育达到避孕目的。但在IUD远离区的子宫内膜并不受影响。IUD下移是导致带器妊娠的重要原因，由于绝大多数受精卵是在宫腔上部的前后壁着床，所以IUD必须位于宫腔上部才能阻止受精卵着床。IUD下移为宫内妊娠提供了环境，使宫腔上部部分内膜不受IUD的影响使受精卵着床致带器妊娠。

（2）带器妊娠的声像图表现：IUD合并早孕超声易于确诊。此时可见宫腔内胚囊，同时在胚囊一侧见IUD回声。IUD合并宫内中晚孕时，因子宫增大、胎儿较大以及IUD与胎儿骨骼等回声相重叠致显像困难（图12-9）。

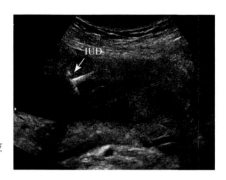

图12-9　带器妊娠
孕20周"T"形节育器位于宫腔
前壁与羊膜囊间

（3）带器妊娠与异位妊娠：IUD可以阻止宫内妊娠，但不能阻止宫外妊娠。放置IUD者一旦受孕，发生异位妊娠的概率增加。其机制是IUD可引起宫腔无菌性炎症，妨碍受精卵在宫腔着床而致输卵管妊娠。有资料表明，随着IUD的广泛应用，宫外孕的比例明显升高。目前宫外孕的发病率比25年前高出2～3倍，并与IUD的放置相关。因此，对于放置IUD并停经35 d以上宫内未见孕囊者要加强监测，及时随访，认真观察子宫以外部位，排除宫外孕可能。

（二）IUD变形、成角

1. **IUD变形**　由于IUD低置或合并子宫肌瘤等其他异常时，IUD为适应环境会产生变形。

IUD变形的超声表现，以冠状面显示最清晰，金属单环的变形通常表现为"8"字形、三角形或不规则形的强回声；T形环常可见横臂折叠。变形的IUD易造成子宫出血或嵌入肌层。

2. **IUD成角**　IUD成角又称IUD宫腔内转位。常见原因有IUD大小选择不当、放置时误差或产后子宫尚未恢复正常即放环引起。

IUD成角时IUD的位置与宫腔发生了角度的变化。声像图表现为：子宫纵切面可能显示本应在横切面或冠状切面上IUD形态（图12-10A），在冠状切面上观察到本应在纵切面上图像（图12-10B），表示节育器在宫腔内成角。如宫形节育器可见在宫腔内倒置翻转等。

（三）IUD异位

IUD偏离宫腔中（除下降脱落外）称为异位。根据IUD偏离的程度可分为3种表现：嵌顿、部分穿孔、完全穿孔。超声对嵌顿和部分穿孔可明确

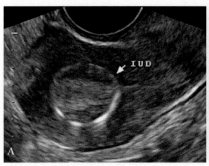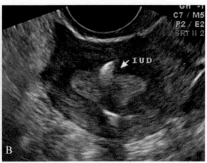

图 12-10 宫内圆环转位并嵌顿

A. 子宫纵切面上圆环呈冠状切面，并嵌顿入前后壁肌层（箭头所示）；B. 子宫横切面上环呈纵切面（箭头所示）；IUD. 宫内环

诊断。

1. IUD 嵌顿　嵌顿是 IUD 部分或全部被包埋于子宫壁内。其原因有 IUD 过大、光洁度不佳、接头处断裂或变形、置器时操作不当、哺乳期置器、剖宫产后宫腔瘢痕及绝经后子宫萎缩等。子宫肌瘤也常导致 IUD 嵌顿，有报道发现嵌顿率高达 23%。

IUD 嵌顿的声像图显示 IUD 上缘与宫底浆膜层之间的距离＜1.0 cm 或 IUD 至子宫前后壁外缘的距离不一致。发现 IUD 位置偏离宫腔而位于子宫一侧均应高度怀疑有 IUD 嵌顿可能。

2. IUD 部分穿孔　IUD 部分穿孔是指 IUD 部分穿透子宫壁。造成 IUD 穿孔的危险因素有：术者技术不熟练或经验不足，对子宫大小和位置检查不清、哺乳期子宫肌壁薄弱、子宫极度前屈和后屈、宫颈狭窄及子宫先天畸形。超声显示 IUD 部分突出于子宫浆膜层（图 12-11）。

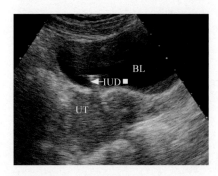

图 12-11　IUD 部分穿孔异位于膀胱

BL. 膀胱；IUD. 宫内环；UT. 子宫

3. IUD 完全穿孔　完全穿孔时 IUD 完全进入腹腔，由于肠腔气体干扰，致使超声诊断困难，可以加摄盆腔 X 线片以协助诊断。

（四）IUD 脱落

IUD 下降脱出于体外为 IUD 脱落。超声检查在宫体及宫颈内未探及 IUD 图像。常须与 IUD 宫外异位鉴别。应详细检查盆腔及腹腔有无 IUD 回声，必要时 X 线腹透检查可协助诊断。

二、宫内节育器子宫外异位

宫内节育器（IUD）子宫外异位即 IUD 完全穿孔致节育器穿过子宫壁完全进入腹腔。超声表现为在宫腔内无节育器显示，而在腹腔内、阔韧带、输卵管卵巢或直肠子宫陷凹区有节育器强回声图像。已有节育器穿入膀胱的报道。声像图显示带有彗星尾征的强回声穿过膀胱壁而进入膀胱，少数可致膀胱结石。

异位于宫外的节育器可因腹腔气体干扰显示困难，常需反复扫查才能找到。如放置 IUD 后没有明确的脱落史，超声检查宫内虽未见节育器回声，亦不可轻易认为 IUD 脱落。必要时可借助 X 线检查，确定盆腹腔内有无节育器存在。经腹超声检查时，应适度充盈膀胱，检查时多切面扫查，识别超声伪像；当怀疑 IUD 外游到子宫与膀胱凹陷时，须排空膀胱扫查。因膀胱充盈时，子宫与膀胱凹陷不易显示。而考虑 IUD 外移至直肠子宫陷凹时，需适度充盈膀胱方能清晰显示异位在此的节育器。

三、超声评价宫内节育器的优点及局限性

妇科 B 超与 X 线腹透是目前常用的检查女性 IUD 位置正常与否的手段。

超声能及时发现 IUD 在宫内有无下移、嵌顿。对于 IUD 变形的诊断，二维超声检查虽然可以通过探头的旋转及方向的改变来显示 IUD 的全貌，但由于 IUD 所含金属成分，声阻抗大，易产生多重反射，大部分 IUD 形态不能完整地显示出来，无法明确 IUD 是否变形或断裂。近年来开展的三维超声对 IUD 的形态及变形、扭曲、断裂可做出诊断，基本不存在误诊和漏诊。

X 线检查能通过旋转患者体位而显示完整的不透 X 线的节育器的形态，判断节育器有否变形及断裂。超声检查对异位于腹腔的节育器因受肠气及肠内容物的干扰显示困难。当超声检查在宫腔、宫颈、阴道及子宫肌层内

未见节育器回声，难以鉴别IUD脱落及IUD宫外异位时，通过X线检查可迅速准确地判断节育器是否异位于盆腔还是经阴道脱出体外。

另外，有宫腔钙化及因临床宫腔操作所致的宫腔积气者，超声可能误认为IUD，行X线检查可进行鉴别。

超声检查与X线腹透作为评价IUD的两种方法各有优点及局限性。由于多次接触X线会损害卵巢功能，在实际临床工作中，X线检查不宜作为随诊IUD的检查方法。超声检查使患者免受X线辐射，且能同时显示子宫附件及盆腔疾病，具备了简便、快捷、经济、无痛、无创伤等优点而作为临床和患者的首选方法。尤其提倡将超声检查作为基层医疗卫生单位配合计划生育，检测IUD下移，避免带器妊娠的常规检查工具。

第三节　困难计划生育手术的超声监测

近年来，利用超声影像技术监测、实施困难计划生育手术正有效地应用于妇科临床。超声引导下的流产手术、放取环手术等宫腔操作，就像为临床医师戴上了一双"慧眼"，将不可视的治疗或诊断过程变为可视，从而克服了盲目性，提高了治疗或诊断的准确性、安全性，缩短了困难计划生育手术的时间。

一、超声引导下的人工流产术

（一）仪器和检查方法

所用仪器为妇科超声检查的常用超声仪。

患者适度充盈膀胱。先取平卧位，经腹壁耻骨联合上行纵横切面扫查，显示宫腔内孕囊或残留胎物回声。再调整为膀胱截石位，进一步观察子宫位置，测量子宫的大小及宫内胎物的大小，确定胎物的位置及与子宫壁的关系。

常规会阴消毒后，腹部超声显示子宫纵切面，探测宫腔深度引导刮宫。在整个刮宫过程中，探头做多方位多切面扫查，以引导术者彻底清除残留组织，同时直视宫内操作器械回声防止器械子宫穿孔。

（二）超声引导下高危妊娠人工流产术

通常施行人工流产术是术者在盲视下操作，全凭手感及临床经验。如遇高危妊娠人工流产，很容易产生并发症，如漏吸、误吸、残留、穿孔、人工流产综合征等。超声监测高危妊娠人工流产，如：剖宫产术后妊娠或妊娠合并肌瘤等，可显示失去正常形态的宫腔，以及宫颈和宫体、宫体和孕囊、孕囊和肌瘤等的位置关系，指导手术者有目标地进行吸刮术，动态掌握器械在宫腔内的位置，观察子宫在手术全过程中的变化情况。既提高手术针对性，减少不必要的宫腔操作，又缩短了手术时间，避免不必要的反复操作所造成的损伤，减少了出血量和人工流产综合征的发生。

（三）超声引导下宫内胎物残留清宫术

产后及引、流产后宫内胎物残留的清宫术，是超声引导的又一适应证。超声能确切地显示子宫的位置，判断是否前屈、后屈，有无子宫畸形；显示残留胎物的回声性状及胎物边缘与宫壁的关系。手术过程中，手术器械在超声引导下准确地进入宫腔，指导吸引管头对准残留位置，施行负压吸宫术；或根据超声显像屏显示出刮匙所要清除的界面，有的放矢地刮出残留物。手术过程中，超声医师适时转换探头位置，指导术者不断调整手术器械所需要的角度、深度和方向。此法操作简单、安全可靠，提高了宫腔手术的成功率，是产后或引产、流产后治疗胎物残留的有效手段之一。

二、超声引导下宫内节育器的放置与取出

（一）超声引导放置宫内节育器

子宫极度前屈、后屈、子宫纵轴过度偏左或偏右者置器、双宫腔畸形置器及剖宫产术后置器均有可能发生放置节育器困难、置器位置不当，产生并发症。

超声引导下置器，可"实时"显示放置器与 IUD 回声，指导术者将 IUD 送至宫腔底部，退出放置器时注意观察 IUD 位置是否移动，及时发现与纠正因尾丝牵拉导致 IUD 下移的情况。

对子宫极度前屈、后屈及剖宫产术后病例，在超声引导下探针通过宫颈内口进入宫腔，先纠正子宫位置。再根据宫颈及宫腔情况，选择合适节育器，在超声引导下置器。

（二）超声引导困难取器

一般情况下，IUD 常规取出术经过顺利，仅在困难取器时需超声引导

监测。

1. **困难取器的原因**　由于IUD的位置或形态异常及带器者生殖器的变化导致IUD不能一次顺利从宫腔取出均称为困难取器。困难取器常见原因是：IUD异位、嵌顿、断裂、扭曲或成角变形；子宫先天性畸形取器，术前未发现子宫畸形，取环时宫腔未找到IUD；子宫位置前倾、前屈、后倾、后屈取器；子宫肌瘤取器；绝经后取器等。

2. **超声引导下取器方法**　患者取膀胱截石位，适当充盈膀胱（必要时可放置导尿管，向膀胱内注入生理盐水250～300 ml）。应用二维及彩色多普勒超声常规检查，明确取器困难的原因，为临床医生决定取器的方法提供依据。重点观察IUD在子宫中的位置，有无变形、嵌顿；观察子宫的大小、位置、屈度，有无畸形，有无合并肌瘤等。应用彩色多普勒显示嵌顿的IUD周围子宫肌层的血流信号，判断有无较大的血管。如嵌顿处有较大的血管穿行则不宜行嵌顿IUD经阴道直接取器，应改由经腹手术取出，避免术中大出血。

常规消毒宫颈、阴道后，在B超监视下施行IUD取器术。在超声引导下，可以清楚地观察到取环器在宫腔的方向、行程、位置，引导临床医生在取环时准确、快速地钩取或钳夹节育环，避免了盲目性，减少了子宫损伤及出血等各种并发症的发生，从而提高取环的成功率。

（1）嵌顿IUD取出：嵌顿于子宫浅肌层的IUD，可在超声引导下采用"抽丝法"取出。在超声实时监测下，指导术者完成IUD取出的全过程，在声像图显示下，取环器勾住IUD，拉长并剪断IUD，弯钳夹住IUD一端缓缓抽出。

（2）绝经后子宫取器：由于绝经后激素水平的影响，子宫和阴道萎缩，可能产生宫颈狭窄、IUD大小与子宫相对不适合，导致IUD下移、扭曲、成角、变形及部分或全部嵌顿肌壁。有报道通过超声对绝经后妇女取器术前测定环距（IUD上缘顶部与宫底浆膜层距离），估计取器手术的难易度及选择取器方法。当术前超声检查时发现环距过短或怀疑有IUD嵌顿、断裂、穿孔、变形或第一次取器失败时，应考虑于超声引导下或宫腔镜下再取。术中充分扩张宫颈后在超声引导下用小号长柄弯血管钳夹取IUD，能准确、迅速地取出IUD，减少并发症。

（3）子宫畸形取器：常见的情况是，由于术前未诊断子宫畸形，如双子宫畸形、纵隔子宫畸形，常规取器时，未发现 IUD，造成取器失败。术中超声能明确子宫畸形类型，并能引导取环器准确到达置器侧子宫腔，勾取出 IUD，使手术变得简单、快速。

（4）前屈、后屈子宫取器：前屈、后屈子宫的宫体与宫颈间存在较大角度，而取环器多不能过度弯曲，使取器困难。超声可清晰显示 IUD 位置及其与子宫的关系，指导术者有效地调整取环器方向和角度，准确地达到 IUD 所在位置，顺应子宫倾、屈方向，顺利取器。

（5）合并子宫肌瘤取器：子宫肌瘤可生长于子宫前壁、后壁及宫体宫颈交界等多种部位，使宫腔形态不规则，阻碍取环器进入宫腔深处。声像图可显示肌瘤大小及部位，指导取环器避开肌瘤，进入宫腔取器。避免盲目宫腔操作，导致子宫穿孔或取器失败。

（6）宫腔镜联合超声取器：近年来，将宫腔镜联合超声应用于困难取器有较多报道。宫腔镜能直观地看清宫腔内情况、IUD 类型及位置，了解有无嵌顿和嵌顿的程度，有无宫腔粘连、宫腔畸形、子宫内膜息肉、子宫黏膜下肌瘤等，根据具体情况对 IUD 做不同处理。但宫腔镜不能发现嵌入宫壁或埋入子宫内膜的 IUD，而超声监护可以为 IUD 定位，两者起到互补作用。临床实践证明：单用超声检查不能发现非金属环残留，也不能提供非常精确的宫腔情况；单用宫腔镜检查，虽可以直视宫内情况，但不能发现外移于宫腔和嵌入子宫肌层的 IUD。两者联合应用，可增加困难取器术的安全性和成功率。

第四节　流产手术后的超声复查

超声应用于流产手术后监护复查，可显示完全流产后的子宫复旧情况，评价手术效果，并及时发现未排出子宫的妊娠囊及宫腔内残留胎物。

一、流产后正常声像图

流产术后正常的超声表现为完全流产声像图：子宫大小形态正常或子宫稍增大，外形正常或饱满，子宫肌层回声均匀，宫腔线居中清晰，内膜薄或稍厚，边缘基本光整或稍粗糙。宫内未显示妊娠囊及异常不均质回声。药物流产后病例由于蜕膜组织不规则脱落，流产早期子宫内膜常表现为不规整、散在或斑块状稍强回声。一般在妊娠囊排出后7～14 d，蜕膜组织完全排出，阴道出血停止，宫腔内膜显示正常线状回声。

二、流产后胎物残留

宫腔内胎物残留是流产后较为常见的并发症之一，可发生在自然流产、人工流产及药物流产后。

【临床表现】 宫腔内胎物残留发生率与子宫畸形、既往人工流产的次数、年龄、手术医生的经验等有关。文献报道，药物流产后宫内残留多与子宫创伤史（如刮宫术、多次妊娠）有很大关系，而无痛人工流产多与子宫形态及操作医生的经验有关系。

临床主要症状为不同程度的阴道不规则出血，部分患者伴有下腹痛。

【超声表现】 由于患者多有阴道出血，超声检查宫内胎物残留的方法可以是经腹检查。如经腹图像质量差可行经阴道超声检查，但对阴道出血量多或持续时间长的病例，需常规消毒外阴、阴道。尽可能在无菌条件下施以检查，以防止宫内感染。应在探头外套消毒套。

宫腔内胎物残留是胎儿附属物包括蜕膜、绒毛组织或胎盘组织加血凝块在宫腔内残留。宫腔内胎物残留的声像图表现无明显特异性，但流产后宫腔内出现实质回声团块与胎物残留有关。宫腔内胎物残留的基本声像图表现如下。

1. 子宫体积正常或有不同程度增大（三径之和＞18 cm）；子宫形态尚正常；宫腔内膜线不光整或消失。

2. 宫腔内可见妊娠囊样回声、光团样回声及短线状回声，与子宫壁分界清晰，内部回声不均匀，无声影，后方回声无增强或减弱（图12-12）。

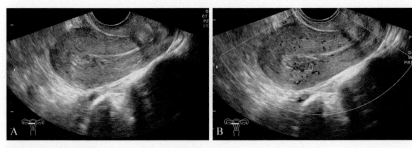

图12-12 宫腔残留
A. 宫腔内不均回声；B. 彩色多普勒超声显示内可见较丰富血流信号

3. 继发感染病例可见宫壁回声欠均匀，近内膜处有散在条状或斑点状低回声区；有积血或宫内炎症分泌物积聚宫腔内时可出现液性暗区。

4. 残留病灶周边，显示丰富的动静脉滋养叶样血流信号，动脉收缩期最大流速 V_{max}（0.22 ± 0.11）m/s，舒张末期最大流速 V_{max}（0.12 ± 0.06）m/s，阻力指数（RI）0.45 左右。频谱边界较模糊、毛糙。

正确诊断宫腔内胎物残留的注意点如下。

1. 宫腔内胎物残留的声像图表现因病程长短不同而不同。病程较短者多表现为不规则的中低回声。随病程增加，组织变性坏死并部分机化，显示增强回声，光点粗乱，但光团多位于宫腔中，不侵及子宫肌层。

2. 超声诊断宫腔内胎物残留的正确性也与病程长短、病灶大小有关。文献报道，在流产后 1 周左右行 B 超检查，宫腔内胎物残留超声诊断正确率为 83.3%，在流产后 2 周左右行 B 超检查病例中，确诊宫腔内胎物残留的超声诊断正确率为 92.3%。残留物范围＞1.5 cm 时，B 超检查正确率较高；假阳性中异常回声范围均＜1.5 cm。对于宫腔内胎物残留范围较小、流产时间较短的病例，最为合适的处理方法是，过 1～2 周复查，仍确认为阳性方可行清宫术。

3. 单纯宫腔内出血伴感染，由于坏死组织及血凝块机化在声像图上较难与宫腔内胎物残留相鉴别，需结合临床了解有无发热等感染病史，观察有无脓血性阴道分泌物进行鉴别，尽可能减少误诊。

4. 据统计，经腹部超声检查宫腔内胎物残留的误漏诊率约为 13.8%。经阴道超声探头频率高，探头接近子宫、卵巢等盆腔内脏器，能获得较经腹部更多的对诊断有用的信息，显示较小的病灶，能了解残留组织的大小及部位，诊断符合率可达 96.4%。必要时可根据诊断需要，在严格消毒下行经阴道超声检查。

5. 人工流产术后或药物流产后近期，宫腔操作后带入的空气及宫腔内积血、血凝块，在声像图上可显示团块状强回声，与胎物残留声像图相似。需在二维图像上多个切面仔细辨认，而彩色多普勒常不能显示血流信号。

6. 敏感度较高的彩色多普勒血流显像可为判断宫内胎物残留提供关键信息。因此，宜调低仪器的血流速度量程，尽量调小彩色取样框的大小，增加检出残留胚胎组织的低速血流的敏感度。

7. 宫腔内胎物残留尚须与子宫肌瘤、滋养细胞疾病鉴别。

（韩建一）

第 *13* 章

三维超声在妇科的应用

彩色多普勒超声（color Doppler flow imaging，CDFI）和经阴道超声（transvaginal sonography，TVS）广泛而普及的应用，在妇科疾病诊断上已实现了"形态学-血流动力学"相结合的联合诊断，大大提高了妇科疾病超声诊断的准确率。而近年来的快速发展、逐步成熟的三维超声（three-dimensional ultrasonography，3D-US）成像新技术，以其独特的展示角度，使超声诊断上升到了一个新的台阶，进一步拓宽了超声在妇科的应用范围，使得超声诊断水平不断提高，日益在临床上发挥重要作用。

第一节　三维超声在妇科的优势及临床指导作用

一、三维超声原理及成像

三维超声成像分为静态三维成像和动态三维成像。目前有多种成像模式：表面成像、透明成像、彩色多普勒血流成像、多平面成像（或称断面成像）及壁龛成像。三维表面成像在20世纪80年代首次应用于胎儿，是将连续不同平面的二维图像进行计算机处理，得到一个重建的有立体感的图形；20世纪90年代初期开始了切面重建和一个互交平面成像；容积成像则开始于1991年；1994年发展了散焦成像；1996年开始了实时超声束跟踪技术。近年来三维超声与高速的计算机技术的联合使其更具备了临床实用性，而最新发展的实时三维超声即动态三维成像被称作四维超声（four-dimensional ultrasound，4D），数据采集和显示的速率与标准的二维超声系统相接近，即每秒15～30帧，是高速容积显像。四维成像把时间因素加进去，通过连续容积采集和3D复制图像的平行计算来完成。用整体显像法重建感兴趣区域准确实时活动的三维图像，与进行三维立体扫描时探头必须放稳不同，进行实时三维扫描时，探头可以移动，以对观察目标进行跟踪，有利于大体积的观察。实时4D模式中的容积采集框同时是复制框。因此，容积框的大小和位置对于得到一个良好的复制结果非常重要，图像采集前需要设置。实时三维不仅提供了对三维空间结构的观察，而且为临床诊断增加了额外的一维视野，实现以每秒多个立体帧三维成像，从而把运动图像的伪像减到最小。4D技术的优势在胎儿宫内行为观察中得到了良好的体现，在妇科主要用于不同部位病灶的快速浏览观察，4D真正实现了实时动态三维成像，将超声技术又提高一个台阶。

目前主要用于临床的3D模式有以下几种。

（一）表面成像模式（图13-1）

采用此方法能够建立组织结构的表面立体图像。要求在复制开始区和欲显示的表面之间存在低回声结构（如液体）。通过旋转三维立体数据库选择感兴趣区域进行成像，非感兴趣区可以去除；采用合适的滤功能，可以滤过周围低回声，使图像突出；应用图像自动回放的旋转功能，可以从不同角度观察立体图像；另外还可以调节图像的明亮度和对比度，使图像立体感更强。一些子宫畸形和宫腔内病变的观察可以应用此模式。

（二）透明成像模式（图13-2）

透明成像模式，又称X射线模式，是将实质性组织结构的所有三维回

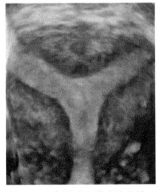

图13-1 表面成像模式显示的弓形子宫

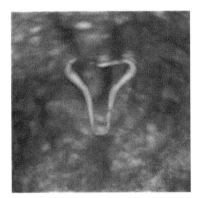

图13-2 透明成像模式显示宫内环

声数据投射到一个平面上，选择性地显示出高回声或低回声结构的特征。采用这种模式要求感兴趣结构的回声特征较周围组织回声高或低，例如对骨骼、血管、囊性结构和宫内节育器等结构的显示较为敏感。此模式能够产生类似X线片的效果，但比X线片优势的是，可以通过回放旋转功能从各个角度来观察图像内的感兴趣结构的特征。

（三）彩色多普勒血流成像模式（图13-3）

三维能量多普勒信号在评价血管分布的生理性和病理性变化方面是一个理想的工具，能形象地把成像区域内的各级血管分布树立起来，在分析肿瘤血管特征时极为有用。不但能够观察组织结构内的血流情况，还可以提供一定容积内血细胞量的间接资料，三维血管成像方法能够跟踪血管走向，区分重叠血管。为了获得更好的血流成像图，通常要调节低预设值以识别表面的边界。三维彩色直方图是最近开发出来的能够客观定量分析血流的一个新指标，是指单位体积内代表血管化程度的彩色成分的百分比和代表血流量的平均彩色幅度值，它为定量评估生理和病理情况的血管生成提供了一个非常重要的手段。

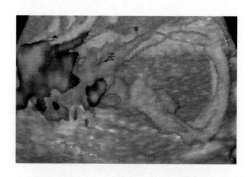

图13-3 血流成像模式

（四）多平面成像模式（图13-4）

将X、Y、Z 3个垂直平面上的二维图像同时显示，可任意平移或旋转任一平面的图像，最后重建成三维立体图像。

（五）壁龛成像模式（图13-5）

将相互垂直的剖面A、B和C的一部分编辑到3D剖面视图中，取名"Niche"（壁龛）是因为视图显示类似于将一个空间图形插入到参考图像中。在壁龛模式下，可使用跟踪球来定位图像。

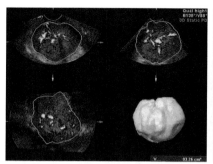

图 13-4 多平面成像模式测量肿瘤体积

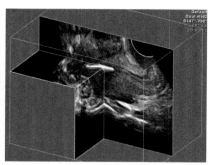

图 13-5 壁龛成像模式

二、三维超声在妇科超声检查中的应用

3D-US 用于诊断子宫、卵巢等妇科疾病可获取二维超声不易得到的冠状面的回声信息,并可达到量化标准。其独特的展示角度,大大提高了超声在妇科疾病诊断中的正确率,深受超声医生的喜爱。三维成像后的图像直观、形象,同样大大方便了临床医生了解疾病程度,制定更加个体化的治疗方案,更好地与患者和家属沟通,使治疗方案的实施得到积极的配合。

(一)三维超声在妇科超声检查中的优势和局限性

目前,三维超声在产科的应用除胎儿宫内行为的观察外所能诊断的胎儿畸形,二维超声基本上都能作出诊断,胎儿心脏畸形亦不例外,并且这种趋势在将来一段时间内还会继续保持。但三维超声因其冠状切面的优势在妇科疾病的诊断上被称为超声 CT。有报道三维超声应用于诊断先天性子宫畸形的正确率为 100%,可与子宫输卵管 X 线造影相媲美。测量子宫内膜的容积,对子宫内膜的判断,以子宫内膜容积>13 ml 作为诊断内膜癌的标准,其敏感度可达 100%,特异度可达 98.8%。该方法也可用于测量宫颈癌的容积等。此外,还有作者利用三维超声测量卵泡的容积来判断卵泡成熟与否以及三维超声定位下卵泡穿刺吸取卵母细胞。3D-US 与彩色多普勒能量图信息相结合的血流三维分布图能更直观显示妇科肿瘤的血供情况,对判断肿瘤的良恶性也能提供一定的帮助。

1. 三维成像技术的主要优点

(1)能够获得任意平面的图像并标明其在空间的方向和位置:这项功

能的实施，尤其在冠状切面上对于子宫各部位的分析更加明确，如子宫底的定义是双侧输卵管入口以上的部分，在二维超声上很难划分，三维成像后有利于对图像进行测量划分，方便仔细分析，减少主观因素干扰，提高超声诊断能力。

（2）具有精确的体积计算功能：常规的二维超声只能获取一个组织结构的3个切面，通过3个切面的径线粗略地估测体积，当目标形态不规则时则无法估计或造成各个检查者对同一病灶的测量数据有差异。三维超声可处理多平面资料，模拟出组织的形状，利用特定的容积计算公式得出体积大小，使体积的测量更为精确，尤其对不规则形器官或病灶体积的测量更具优越性。新近应用的在体器官计算机辅助分析技术（virtual organ computer-aided analysis，VOCAL）具有自动测量各种形态结构的体积的功能，能够描画和显示任何形态的组织器官外形特征，并计算出其体积，为不规则形结构的体积估计提供了最佳的手段。

（3）能够对感兴趣结构重建三维立体图像，使结果更直观：我们平时常用的二维超声是把一系列的二维图像用我们的思维在脑子里形成一个三维图像，凭经验最后形成诊断结果。而三维超声是直接形成了三维图像。清晰的立体图像有助于初学超声诊断者，培养空间思维能力和理解图像的能力。子宫腔三维立体成像后显示的宫腔冠状切面，较直观地显示疾病情况，真实的、立体的解剖图像使患者及其家属容易理解病变的部位和程度，避免医务人员解释不清所造成的误解。

（4）实时三维超声扫查在数秒之内完成：快速自动的扫查并将获得的容积数据可以全部被储存起来，数据可以在患者离开后随时调出来进行研究分析，评价存储数据，由此带来的优点是：①不必匆忙对疑难病例下定论，可以在充分讨论后得出更准确的判断；②减少了患者因检查时间长而造成的不适；③标准切面三维自动扫查，可使观察者之间、观察者本人的差异降到最低，减少了分析图像中的主观因素；④三维图像采集后，可用于远程会诊，实现异地资源共享，提高疑难病症的诊断准确率。

2. 三维超声的局限性　三维超声虽然有很多优势，在临床也被广泛的应用，但也有不足之处。

（1）受二维图像影响：三维图像是建立在二维图像基础上，故二维图像必须清晰，在这一点经阴道三维超声优于经腹三维超声；但阴道超声三维图像采集遇子宫平位时，子宫底位于超声的相对远场，二维图像清晰度就欠佳，三维超声成像会较不满意。因此平位子宫需三维成像时，最好先纠正子宫位置成前位或后位。取样容积框应尽量包绕宫体和宫颈，成像后才能完整地显示子宫的轮廓、宫腔和内膜形态，较大子宫取样容积框无法包绕，三维成像不能完整显示。

（2）三维和四维在方法学上要求很高：妇科三维成像图像直观、容易理解，也便于超声医师与临床医师或同患者及家属交流。但由于三维和四维在方法学上要求很高，准确的时间和空间定位，需要检查者有个学习操练的过程，对仪器使用不熟练，对疾病的定义概念模糊时，有时会需要较长时间的图像采集，影响了三维快速成像的优势，而且图像质量也很难达到满意和清晰的程度。

（3）图像受肥胖、肠腔气体等因素影响：在患者肥胖、肠腔气体干扰较多等情况时，同样也难以获得好的三维图像。实时三维超声直接容积成像系统，由于获取的数据是容积数据，而非一系列的平面图像，会在一定程度上缩小或排除了患者呼吸等因素的影响，但图像分辨率较间接容积成像降低。其他如呼吸运动的影响、大血管搏动或胎动等影响可使三维图像边缘出现凹凸不平的伪像；故妇科三维超声检查操作时，也需患者适当屏息配合检查，以减轻运动伪像。

（4）图像重建过程中可出现伪像：也称C平面伪像。产生原因：①重建后的三维图像在与探头相垂直的冠状切面上分辨率下降，使显示结构模糊，通过提高仪器的性能可消除此伪像。②对感兴趣区选择不当，如选择过小，可造成一些重要结构在三维图像上的缺失。③成像参数选择不当，如阈值调节过低，前方的噪声无法消除，可使三维图像模糊；阈值调节过高，可滤掉一些有用的结构信息，在三维图像中即不显示。④由于感兴趣框常为长方形或正方形，而观察的组织结构形态常不规则，在重建时，可能会与部分周围结构重叠而造成结构变形或局部缺损的伪像。

（二）三维超声在妇科的主要适应证

1. 子宫先天性畸形的诊断　二维超声怀疑有子宫畸形；不孕症和习惯性流产等患者排除子宫畸形，可以常规在经前期行经阴道三维超声检查。

2. 宫内节育器的诊断　三维超声的透明模式可以较清晰地显示节育器的形态、位置，而三维超声宫腔冠状切面又可以使宫内节育器与宫腔各边角的关系得以显示。对一些节育器异常的情况，如肌层内嵌顿、断裂、位置改变等都有帮助。

3. 宫腔疾病的诊断 诊断和鉴别子宫内膜息肉、子宫黏膜下肌瘤、内膜息肉、内膜肥厚。判断子宫黏膜下肌瘤在宫腔所占位置。内膜癌肌层浸润深度。

4. 特殊部位妊娠的诊断 如宫角妊娠、输卵管间质部妊娠、子宫峡部妊娠的鉴别，保守治疗后疗效的判断等。三维超声可直观显示胚囊外形、囊内结构及胎芽立体形态，三维超声彩色多普勒或三维彩色能量图直观显示胚囊滋养层血流。

5. 其他 附件囊性肿块内壁乳头的观察，快速的卵泡检测，宫颈癌、内膜癌、卵巢肿瘤体积测量，卵巢体积测量等。

第二节 三维超声检查的操作手法及注意事项

三维超声的临床应用很大程度上取决于操作人员对此技术掌握的熟练程度。只有了解三维超声的基本原理和概念，熟练掌握三维超声诊断仪的操作方法和步骤，同时了解各种疾病病理基础，针对每例患者的检查目的选择合适的检查时间，才能充分发挥三维超声的最大作用。

一、三维超声成像方法

1. 自动容积扫查 容积探头是目前临床应用最为广泛的三维探头。三维数据是通过超声探头平面移动的扫查而获取的大量连续二维断面图。现有的三维探头都配有内置的凸阵或扇形探头，探头内电磁感应器可以感应出每一断层的相对位置和方向。每一断面的二维图像信息连同其空间方位信息都被数字化后输入电脑。实时二维扫查是基础，根据感兴趣区域的空间范围，任意调节扫查断面、深度和扫查角度，在合适的部位确定三维容积箱（volume box）的位置和大小后进行扫查。在扫查时也可以根据感兴趣区的回声和运动特征调整扫查速度。针对妇科可选用低速扫查，因其图像分辨力最高，但易受运动影响，可嘱患者适当屏息；正常速度扫查的空间分辨力在高速扫查和低速扫查两者之间。

2. 三维数据库的建立 探头扫查获得的数据是由许许多多的断面组成

的合成数据，作为三维数据库输入电脑，可以通过滤过干扰信息改善数据的质量。三维数据库包含一系列的体积像素，每一体积像素既是灰度值也是亮度值。

3. 三维图像重建应用　三维数据库可以重建出各种图像，包括三维切面重建和立体三维的观察。

（1）切面重建：成像最简单，通过旋转三维数据库可以选定任意一个平面的二维图像，进行多平面图像分析。尽管得到的是断面图，有时对诊断却非常有用，因为许多平面（例如子宫的冠状面）是二维超声难以观察到的。

（2）容积成像基本步骤

①确定成像范围：在所扫查的三维容积资料中选定出感兴趣区域（即容积箱），任何容积箱外的结构将不会被成像。

②选择成像模式：根据感兴趣区域的回声特征合理选择成像模式，以能够突出病灶特征为原则。

③滤过图像：表面成像时利用滤过功能对周围低回声结构进行适当的抑制，以突出表面结构特征。

④显示三维：进行图像定位，使立体图像处于最佳显示角度，从而得出最佳三维图像。

⑤立体电影回放：采用电影回放的功能可以从不同角度动态地观察图像，立体感更强。

电子刀的选择：利用电子刀的功能能够去除与感兴趣结构表面无关的立体回声结构以及不规则的周边，使图像从任何角度上看都更为清晰、重点突出。

二、三维超声成像注意事项

1. 先行二维常规超声检查　无论是经腹部、经阴道或经肛门行三维超声检查，均需先行二维常规超声检查，了解疾病的整体情况后，对感兴趣区域进行三维成像。

2. 选择在内膜分泌期检查　为便于观察子宫内膜和宫腔形态，尽量选择在内膜分泌期检查，此时子宫内膜有一定的厚度且回声偏强，与低回声的肌层会形成良好对比，成像后的三维图像宫腔、内膜、肌层和子宫浆膜层均较清晰。

3. 注意纠正子宫位置 平位子宫在经阴道超声检查时，子宫底部位于超声远场，三维成像容积框虽然能包裹整个子宫，但成像质量差，影响诊断。建议先纠正子宫位置为前倾前屈或后倾后屈，使子宫各部分均在超声近场，成像后图像清晰。

4. 经腹部三维成像取样 腹部妇科超声检查需先充盈膀胱，充盈的膀胱占据较大图像空间，容积取样框的放置仅需覆盖子宫和部分膀胱，无须完全覆盖膀胱子宫。

5. 经肛门超声三维成像防止损伤 因三维容积探头相对较大，经肛门超声三维成像时要注意患者是否有肛门及直肠疾患，以防止损伤。

第三节 子宫先天性畸形的三维超声诊断

子宫先天性畸形临床较为多见，人群发生率为1% ～ 3%，轻度子宫发育异常多无症状，易被忽略或在体检时偶尔发现。

一、三维超声在子宫先天畸形诊断中的意义

从理论上首先了解各类子宫畸形的定义，将对三维超声快速诊断有极大帮助。从子宫畸形示意图（见图10-2）上可见诊断和鉴别子宫先天畸形的关键在于宫腔冠状切面和子宫底浆膜层的形态，而三维超声的优势就在于能从不同角度直观显示各种位置的子宫内部构造及宫底外观形态，能更有效地诊断和鉴别诊断先天性子宫畸形，这个切面的回声信息是二维超声不能得到的。患者无须再进行输卵管碘油造影或宫腔镜等侵入性检查来明确诊断，目前是诊断子宫畸形的首选检查方法。正常形态子宫在三维超声下可见（图13-6）：①宫腔呈倒置三角形，边缘轮廓光滑清晰，平滑延伸至

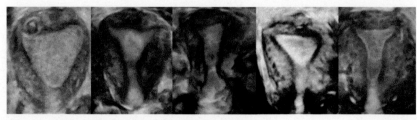

图13-6 呈等腰三角形的各种正常形态宫腔三维成像

宫角，双侧输卵管开口锐利；②子宫浆膜层清晰可辨，形态自然光滑，宫底部平坦或略有弧状隆起；③宫颈管与宫腔内膜回声自然延续，略微狭窄。

二、三维超声在子宫先天畸形诊断中的注意事项

二维超声可以提供子宫外形及宫腔形态的部分信息，但也有部分类型在二维超声上表现相似，在不能显示冠状平面的情况下难以鉴别诊断。三维超声显示的冠状切面在整体上直观地显示宫底的形态及宫腔的结构，并在三维成像的基础上进行测量，使得各种子宫发育异常的鉴别有一个量化的标准。在三维成像的基础上可测量的数据有①纵隔长度：测量两宫角部内膜连线中点至纵隔末端的长度（A）（图 13-7）。②AB 比值：B 为两侧宫角部内膜连线中点到宫底浆膜层之间的距离（图 13-7）。③宫底凹陷深度：测量宫底浆膜层外缘连线至宫底浆膜层凹陷处的最大垂直距离（图 13-8）。④内膜角度：内膜内侧切线间的夹角（图 13-9）。

表 13-1 为部分类型子宫畸形的超声鉴别要点。

（一）子宫外形以及宫腔形态的三维成像的主要适应证

1. **临床可疑子宫畸形者**　不明原因的不孕、反复流产、人工流产失败和放环后仍多次避孕失败者，都有可能由于子宫畸形造成，经阴道三维超声检查可予排查。

2. **二维超声可疑子宫畸形者**　二维超声发现宫腔被肌层样回声带隔开；一侧宫角显示不清；有宫旁肌层样回声包块等情况时。

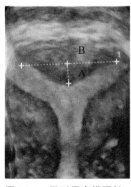
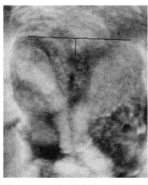
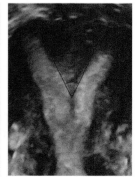

图 13-7　弓形子宫纵隔长度（A）　　图 13-8　双角子宫宫底凹陷深度　　图 13-9　纵隔子宫内膜角度

表 13-1 双子宫、双角子宫、纵隔子宫和弓形子宫的超声鉴别要点

项 目	双子宫	双角子宫 完 全	双角子宫 不 全	纵隔子宫 完 全	纵隔子宫 不 全	弓形子宫
宫底浆膜层凹陷	完全分开，各自独立	大，深	>1 cm	<1 cm	<1 cm	大部分外凸或扁平，极少数 <1 cm
宫腔底部凹陷	/	大，深	>1 cm	>1 cm	>1 cm	<1 cm
宫腔分开处	完全分开	内口处	内口以上	内口以下	内口以上	宫底
宫颈管个数	2	1	1	2或1	1	1
内膜角度	/	/	/	/	<90°	>90°
A/B	/	/	/	/	>1	<1

3. 子宫畸形整形术前术后 三维成像各部位的测量可以决定手术是否可以进行，整形效果如何，如图 13-7 中 B 长度（宫底厚度）＜1 cm，说明宫底肌层较薄，手术将有困难，＞1 cm 的纵隔如能在术后＜1 cm，流产率将明显降低。

（二）子宫三维成像注意事项

1. 容积取样框尽可能包绕宫体及宫颈，因子宫畸形的诊断重点是子宫的轮廓和内膜形态。

2. 有时由于子宫屈度明显，宫腔与宫颈成一角度，故无法同时成像宫腔与宫颈管，可分别成像显示宫腔及宫颈管情况。

3. 成像时缓慢推动取样框缘线，逐步显示宫腔形态，并注意呈现双侧宫角，观察双宫角形态，左右侧是否都有，是否对称。

4. 为方便于观察子宫内膜及宫腔形态，尽量选择在内膜分泌期检查，使子宫内膜与肌层形成良好对照。

三、各型子宫畸形的三维超声诊断

按 1988 年美国生殖协会子宫畸形分类，各型畸形子宫更直观，形象可辨（图 13-10）。

1. Ⅰ型 子宫发育不良 / 不发育（图 13-11）。

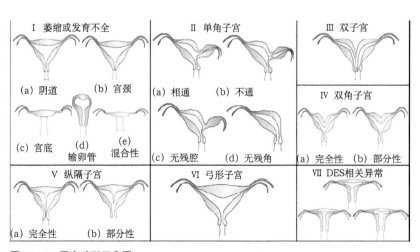

图 13-10 子宫畸形示意图

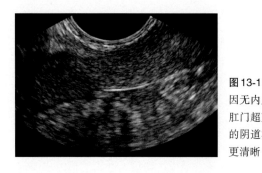

图13-11　子宫发育不良二维超声图
因无内膜回声对照三维超声没有优势，经
肛门超声检查可以替代未婚妇女无法完成
的阴道检查，探头更接近检查脏器，图像
更清晰

2. Ⅱ型　单角子宫（图13-12）。

单角子宫常合并残角子宫是一侧副中肾管发育完好，形成一发育较好
的单角子宫伴有一发育正常输卵管。如对侧副中肾管发育完全停止形成单
角子宫，或对侧副中肾管发育仍有残存痕迹则往往合并对侧的残角子宫。

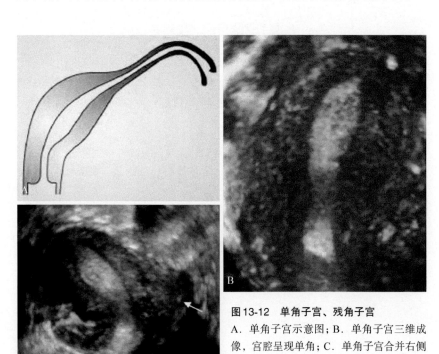

图13-12　单角子宫、残角子宫
A. 单角子宫示意图；B. 单角子宫三维成
像，宫腔呈现单角；C. 单角子宫合并右侧
残角子宫三维成像，箭头处残角子宫为细
条状子宫形态低回声，无内膜

3. Ⅲ型 双子宫（图13-13）。

双子宫是两侧副中肾管完全不融合造成的。每侧都发育完全且几乎为正常大小。当然也必须有两个宫颈。由于每侧都拥有发育完全的子宫，所以患者可以妊娠至足月。由于双子宫的2个子宫完全独立，有时会左右或上下距离较远，三维成像采集框完全包绕困难，实时动态中可以观察，但定格一幅图像时仅能侧重显示一侧子宫。双子宫两个子宫均为单角子宫。

4. Ⅳ型 双角子宫（图13-14）。

双角子宫是双侧副中肾管部分不融合造成。从宫颈内口处分开为完全双角子宫。在内口之上分开为不全双角子宫。

双宫颈双角子宫与双子宫区别主要在于：①双宫颈双角子宫两角之间子宫肌壁存在某种程度的融合，而典型的双子宫两侧子宫和宫颈完全分开，没有共用肌壁。②双角子宫的每一侧并不是发育完全的，会比双子宫小，

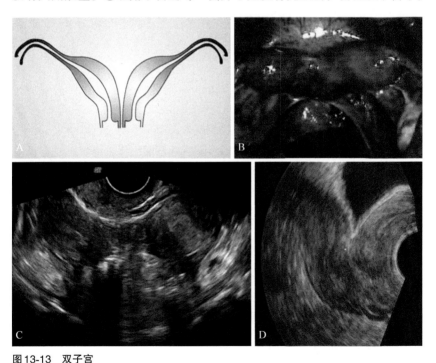

图13-13 双子宫

A. 双子宫示意图；B. 腹腔镜下双子宫；C. 双子宫二维横切面，见左右2个完全独立分开子宫；D. 双子宫三维成像

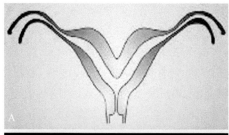

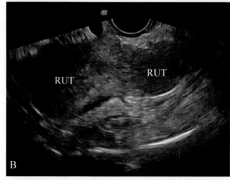

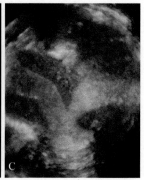

图13-14　双角子宫

A. 双角子宫示意图；B. 二维横切面；C. 三维图（黑线为宫底浆膜层），切迹深度1.5 cm

双子宫可以是2个完全发育正常的子宫。

5. Ⅴ型　纵隔子宫（图13-15）。

纵隔子宫是两侧子宫的分隔未吸收所致。完全纵隔子宫其分隔一直延伸至宫颈内口。典型的完全纵隔子宫，子宫底凸起，但也可扁平或有轻微凹陷（＜1 cm）。不全纵隔子宫即纵隔在宫颈内口以上（图13-16，图13-17）。组织学方面，纵隔可由肌层或纤维组织构成，较正常肌层薄弱。纵

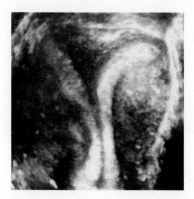

图13-15　完全纵隔子宫

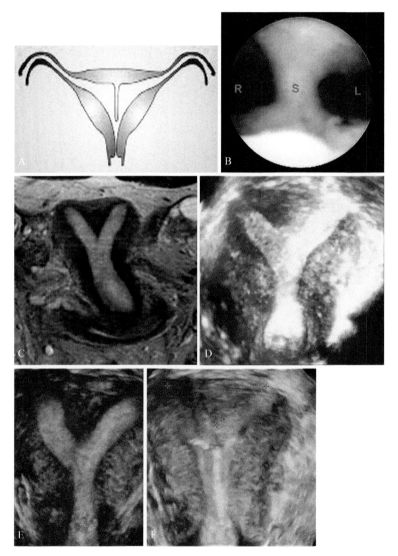

图 13-16　不全纵隔子宫

A. 不全纵隔子宫示意图；B. 宫腔镜下的不全纵隔子宫，子宫隔（S）；C. 不全纵隔子宫的MRI图像；D. 不全纵隔子宫三维成像；E. 术前；F. 术后，内膜角度明显增大（放置节育器）

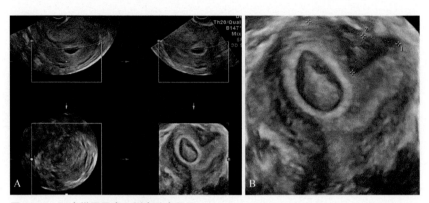

图13-17　不全纵隔子宫一侧宫腔内早孕
A. 静态三维成像图；B. 三维图上测量，纵隔切迹深1.6 cm

隔子宫和双角子宫的鉴别很重要，其关键在于子宫底外形的显示，宫底外形＞1 cm凹陷为双角子宫。宫底外形切迹＜1 cm；而纵隔长度＞1 cm为纵隔子宫。

6. Ⅵ型　弓形子宫（图13-18）。

弓形子宫是指只有1个宫腔，子宫外部轮廓外凸或扁平，内膜腔宫底部凹陷＜1 cm，内膜角度＞90%。这一型常被认为是正常的变异。

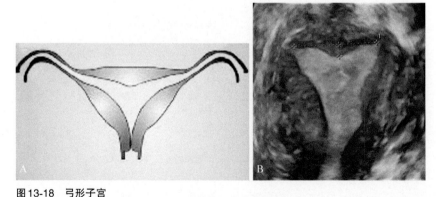

图13-18　弓形子宫
A. 弓形子宫示意图；B. 弓形子宫三维成像，宫腔底部凹陷约0.5 cm

7. Ⅶ型　己烯雌酚（DES）相关的子宫畸形：宫腔形态有所改变，如T形宫腔，子宫外形基本正常（图13-19）。

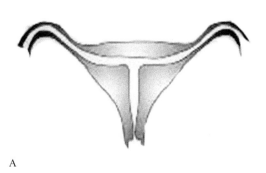
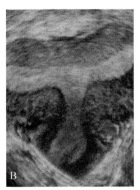

图13-19　T形宫腔
A．T形宫腔示意图；B．T形宫腔三维成像

第四节　宫内节育器异常的三维超声

在中国已婚育龄妇女IUD的放置率报道为68.6% ～ 73.2%。IUD的形态、种类已多达几十种，以往放射科X线透视检查IUD的工作已逐步被超声检查取代。但二维超声只能以切面的形式显示部分IUD的形态，尤其在子宫位置前倾或后屈时。二维超声一个平面上完整IUD的显示率国外报道为36%，国内报道为42.76%，二维超声诊断符合率总体约为61.11%。二维超声是通过几个切面扫查，结合操作者的工作经验，大致了解宫内节育器的情况。在IUD异常，取器困难，需要明确证实或进一步定位时，二维超声则较难以在一个平面上显示完整的IUD图像。三维超声具有优势的冠状切面显示宫腔形态，同时显示宫内节育器（图13-20），直接、形象的图形方便与临床医生沟通，方便患者理解，可以用来证实异常IUD的形态和位置，以确定手术方案，以最大程度地保障各种手术的顺利进行。其透明模式和表面模式合并使用探测有助于IUD异常的明确诊断，判断IUD的形态、位置等信息；可以直观显示IUD的立体形态以及与宫腔、内膜的关系；对评价IUD变形、移位或节育器嵌入子宫肌层的深度，指导临床对异常IUD的处理有很大的帮助。据报道IUD三维图像完整显示率为96.05% ～ 100%。结合二维超声，三维超声诊断符合率可提高至100%。

需要注意的是，①超声对全金属节育器的反射敏感，对硅胶加金属等

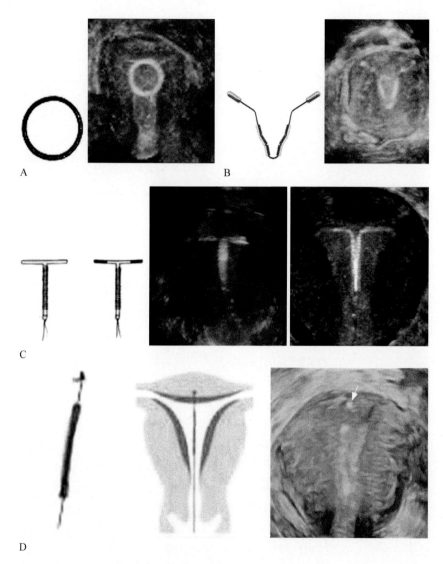

图13-20　各种宫内节育器的实物图及三维成像图

A. 圆环；B. "爱母"环；C. "T"形环；D. 吉妮环，箭头所指为固定于子宫底部肌层中的小结

类材料制成的节育器敏感性相对减低，而目前各类新型材料的 IUD 种类繁多，超声检查时要注意病史的询问。②在 IUD 合并宫腔病变有其他回声干扰时要注意 IUD 的辨认。

三维超声以其冠状切面可以较完整地显示 IUD 形态（图 13-21）。

宫内节育器异常的三维超声显示见图 13-22～图 13-29。对节育器的形态位置，节育器相对于不同形态宫腔的内部位置都清晰可见。

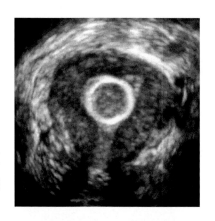

图 13-21　三维超声冠状切面宫腔形态的呈现和 IUD
该病例流产同时放置 IUD，阴道淋漓出血，二维超声环位正常，三维成像可见内膜线有压迹，提示 IUD 相对宫腔偏大，对子宫肌层有压迫。取环后阴道出血停止

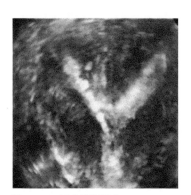

图 13-22　不全纵隔子宫
IUD 放置于一侧宫腔，另一宫腔空虚

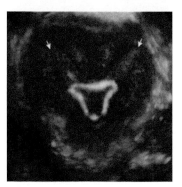

图 13-23　不全纵隔子宫
"宫"形节育器位于纵隔下方

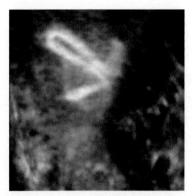

图13-24 γ形IUD宫腔内斜置

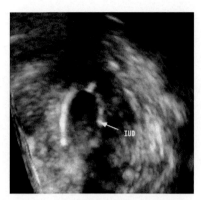

图13-25 IUD取器中断裂，部分残留，呈"弓"形留置宫腔

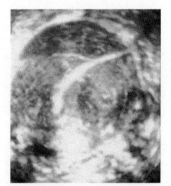

图13-26 断裂IUD嵌顿于左侧宫角肌层

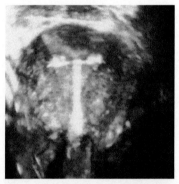

图13-27 T形IUD右侧浅肌层内嵌顿

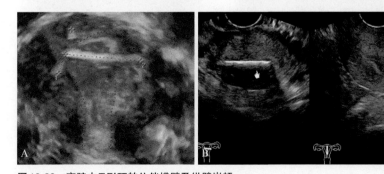

图13-28 宫腔内T形环转位伴横臂及纵臂嵌顿

A. 三维成像，横臂位于左侧宫角，纵臂位于右侧宫角；B. 二维图像上，子宫横切面见环的纵臂，纵切面上仅见一点

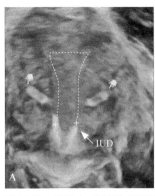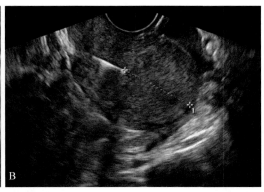

图 13-29　宫腔内"爱母"环下移伴横臂嵌顿
A. 三维成像，横臂位于肌层内，手指所指；B. 二维图像上，宫腔内环上缘距宫底浆膜层 3.3 cm

第五节　宫腔疾病的三维超声

　　宫腔疾病的三维观察选择纵切子宫，完整显示宫颈管线和宫腔线，利用多平面成像模式，启动三维重建功能，调整取样框大小，以宫腔为重点包络立体扫描的区域及范围，采集图像，获取三平面。先将取样线放置在子宫内膜纵切平面，缓慢前后移行，观察宫腔内病变与宫底、侧壁肌层、双宫角的关系，观察宫腔内肿瘤与前后壁的关系。三维超声诊断肌层浸润程度同二维诊断标准。临床考虑有子宫黏膜下肌瘤、内膜息肉、鉴别息肉、内膜肥厚、内膜癌分期时可进行经阴道三维超声检查。

一、子宫内膜息肉三维超声表现

　　【病理特征】　内膜息肉是子宫内膜腺体和纤维间质局限性增生隆起而形成的一种带蒂的瘤样病变，表面被覆子宫内膜上皮。

　　【临床表现】　部分患者无症状。或表现为不孕，月经量增多，月经期延长，月经淋漓不尽，白带增多，绝经后子宫出血等。

　　【超声表现】

　　1. 单发息肉表现　为宫腔内增强回声团（图 13-30），有时为不均匀低回声团（图 13-31）。在内膜较厚时，可见内膜形态不对称，息肉与正常内膜间界线清晰可辨。当息肉中间囊性变时，中部可见液性暗区。

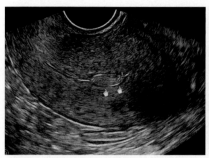

图13-30 宫腔单发内膜息肉
手指所指

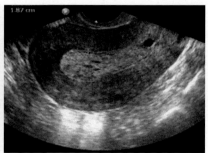

图13-31 宫腔内膜腺肌瘤样息肉
较大，偏强不均回声，边界尚清

2. **多发内膜息肉表现**　为子宫内膜增厚，回声不均，仔细辨认可发现内膜内有不规则团簇状高回声，与正常子宫内膜界线清晰。

3. **CDFI**　少数病例可在息肉内显示点状或短条状彩色血流信号，可测得中等阻力（RI＞0.40）动脉频谱和低流速（4～8 cm/s）静脉频谱。

4. **三维超声成像**　病变大多呈水滴状，基底窄，宫腔基底层三角形边线完整流畅。缓慢推动三维容积扫查线可见息肉仅内膜表层突起，病变团块完全位于宫腔内（图13-32）。

月经周期是影响子宫内膜息肉检出率的最重要因素。应该尽可能在增生早期进行检查，检出率可提高至87.9%。

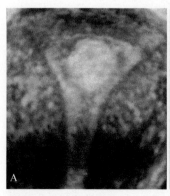
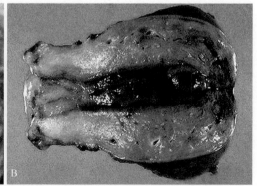

图13-32 宫腔单发息肉
A. 三维成像；B. 病理标本

二、子宫黏膜下肌瘤三维超声表现

宫腔成像后可见宫腔内多呈圆形均匀低回声区，三维子宫冠状切面上内膜线中断或断续状，宫腔三角形基底边线不完整（图 13-33），并可找到蒂所在处，较宽，见血流自此深入。

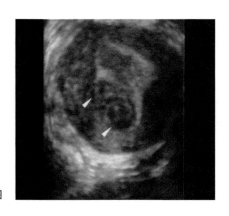

图 13-33　多发性黏膜下肌瘤三维成像图

三、子宫内膜癌肌层浸润三维超声表现

子宫内膜癌的超声表现变幻不定，血流丰富（图 13-34），内膜癌的确诊需诊刮后的病理检查。

对一些二维超声上已有明显形态改变的患者，三维超声检查的目的是协助诊断和分期；而对一些临床可疑的内膜癌患者，三维超声的目的是发现子宫内膜癌的声像图表现。均须用经阴道超声方法检查。阴道超声也常用于测量内膜厚度，绝经后妇女子宫内膜厚度双层 5 mm 是一个分界点。具有患子宫内膜癌高危因素的患者，可从阴道超声筛查中获益。国内大部分学者认为对内膜癌肌层侵入的评价三维超声和 MRI 较 PET 为好。三维经阴道超声检查可以更清晰地显示子宫内膜形态和厚度。有报道同时利用三维超声检查测量内膜体积，提示内膜癌患者内膜体积远高于良性病变的体积，通过测量内膜体积判断子宫内膜癌的价值优于对内膜厚度的测量。以子宫内膜容积大于 13 ml 作为诊断内膜癌的标准，其敏感度可达 100%，特异度可达 98.8%。此外，三维超声观察子宫内膜癌可见宫腔线紊乱，宫腔内出现异常回声区，并可显示病变范围及其与肌壁的关系，尤其对子宫冠状面内膜呈三角形轮廓的观察可明确是否存在肌层浸润和浸润程度（图13-35），肿瘤越大浸润深肌层的可能性就越大。三维能量多普勒超声能形象、直观地观察肿物内血流灌注的形态和立体结构的空间位置关系，而且可以通过其血流直方图功能对子宫内膜血流进行定量分析，已经被用来进行内膜良性病变和恶性病变的鉴别。

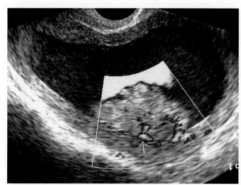
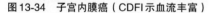
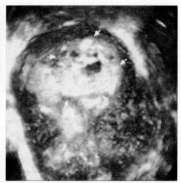

图13-34　子宫内膜癌（CDFI示血流丰富）　　　图13-35　内膜癌肌层浸润三维成像图

四、宫腔常见疾病三维超声鉴别

子宫内膜息肉、黏膜下肌瘤及内膜肥厚呈息肉状生长所形成的超声影像显示宫腔内团状回声，因改变都在宫腔，都可表现为宫腔线抬高，中断，且有时继发炎症水肿等情况造成声像图上回声的变化无常，鉴别诊断一直是超声的难点。甚至病理有时对诊刮后送检的三面都有上皮的内膜碎片，也不一定确诊为子宫内膜息肉。三维超声仔细观察子宫冠状切面上子宫内膜形态、宫腔内赘生物形状、生长方式等，了解可疑赘生物的空间位置与周围组织的相互关系，有助于鉴别（表13-2）。

须注意的是，如二维、三维超声都难以鉴别时，彩色多普勒血流的检测将增加子宫内膜恶性疾病的检出率，在超声检查中应多加以应用。

表 13-2　常见宫腔病变三维超声鉴别

病变类型	子宫内膜内膜基底层	内膜血流	宫腔团块成像后	团块基底	生长方式	三维显示
内膜息肉	清晰流畅	偶有	水滴状	窄于突起面	完全位于宫腔	满意
内膜肥厚	清晰流畅	基底部可见	小山坡状	宽于突起面	内膜袭向宫腔	满意
黏膜下肌瘤	某一边不规则	周边血流或蒂部血流	球形充盈缺损	不定	完全或部分位于宫腔	较大难显示
内膜癌	变幻不定	内部丰富	形式多样	不定	多样	不定

第六节 卵巢疾病的三维超声诊断

三维超声用于卵巢疾病鉴别多采用静态三维成像。对病变的内部结构、位置及大小能提供更明确的信息，可很好地呈现二维超声所不能显示的囊肿内壁及隔膜表面性状，如囊壁、隔膜表面的光滑与粗糙、囊壁上有无结节及其大小、性状等，有助于对病变性质加以判断。同时可精确计算肿瘤或卵巢的容积，对评价药物治疗或放疗后的疗效能提供更详尽的信息。如三维超声对囊腺瘤与囊腺癌的内部结构观察有一定的优越性，三维超声能清晰显示囊肿内部的乳头状及细小颗粒，分隔光带的粗细和囊壁的厚薄不均（图13-36）。实质性不均质团块回声、表面明显凹凸不平时多为恶性（图13-37），反之则多为良性。三维超声对含液性结构和病变可显示其立体形态、内部结构和内壁特征（图13-38）。3D-US与彩色多普勒能量图信息相结合的血流三维超声能更直观显示妇科肿瘤的血供情况，对判断肿瘤的良恶性也能提供一定的帮助。据文献报道，二维超声对附件囊性肿瘤的诊断与手术病理符合率为88.46%，三维能量多谱勒超声诊断符合率为93.15%，两者比较有显著性差异。但三维超声的仪器费用较为昂贵，且需要有经验的医师进行操作，在一定程度上限制了其在卵巢恶性肿瘤诊断中的应用。

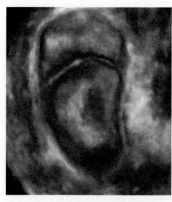
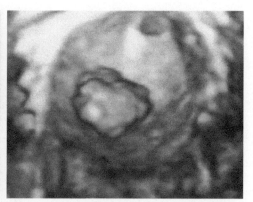

图13-36 三维显示卵巢囊肿内分隔　图13-37 三维成像示卵巢囊肿壁上实质性突起

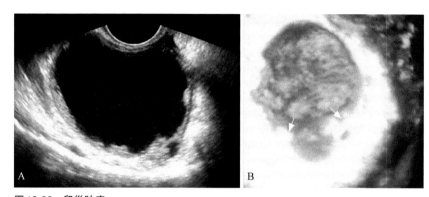

图 13-38　卵巢肿瘤

A. 二维超声卵巢囊肿壁上见多个强回声突起；B. 同一患者囊肿内壁的三维成像

第七节　输卵管间质部妊娠的三维超声诊断

输卵管间质部（interstitial portion）是输卵管通入子宫壁内移行的部分。输卵管间质部因其特殊的解剖位置，是输卵管妊娠中最少见的一种，占全部异位妊娠的 2%～3%。由于输卵管间质部管腔周围肌层较厚，血供丰富，因此破裂常发生在孕 12～16 周时，输卵管管壁被胎盘绒毛侵蚀发生破裂，破裂犹如子宫破裂，症状极为严重，可在短时间内出现低血容量性休克。故输卵管间质部妊娠虽然少见，但后果严重，早期明确诊断极为重要。

【病理特征】　从解剖学上讲宫角部是子宫与输卵管连接处的漏斗状部位。间质部是输卵管在子宫壁内的部分，其管腔是输卵管最窄部分，而且短。向内连接宫腔，向外依次为输卵管峡部、壶腹部和伞部。宫角和输卵管间质部之间移行部位是输卵管开口。但输卵管开口无括约肌，所以两者之间无明确的界线，只能讲一个"范围""部位"。就像峡部与壶腹部无严格的分界一样，之所以人为分段是为了研究和描述方便。在宫腔镜下见到漏斗部顶端明显成圆环状部位定为输卵管开口。子宫外观大致以圆韧带为界，外上为间质部，内下为宫角部。输卵管间质部长约 1 cm，有子宫肌层组织包绕，术中往往见子宫角明显突出，表面充血，紫蓝色，在患侧圆韧带外侧。间质部为子宫卵巢血管相汇集处，血管丰富，一旦破裂，出血迅猛，抢救稍不及时，可导致孕妇死亡。

【临床表现】 输卵管间质部妊娠是个动态过程，间质部妊娠8周以前临床表现与宫内妊娠难以区别。仅25%的患者有阴道出血。临床诊断主要依靠询问病史、体格检查、阴道超声检查及连续血β-HCG测定。

【超声表现】 妊娠早期清楚地看到子宫增大，宫腔内无妊娠囊，宫角部向外突出，其内可见妊娠胚囊、胚胎或胎心搏动，突出包块特征是靠近子宫一侧有部分子宫肌层绕绕。间质部妊娠的早期诊断不易。根据孕龄的长短，胚胎是否存活以及有否并发症的出现等不同特征，间质部妊娠超声分型如下。

1. 胚囊型 子宫不对称增大或正常大，一侧宫角部膨隆，其内探及孕囊回声，胚囊与宫腔不相通，围绕的肌层极薄或不完整（图13-39），如为活胎，胚囊内还可探及胚芽和心搏（图13-40）。CDFI显示，胚囊周围有彩环状血流。

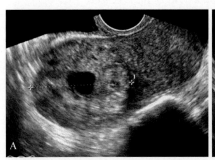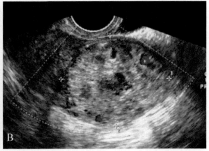

图13-39 输卵管间质部妊娠（胚囊型）
A. 二维超声图；B. CDFI显示包块与肌层交界处见彩环状血流

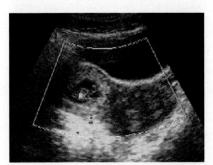

图13-40 间质部妊娠（胚囊型，活胎）

2. **不均质包块型**　子宫不对称增大，一侧宫底部膨隆。其内可及不均质团块，回声杂乱，界线尚清，外围肌层薄，部分病例外侧缘子宫肌层消失，仅有极薄的组织，内侧缘与子宫内膜不相连，我们称之谓"间质线"（图 13-41）。"间质线"一般为几毫米至 1 cm，是三维超声鉴别间质部妊娠与宫角妊娠的特征性标志。

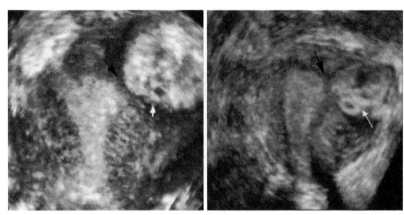

图 13-41　间质部妊娠三维成像
白色箭头所指为妊娠包块，黑色箭头所指为间质线

3. **破裂型**　子宫不对称增大，一侧宫底部不均质包块，大小不一，境界不清，血流不丰富，伴有盆腔积液。此型现在少见，因缺少特征性表现，容易误诊，一般会诊断为"宫外孕"或"炎性包块"。

三维超声诊断间质部妊娠报道准确率为 90% ～ 100%。间质部妊娠胚囊型和不均质包块型三维重建图像具有以下特点：宫腔完整；一侧宫底呈"瘤样"突起，内见孕囊。突起的包块与宫腔之间清晰可见"间质线"，这点对间质部妊娠具有较高的诊断价值。

【**鉴别诊断**】　由于异位妊娠的共性，有时输卵管间质部妊娠在术前难以作出明确定位。在临床工作中还要鉴别是否为输卵管妊娠、宫角妊娠、残角子宫妊娠，在包块较大、腹腔出血较多的情况下鉴别起来很困难，需要对其解剖关系及病理基础有一个清楚的认识，对病程有一个全面的了解，从多角度、多切面，阴腹联合探查，才能避免误诊的发生。

1. 宫角妊娠　子宫角妊娠指受精卵着床于子宫与输卵管内口交界处的子宫角部的宫腔内，或种植于输卵管间质部但胚囊向宫腔方向发展者。是少见的异位妊娠之一。多发生于多产妇，有流产史及附件炎患者易发生胚胎死亡、流产、阴道出血、腹痛等症状。

宫角妊娠较早期，子宫大小、形态可无改变，此时受精卵虽已着床于子宫角处，但由于胚囊太小，以致二维超声不能显示，需启用局部放大功能，多角度、多切面观察，于子宫角处显示明亮厚壁针孔状回声，相隔3～5 d复查病变区方显露出小环状强回声，并呈"双环征"。其声像图表现为横切时子宫呈不对称性增大，妊娠侧宫角外凸，呈偏心孕囊光环（图13-42），纵切时孕囊距宫底部很近与宫腔线相通，周围有均匀一致的低回声肌层围绕，有时在宫角部仅看到张力很低的空孕囊或不均质高回声团块，间以杂乱的液性暗区。多切面扫查：包块均来自于子宫，与子宫分界不清。宫角部妊娠其妊娠囊周边可见发生蜕膜反应的部分子宫内膜组织，是在宫腔回声波即将消失或消失的同时，可探及胚囊与宫腔相通，有肌层环绕；而输卵管间质部妊娠囊周围见不到此征象，在宫腔波消失后，出现胚囊与宫腔不相通，极度靠近浆膜层，肌层消失。输卵管间质部妊娠在子宫纵切面时孕囊光环极度靠近宫底，远离宫腔线，孕囊上部靠近浆膜层，子宫横切面孕囊外侧无或少许肌层包绕，孕囊与子宫腔有一定距离。

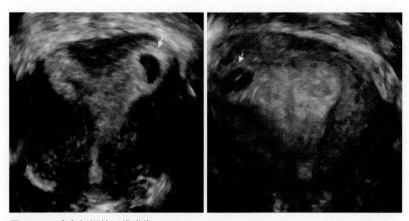

图13-42　宫角妊娠的三维成像
宫角妊娠，妊娠囊和宫角内膜相延续，无"间质线"出现

宫角妊娠胚胎着床部位与输卵管间质部妊娠接近,有时宫角妊娠也会向输卵管间质部方向发展或间质部妊娠向宫角方向发展。宫角妊娠也可引起子宫破裂,情况危急,因此及早诊断、治疗甚为重要。

2. 宫角部滋养叶肿瘤病灶　间质部妊娠在发生流产时,局部出血,部分绒毛与宫壁剥离,血液渗透至局部肌层及浆膜下,导致囊性扩张,积血,有时呈蜂窝状结构回声,易与宫角部的滋养叶肿瘤病灶混淆。但滋养叶病灶 CDFI 显示血流异常丰富,形态不规则,五彩镶嵌呈彩球状。RI 常 < 0.40。而间质部妊娠所示血流远没有滋养叶病灶丰富,RI 常在 0.40 以上,蜂窝状回声内其扩张的囊性区域为局部积血所致,而无血流显示。

第八节　三维超声在妇科的应用前景

一、在辅助生育技术中的应用

(一)评估卵巢反应

对激素水平正常的不孕症患者卵巢的研究:经实时三维超声观察卵巢的大小、卵泡数目、卵巢实质内毛细血管内血流阻力,了解卵巢的功能,卵巢储备能力。可以判断不孕症患者的预后。在体外受精-胚胎移植(IVF-ET)患者中,使用 3D 超声测量卵巢体积和基础状态下的窦卵泡数,评估卵巢的反应性。卵巢的体积被多数学者认为是评价"卵巢衰老"的最好指标,而窦卵泡数又是卵巢反应性的最好评价指标。三维超声不受卵巢不规则形态的影响,通过多个断层图像连续数据整合获得容积数据,较传统的二维超声更为精确。对 IVF-ET 患者进行正确的术前评估。

(二)多囊卵巢的诊断

多囊卵巢(polycystic ovary,PCO)的诊断在不孕症的患者中,意味着刺激后卵巢的反应和发生卵巢过度刺激的风险概率。2003 年由美国生殖医学学会和欧洲人类生殖和胚胎学会共同协调同意的多囊卵巢综合征(PCOS)诊断标准是具有以下指标中的 2 项:①排卵少或不排卵;②有高雄激素血症的临床和生化特征;③超声检查有多囊卵巢。超声诊断多囊卵巢标准:经阴道超声可见到 ≥12 个直径在 2～9 mm 的卵泡或卵巢体积增大(>10 ml)。实时三维超声体积的测量在诊断中有帮助,同时可显示多囊卵巢髓质体积、卵泡体积与卵巢总体积呈正相关，并可观察到髓质内单一的粗大血管，研究显示PCOS患者卵巢髓质血流具有低阻、高速的特征。

（三）评估子宫形态和子宫内膜容积

在进行药物辅助生育治疗前，评估子宫形态和排除宫腔疾病、内膜疾病很重要。子宫解剖上的异常、宫腔内赘生物、子宫内膜病变都是阻碍胚胎植入、引起反复流产的原因。三维超声对子宫冠状切面的显示，使宫腔形态结构变得清晰可观。子宫内膜的厚度也直接与受孕流产有关，而二维超声单纯测量内膜厚度并不包含子宫内膜总容积，三维超声的体积测量功能能将内膜容积量化，可避免主观测量的误差。

（四）预测IVF-ET的结局

很多研究显示，评估卵泡的数量（图13-43）、卵巢的体积、卵巢间质范围及血流以及子宫内膜容积、内膜下血流等参数，对预测IVF-ET是有意义的。而这件有意义的事通过三维超声特殊的软件就可以完成。在今后的生殖领域里，这将成为研究的热点。

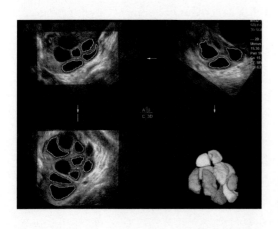

图13-43　SonoAVC技术自动测量卵泡体积及卵泡计数

二、不规则体积测量

初始的B超扫描主要获得子宫和卵巢的大小、内膜厚度、卵泡的数量和大小等信息。然后在子宫长轴切面设置能量多普勒的取样窗，要覆盖整个内膜及内膜下区域。对于每例患者，多普勒的条件要预先设定如下：正常的彩色质量（正常分辨率和适中的照片指数），彩色增益在-3.8 ～

-3.4，脉冲重复频率为600 Hz，壁滤波为50 Hz。二维能量多普勒检查结束后，三维容积取样启动，角度预设为90°，覆盖内膜及内膜下区域。在取样容积数据时，尽量让患者保持安静以获得15 ~ 20 s的时间间隔。如果患者出现肠运动和呼吸运动，将重复上述操作。

（一）VOCAL

通过旋转方法用VOCAL计算子宫内膜容积、卵泡体积等（图13-44）具有很好的可重复性，旋转的角度越小，可重复性越好。VOCAL可以通过旋转纵切面（A平面）、横切面（B平面）、冠状面（C平面）测量子宫内膜容积。尽管在体外模型中，B平面与C平面测量子宫内膜体积没有明显差异，但是C平面经常被推荐使用。

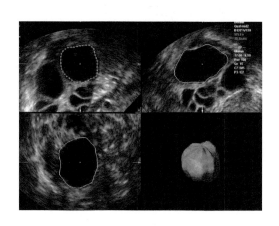

图13-44 VOCAL法测量卵泡体积

（二）三维能量多普勒血管成像

过去10年，三维能量多普勒已成为评估实体肿瘤血供情况的一种新方法。它可以无创性评估各种组织的血供情况。1999年，Pairleitner等首先提出运用三维彩色能量多普勒直方图（图13-45，图13-46）的测算软件获取血管化指数（VI），血流指数（FI），血管化血流指数（VFI）3个参数。血管化指数（VI）为血管内彩色体素/（总的体素-背景体素）值，代表感兴趣区内单位容积内的血管数目，表示该组织内血管的丰富或稀疏程度。血流指数（FI）为加权平均彩色体元/彩色体元，是所有血流的平均彩色值或血流密度，代表目标容积内血流信号的平均强度；表示三维扫查的瞬间有多少血流。血管化血流指数（VFI）为加权彩色体元/（彩色体元-背景体元），是感兴趣区域内加权的彩色值（振幅的加权），是存在的血管信息和血流信息的结合。大量研究显示 VI 与肿瘤组织的 MVD 呈正相关。

Belitsos 等研究在宫颈癌、癌前病变及正常对照组 VI、FI、VFI 3 个参数均有差异，且宫颈癌的 3 个血管参数均明显高于癌前病变组。虽然在宫颈癌患者研究组，3 个血管参数在不同的肿瘤细胞分级，细胞分化程度，淋巴结转移及脉管浸润者之间无差异，但ⅢB-Ⅳ期的患者 VI 明显高于ⅢB 以下分期者。

Galvan 等研究显示，三维超声测量子宫内膜的体积和 VI 与肌层浸润深度、肿瘤分期及肿瘤细胞分级相关。肌层浸润深度和肿瘤细胞分化程度是淋巴结转移最重要的相关因素。通过三维能量多普勒超声检查不仅可以对子宫内膜癌的肿瘤血管进行评估，并有助于术前评估肿瘤的分期。

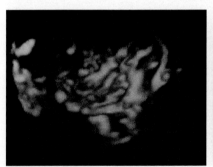 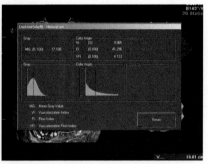

图 13-45　宫颈癌患者的血管成像　　　图 13-46　3D-PDA　VOCAL 直方图

三、超声断层成像——平行分层

平行分层（TUI）是 3D 和 4D 数据设置中一项新的可视化观察模式。通过数据设置分层呈现数据，数据之间是平行的。图像概览与平行分层成直角，在平行面上显示容积部分，如 CT 或 MRI 显示的方法一致。并且可以按大小不同的病灶数据设置的需要调试不同平面的距离，以更好地观察病灶的细节，为超声诊断提供依据（图 13-47）。

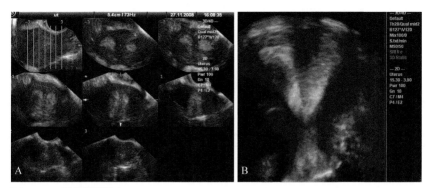

图 13-47　不全纵隔子宫
A. TUI；B. 三维

四、介入穿刺引导

用三维超声观察针尖与病灶关系、针尖及针道的显示水平。

1. 针尖与病灶关系的显示　以多平面方式最优，而与针具的大小无关。

2. 针尖的显示　18G 的 Bard 针及 21G 的 PTC 针以多平面方式显示最佳，而 14G 的 RF 针以透明成像最大回声模式显示最佳；不同针具间，14G 的 RF 针用透明成像的方式显示针尖优于 18G 的 Bard 针及 21G 的 PTC 针。

3. 针道的显示　18G 的 Bard 针道以多平面成像及表面成像显示为佳，21G 的 PTC 针道以多平面成像显示最佳，14G 的 RF 针道以最大回声模式显示最佳；不同针具间，18G 的 Bard 针道及 14G 的 RF 针道在各种成像条件下显示均优于 21G 的 PTC 针道。因此三维超声应用于介入性诊疗时，针对不同的针具和观察对象需选择不同的成像方法才能更充分地利用三维超声提供的丰富诊断信息。

（鲁　红）

第 *14* 章

超声检查在女性盆底功能障碍性疾病中的应用

　　随着社会的进步和经济的发展人们的寿命越来越长，人类正步入老龄化社会。盆底功能障碍性疾病已成为严重影响中老年女性健康和生活质量的重要因素。盆底功能障碍性疾病（pelvic floor dysfunction，PFD）包括了盆腔器官脱垂、压力性尿失禁、粪失禁及相关的性功能障碍。因此，盆底疾病的诊治涉及数目众多的相关学科，如泌尿外科、胃肠病学、结直肠外科学、放射科、康复医学等。盆腔脏器从其正常位置向前或向下移位称为盆腔脏器脱垂（pelvic organ prolapse，POP），是盆底支持组织结构缺陷，损伤与功能障碍造成的主要后果，其中分娩是女性盆底损伤中最重要的原因。盆腔器官脱垂的整体发病率还未知，目前的研究几乎完全集中在已行手术治疗的患者中。在美国，一位妇女一生中因盆腔器官脱垂或尿失禁而行手术治疗的危险度估计为11%，其中约有1/3需再次手术。压力性尿失禁（stress urinary incontinence，SUI）更明显地影响患者的身心健康和生活质量，如果选择了不恰当的治疗，不仅会给患者造成更多的痛苦，还会引起不良反应和并发症。这类疾病往往相互联系又相互影响，可以单独发生又可以同时伴发。影像学研究在妇科泌尿科和盆底重建外科领域中起着重要的作用。超声检查以其操作简单、实时、无创、可重复等优势，在很大程度上可以评判盆腔底部结构和盆腔内器官的移位情况，了解其功能水平，尤其是经外阴三维超声成像以及成像后的盆底各解剖结构的显示和器官的测量，能帮助临床医生清晰地了解患者盆底解剖的改变，选择针对性更强的、更合适的治疗方案，并能通过超声检查评价手术效果，对盆底功能障碍性疾病的诊治具有指导意义。

第一节　盆底结构和盆腔器官的超声方法学及解剖

　　盆腔器官脱垂是一种复杂的疾病，是因盆底肌肉和结缔组织缺陷引起的盆腔器官偏离原有的正常位置，甚至疝入阴道。超声检查在妇科泌尿科和盆底重建外科领域中起着重要的作用。在过去几十年中，随着超声新技术的进展，尤其是三维超声在妇科泌尿科的检查已超出解剖定位的功能，在理解盆底疾病的病理生理方面得以广泛应用，比如多普勒技术不仅能显示盆底器官血流，也能描述尿流；比如三维容积扫描可同时显示盆膈裂孔的纵向、横向和冠向切面，并经计算机三维信息合成，直观显示盆底器官和肌肉的立体结构。正常盆腔器官和盆底结构的超声显示将有助于理解盆底功能障碍性疾病的发生发展和治疗原则。

　　现代盆底结构解剖学的描述日趋细致，"腔室理论"是代表，它从垂直方向将盆底结构人为分为前盆腔（anterior pelvic）、中盆腔（middle pelvic）和后盆腔（posterior pelvic）。前盆腔脏器包括阴道前壁、膀胱、尿道；中盆腔包括阴道顶部、子宫；后盆腔包括阴道后壁、直肠（图 14-1）。由此将器官脱垂量化到各个腔室。近年研究对盆腔除前盆腔、中盆腔和后盆腔，又增加了第四部分：腹膜和盆底筋膜。

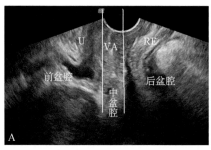

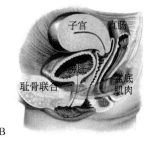

图 14-1　盆底结构

A. 前盆腔脏器包括阴道前壁、膀胱、尿道（U.）；中盆腔包括阴道顶部（VA）、子宫；后盆腔包括阴道后壁、直肠（RE）。B. 相对应解剖图

一、盆腔器官及盆底结构超声探测方法学

超声检查途径有经腹部、直肠、会阴、阴道前庭、阴道及直肠。有学者认为，超声检查可使妇科和泌尿外科医生了解盆腔器官结构改变和病变类型，采用相应的手术方法矫治。无论在术前、术中或术后都已有广泛的应用，如尿失禁手术中超声导向穿刺，比手指引导穿刺更加准确安全，并能直观判断悬吊的松紧度，膀胱颈位置和膀胱尿道后角的改变，可以进一步保证手术成功，同时对盆腔矫治手术后疗效进行评估和观察等。

超声检查的途径可根据需要进行选择，各有优势，但均有不足之处。如经腹超声容易受肥胖的影响，且膀胱颈可因耻骨干扰不易清晰显示。经阴道及直肠超声，因探头压迫尿道膀胱周围组织，可能造成测量结果的误差；经会阴超声检查时，阴道内的气体可能会干扰测量结果，影响图像的清晰度等。对于女性下尿道疾病，通过使用阴道内探测器同时阴道和阴道口超声检查更便于帮助诊断。

目前，常用的探测途径有经会阴、阴道及直肠。

1. 经阴道前庭检查法　使用5～7 MHz的凸阵探头，探头可以紧贴会阴部和耻骨联合，不会引起患者不适。即将经阴道探头放置于阴道口大小阴唇之间和尿道外口正下方。该方法简便，患者易于接受，而且可以在同一个切面同时显示尿道、膀胱、膀胱颈、耻骨联合、阴道等盆腔脏器，腹压增加时也不会限制上述结构的运动，耻骨联合在静息或增加腹压时位置始终不变。比起腔内超声，经阴道前庭超声不会引起任何尿道及膀胱颈部的变形而造成假象，它还避免了会阴超声时阴道气体的影响，可清晰显示静止期和压力期的近端尿道的活动情况。

2. 经阴道检查法　可以清晰观察阴道、尿道及其周围结构。同时也可准确观察肛管前部的括约肌的损伤。有学者报道，以往初产妇阴道分娩时括约肌断裂发生率仅0.5%～2.5%，但从腔内超声检查发现，高达1/3的产妇有临床上难以发现的肛门括约肌隐性损伤。

3. 经直肠检查法　可以清晰显示直肠及其周围组织，如直肠的整个长度、外括约肌的形态及厚度。

4. 三维超声检查法　三维超声能反映盆底脏器间的空间关系，提供盆底某一平面和特定平面主要解剖结构的描述和测量，能够评价盆底结

构，包括骨结构、盆底器官、筋膜和韧带。三维和四维超声容积对比成像（volume contrast imaging，VCR）技术能够获得与 MRI 分辨率相似的立体图形，其超声检查的时间分辨率远远优于 MRI。对于 SUI 的观察无须膀胱充盈，取左侧卧位或膀胱截石位，将三维凸阵探头置于阴道前庭或高频探头置于直肠内扫查尿道。先进行二维成像，显示尿道位置，在显示尿道全长的纵切面上启动三维采集，采样框包含整个膀胱和尿道全长。在冠状面上测量尿道括约肌长度，横切面上测量尿道括约肌厚度。三维超声上可见：横切面上尿道括约肌呈"靶形"，中央高回声的尿道腔、黏膜下血管丛及平滑肌复合体、周围低回声为横纹括约肌（尿道外括约肌）。正常妇女尿道两侧厚，背侧薄。冠状面上可见尿道完整情况及横纹括约肌全貌，呈曲线状低回声包绕尿道周围。SUI 患者不同部位尿道扁平，松弛无力，括约肌短而薄，甚至缺失。

检查发现初产妇分娩前没有耻骨尾骨肌不对称或肌肉从侧盆壁撕裂的现象，而阴道分娩的产妇产后会发生单侧或双侧的肌肉撕裂。超声表现为盆底双侧肌肉的不对称和裂伤。

检查范围应包括前、中和后盆腔，包括耻骨联合、尿道、膀胱颈、阴道、宫颈、直肠和肛管。检查评估开始于矢状切面，通过探头移动到左和右，能对尿道周围结构进行评估。评价膀胱颈的动态改变时膀胱充盈应小于 300 ml，评价膀胱壁厚度时膀胱充盈应小于 50 ml。在操作时应注意保持探头施加的压力较低但能获得足够清晰的检查。患者静息及收缩盆底、咳嗽、腹部加压时观察膀胱颈与耻骨联合下缘线之间的距离及尿道膀胱后角。对女性下尿道的全面评价是以临床病史、体格检查、尿动力学和影像学为基础的。超声可提供功能-形态学资料。随着超声在女性下尿道中应用知识的增多，在超声的辅助下更多的微创诊断和外科手术措施成为可能。直肠内容物的存在可能影响诊断的准确性，有时需要排便后重新检查。值得一提的是，盆底功能评估时，患者 Valsalva 动作就是关闭声门，收缩横膈膜与腹肌后用力呼气。因 Valsalva 动作幅度不同，会造成盆腔器官下移，而且可能导致肛提肌共同收缩，使得数值测值失去准确性的真实性。

二、盆腔内脏器解剖及超声表现

1. 膀胱（bladder）和逼尿肌（detrusor）　成人膀胱位于盆骨腔内耻骨

联合后方，充盈的膀胱贴近前腹壁，使垂入盆腔的小肠推移向上从而构成盆腔超声检查良好的声窗。膀胱上面有腹膜覆盖，自其顶部向后上方反折，在女性形成膀胱子宫凹陷。膀胱后有两侧输尿管壁，女性膀胱后下方与子宫颈和阴道相邻，后上方为乙状结肠或回肠。

膀胱为贮尿器官，其大小、形状、位置和壁的厚薄随充盈程度以及其相邻器官的关系而有所不同。膀胱空虚时呈锥体形，顶部细小，朝向前上方；底部膨大，朝向后下方；顶、底部之间为膀胱体部。膀胱充盈时，顶部锥形变钝，纵断面呈边缘圆钝的三角形，横切面近圆形（图14-2）。膀胱底的下方为膀胱颈部，尿道内口位于该处，它是膀胱声像图正中矢状切面的重要标志（图14-3）。膀胱壁由肌层、黏膜下层和黏膜层构成，外面覆以薄层疏松结缔组织。肌层总称为逼尿肌，由三层平滑肌构成，在尿道内口处构成膀胱括约肌。膀胱内面黏膜层形成许多皱襞，膀胱充盈时皱襞消失。在膀胱底的内侧，位于两输尿管口与尿道口三者连线之间形成一个三角形区，此即膀胱三角区（bladder trigone），三角的尖向前下，续接尿道内口；底部两端有输尿管的开口，此处无黏膜层，故显平滑。

经腹超声扫查时，正常充盈的膀胱，横切面在耻骨联合以上显示圆形或椭圆形，在小骨盆腔内略呈四方形，纵切面略呈钝三角形。内部呈均匀的无回声区，有时会有一些漂浮颗粒。膀胱壁各层组织隐约分辨，分为外层和内层，在超声中，外层包括外膜，内层由膀胱黏膜和逼尿肌组成，前者回声比后者强（图14-4）。外层的厚度固定，不随膀胱容量变化，而内层的厚度随膀胱扩张程度而变化。实时超声观察膀胱时，扫描向左或右偏离

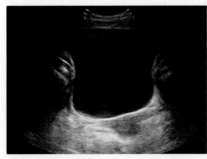

图14-2　膀胱横切面

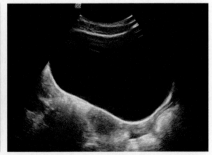

图14-3　膀胱正中矢状切面

矢状面，在膀胱三角和膀胱连接处可见两个小结蠕动，此为输尿管乳头。使用彩色超声检查，可观察到输尿管出口位置彩色尿流信号（图 14-5），常为间歇性出现。排尿后，正常膀胱内无回声区应基本消失。

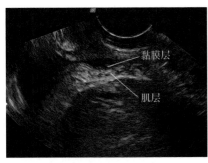

图 14-4　膀胱黏膜层和肌层
内外强回声为纵行肌，中间低回声为环
状肌

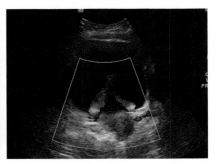

图 14-5　输尿管口喷尿现象

对于膀胱内尿量测量通常使用公式膀胱容量＝长×宽×高×0.7，0.7 是对充盈的膀胱非球形的校正因子（有些学者报道校正因子为 0.5），该公式的误差率约为 21%。测量尿量的意义在于对膀胱灌注和排空功能的评价，因为尿道梗阻、阴道前壁、阴道顶端或阴道后壁脱垂的患者可能存在排尿障碍，所以在脱垂复位时需评价膀胱排空功能。正常成人膀胱容量平均 400 ml 左右，排尿后立即测定残余尿量一般少于 10 ml。但排尿后残余尿量的正常值未得到统一，一般认为残余尿少于 50 ml 提示膀胱充分排空，残余尿超过 100 ml 属排空不充分，残余尿介于 50～100 ml 要给予关注。因为孤立的残余尿异常可能没有意义，所以要重复测量，对于有症状的排尿困难的妇女和排尿异常的妇女，需要进一步检查确定排尿障碍发生的原因。

对于膀胱颈部、三角区和后尿道细微病变的观察，应改用经直肠和阴道超声，可以清晰地观察到膀胱黏膜、黏膜下层及肌层的结构（图 14-6）。正常妇女的膀胱颈为关闭状态，彩色多普勒超声膀胱颈处未见尿流信号。

膀胱肌层厚度即逼尿肌厚度与膀胱内尿液量密切相关，当膀胱排空时，正常值＜5 mm，随着膀胱的充盈，逼尿肌厚度迅速变薄，当膀胱内尿量达 250 ml 时，厚度为 1.4～1.5 mm，之后逼尿肌厚度相对恒定，直至膀胱完

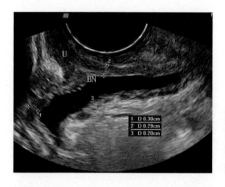

图14-6 膀胱壁的结构及膀胱壁厚度测量方法
在排空膀胱后测量膀胱前壁、膀胱三角和顶部的厚度，三者平均值为膀胱壁厚度

全充盈，厚度0.9～1.4 mm。在膀胱过度活动患者的超声检查中显示瓣膜样的逼尿肌收缩伴随膀胱颈开放。膀胱壁厚度均匀地增加对逼尿肌过度活动有特异性。有学者推测，在这种疾病中膀胱壁厚度的增加是继发于逼尿肌等长收缩、尿道括约肌容量及尿道关闭压增加有关的逼尿肌过度增生。

会阴超声检查同时进行尿动力学记录能用于评价膀胱和尿道的功能，从而观察逼尿肌的活动情况。检查时患者取坐位，通常能观察到膀胱颈膀胱底和尿道上2/3（图14-7）。Schaer等发现这种技术和影像尿动力学一样有效，而且避免了放射线照射。Khullar等报道膀胱壁厚度均匀地增加对逼尿肌过度活动有特异性。膀胱壁厚度超过5 mm有手术指征，结合膀胱过度活动的症状和影像尿动力学相比，其诊断逼尿肌过度活动的敏感度为84%，特异度为89%。

2. 尿道和尿道括约肌　女性尿道较短，全长约4 cm，位于阴道前方，

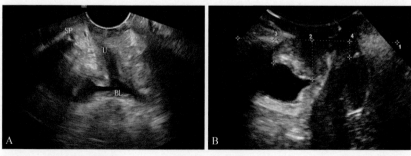

图14-7 经会阴超声检查
A. 膀胱颈膀胱底和尿道上2/3，BL. 膀胱；SP. 耻骨联合；U. 尿道。B. 经会阴超声检查，1. 耻骨联合水平线。2. 近端尿道长度。3. 膀胱底位置。4. 宫颈外口位置

耻骨联合后方，从膀胱三角尖端开始，穿过泌尿生殖膈，终止于阴道前庭部的尿道外口。在超声中，正常尿道显示为中间透声，周围是括约肌回声的管状结构。彩色多普勒超声检查能显示尿道内和周围的血流信号。

最近的报道显示可用三维成像观测尿道括约肌，并有助于对 SUI 做出诊断。正常的尿道括约肌在横断面上呈"靶形"，中央为高回声的尿道腔、黏膜下血管丛及平滑肌，Wolfgang 称之为"平滑肌复合体"，周围环绕着低回声的横纹括约肌（尿道外括约肌），其厚度在各个部位并不完全一致，两侧厚，背侧薄；冠状切面上展示了尿道完整的范围及横纹括约肌的全貌，呈曲线状低回声区包绕尿道周围。在 SUI 患者可观察到逼尿肌静止时膀胱颈的漏斗状开放，三维超声多切面成像于不同部位，横切面显示尿道扁平，松弛无力，括约肌萎缩或不同程度缺失。

3. 阴道　位于小骨盆下部的中央，上端包绕宫颈，下端开口于前庭后部，前壁与膀胱和尿道邻接，后壁与直肠贴近。环绕子宫颈周围的部分称为阴道穹。后穹较深，起顶端与直肠子宫陷凹贴近。阴道上端比下端宽，后壁长 10～12 cm，前壁长 7～9 cm，平时阴道前后壁相互贴近，呈"H"形。

经腹部扫查纵切面可显示阴道上 1/3 图像，阴道下 2/3 部因耻骨联合遮挡而无法显示。阴道超声探头直接置于阴道后穹而无法显示阴道情况，将探头退出至阴道外口或经会阴超声可显示阴道，为一长条形管状结构，阴道内气体为线状强回声，阴道壁为低回声。

4. 子宫　位于骨盆腔中央，呈倒置的梨形，成年的子宫重约 50 g，长 7～8 cm，宽 4～5 cm，厚 2～3 cm。子宫上部较宽，称子宫体，其上端隆突部分称子宫底，下部较窄，呈圆柱状，称子宫颈。子宫颈内腔呈梭形，称子宫颈管，成年妇女长约 3 cm，其下端称为宫颈外口，连接阴道顶端，故子宫颈以阴道附着部为界，分为两部分，即阴道上部和阴道部。

超声声像图：纵切面前倾或平位子宫一般呈倒梨形，子宫体为实质均匀结构，轮廓线光滑清晰，内部呈均匀的中等强度回声，宫腔呈线状高回声，其周围有弱回声的内膜围绕，随月经周期内膜的变化，宫腔回声有所不同。宫颈回声较宫体稍高，常可见带状的颈管高回声，子宫颈阴道部即阴道后穹间常可见宫腔内膜线高回声。

经阴道超声时，由于患者的平卧体位和探头对阴道和子宫施加向上的推力,遮盖了子宫或阴道脱垂的征象,因而日常经阴道妇科超声检查无法诊断子宫脱垂(详见第1章)。

5. 直肠 直肠位于骶尾骨前方,与第3骶椎相齐,上连乙状结肠,向下穿过盆膈至齿状线,全长12～15 cm。直肠行径弯曲,上弯曲部沿着骶骨凹向后向右称为骶曲,下弯曲部沿着尾骨向前向左称为会阴曲。直肠可分为两部:在盆膈以上称骨盆直肠部,以下称会阴直肠部。超声表现为蠕动的管状回声,肠管壁回声偏低,管腔内的散在的强回声为肠道气体和粪便。有时因肠内气体强回声和声影使肠壁显示不清。

6. 肛管和肛门括约肌 肛管上连直肠,向后下绕尾骨尖终于肛门,以齿状线为界分为上、下两部长3～4 cm。

肛门括约肌包括肛门内括约肌(internal sphincter)和肛门外括约肌(external sphincter)。前者为直肠壁环形肌层在肛管处明显增厚形成,为不随意肌,仅协助排便,无括约肛门的功能。后者为环绕肛门内括约肌周围的横纹肌,按其纤维所在位置,又可分为皮下部、浅部及深部。凭借诸种括约肌弹性舒张与收缩使消化道末端关闭与开放。尽管内、外括约肌的组织发生不同,且神经支配方式不同,但两者均能协调地控制大便的排出。肛管的上、中、下三部分在超声下显示不同的组织结构特点,超声检查时一般按上、中、下三个平面的顺序进行,即先将探头插入较深的位置,然后慢慢退至肛管。经直肠超声对于直肠肛管壁和肛门括约肌的显示有较大的临床应用价值,可检测肛管括约肌的形态完整性,对肛管齿状线上1.5 cm以下括约肌损伤诊断率较高。经直肠超声显示耻骨直肠肌和横向的会阴是肛管近端的定界线,在肛管的中部耻骨直肠肌与外括约肌的部分肌纤维互相融合构成一个完整的前环。内括约肌较厚呈均匀的低回声,与混杂回声的皮下组织和侧面的纵肌形成鲜明的对比,内括约肌终点下部的皮下外括约肌定界肛管的远侧部。新一代10 MHz以上高频率换能器可区别外括约肌、括约肌间平面和纵肌等结构之间的不同特征。由于形态学的观察具有较大的可变性,完整的括约肌成为正常检查的基础,内括约肌随年龄增长而变厚,成年人厚度2～3 mm。有学者发现,通过腔内超声检查发现,高达1/3产妇有临床上很难发现的肛门括约肌的隐性损伤,在这当中只有部分产妇近期发展为大便失禁,另一部分则在更年期激素改变后出现大便失禁,这可能与并存的神经变性有关。经直肠超声检查获得的图像为括约肌的修复提供了"路径图"，可显示括约肌的末端和末端间裂口的数量和位置（图 14-8）。一般而言，二维经直肠超声对局部内括约肌显示优于肛管内磁共振，而对外括约肌的评价以磁共振为佳，而最新的三维直肠超声在对括约肌的缺陷方面已显示了较高的诊断率。

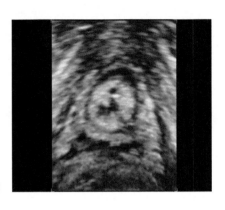

图 14-8　正常肛门括约肌三维成像

三、盆腔内支持结构解剖及超声表现

1. 盆壁肌　属于下肢肌的一部分，均起于骨盆而止于股骨上部。可分为前后两群。前群为髂腰肌和阔筋膜张肌；后群包括臀大肌、臀中肌、臀小肌、梨状肌、闭孔内肌、股方肌和闭孔外肌。与妇产科影像诊断有关的盆壁肌则为覆盖于真骨盆侧壁内面的肌肉，主要有闭孔内肌和梨状肌。

经腹超声，在膀胱充盈状态下，可在膀胱下方、子宫或阴道的两侧显示闭孔内肌和肛提肌。闭孔内肌占据盆腔内前外侧的大部分，在耻骨上横切面图能清楚显示。并见有闭孔筋膜构成的该肌边缘，呈高回声。在后内侧阴道横切面的两端尚可见另一弱回声区即为两侧的肛提肌。在耻骨上横切面向尾端扫查时，子宫下段或阴道两侧之结构，前外侧为闭孔内肌，后内侧为肛提肌，且愈向尾端扫查可因髋臼效应使充盈膀胱呈正方形。与骨盆壁形成一定角度纵向扫查可显示头端的闭孔内肌和尾端的肛提肌。真骨盆内其他两组肌肉及尾骨肌和梨状肌位于盆腔内头端更深处，常难以显示。

2. 三个腔隙　盆腔内有腹膜反折在膀胱、子宫、直肠间形成三个潜在的腔隙，即前腹膜与膀胱之间的前腹膜陷凹、膀胱子宫陷凹和直肠子宫陷凹（图 14-9），后者为腹膜腔最低部位。

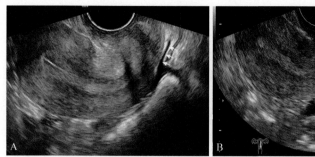

图14-9 直肠子宫陷凹
A. 直肠子宫陷凹；B. 直肠子宫陷凹积液

四、盆底支持结构解剖及超声表现

骨盆底是封闭骨盆出口的软组织，由多层肌肉和筋膜组成。骨盆底组织承托并保持盆腔脏器位于正常位置。若盆底组织结构和功能缺陷，可导致盆腔脏器膨出、脱垂，而分娩处理不当，亦可损伤骨盆底。

1. **盆底肌肉（pelvic floor muscle）** 女性盆底（图14-10）由外向内由三层组织构成，外层即浅层筋膜与肌肉，中层即泌尿生殖膈，内层即盆膈。盆膈（pelvic diaphragm）为骨盆底最里层且最坚韧的组织，由肛提肌、尾骨肌及覆盖于两肌上、下面的盆膈上筋膜和盆膈下筋膜所构成。盆膈封闭骨盆下口的大部分，仅在其前方两侧肛提肌的前内缘之间留有一狭窄裂隙，称盆膈裂孔（pelvic diaphragm hiatus）。裂孔中间有尿道、阴道和直肠通过。盆膈封闭骨盆下口，具有支持和固定盆内脏器的作用，并与排便、分娩等有关，同时，也是盆底的薄弱环节，因此，成为膀胱膨出，子宫阴道脱垂、直肠脱垂等盆底功能性障碍性疾病的好发部位。

经会阴超声时将探头轻置于一侧大阴唇皮肤上，可观察盆底肌肉，表现为皮下带状弱回声，正常人群静止时盆底肌肉均值厚度为9.8 mm。当肌肉收缩时，肌肉的厚度增加，均值厚度为11.2 mm，平均增加厚度1.3 mm。而尿失禁患者肌层静止和收缩时肌层厚度均明显变薄。正常人群不论静止或是收缩时，左侧盆底肌肉略较右侧厚，分别厚2.5%和3.4%，但是在尿失禁患者中左右肌层没有明显厚度差异。肌肉厚度，尤其是收缩时肌肉的厚度随年龄的增长而下降，60岁以上老年人静止和收缩时，盆底肌肉的厚度

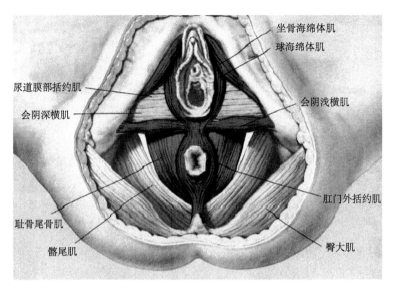

图14-10 女性盆底肌肉

比年轻人明显变薄，并且盆底肌肉收缩时厚度的增加也与年龄呈显著性负相关。对于有尿失禁的患者，盆底肌肉的训练可增加盆底肌肉的厚度，疗程前后自身对照，在静止和收缩时肌层增厚分别为7.6%、9.3%。

2. 肛提肌（levator ani muscle） 肛提肌在支持盆腔器官和维持正常盆底功能中起着重要作用。其形状并非向下凸起的漏斗形，而是呈向上拱起的穹窿状，借以承托盆腔内脏。在排便时由平台状降为盆状，并非起到上移提肛作用，而是下降开肛的作用。

经阴道口超声（图14-11），在二维正中矢状切面上，阴道后方肛管前方可显示肛提肌横断面，呈一个弱回声椭圆形结构，正常人群面积约1.8 cm^2。有研究发现，尿失禁患者肛提肌横断面面积明显小于正常人群，这可能是因为尿失禁患者肛提肌内的慢肌纤维含量减少，因而肌肉的持久收缩力量减弱，而慢肌纤维是横纹肌的主要组成部分，与肌肉的横断面积直接相关。使用彩色多普勒和频谱多普勒可显示肛提肌内的血流和频谱，有学者认为，虽然阻力指数（RI）、搏动指数（PI）和动脉收缩末期峰值与舒张末期峰值比值（S/D）在正常人群和尿失禁患者之间未见显著性差异，但是仅7.1%尿失禁患者出现舒张期血流缺失，而这一比率在正常人群中为22.2%。在三维超声图上，可见双侧耻骨内脏肌位于盆膈的两侧缘和后缘，为高回声，两侧对称，有学者对未育女性进行测量，其平均厚度为0.73 cm，单侧面积7.59 cm²。

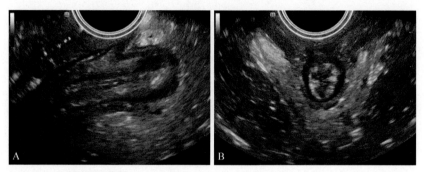

图14-11 经阴道口超声图
A. 肛提肌正中矢状切面；B. 肛提肌横切面

3. **盆膈裂孔** 又称肛提肌裂孔（levator hiatus）。由于构成盆膈裂孔的耻骨内脏肌走向接近于水平位置，常规的二维超声探测无法获得盆膈裂孔的完整图像，在三维超声出现之前，对肛提肌裂孔的在体研究几乎都是使用MRI，但其价格昂贵，难以普及。近期陆续出现了使用三维超声容积探头对盆底进行扫描，获取纵轴、冠状和横向切面上组织的立体信息，并经三维重建，可以观察到完整的盆膈裂孔的声像图。常用的取样框为耻骨联合内下缘和肛管直肠连接部的断面。目前的研究已显示了其具有一定的临床应用价值。

使用三维超声进行观察（图14-12），在横断面上盆膈裂孔的形态呈菱形，为耻骨联合与耻骨内脏肌内缘围成的区域。两侧耻骨支及耻骨联合形成八字状强回声位于盆膈裂孔的最前方，中点为耻骨联合，两侧为左右耻骨支。耻骨内脏肌构成盆膈裂孔的两侧缘和后缘，为高回声，两侧对称，回声连续，略向两侧外凸呈轻微弧形。耻骨内脏肌前方与耻骨两侧的内面紧密连接，内侧与尿道壁及阴道壁的外侧壁肌层交织，后方绕过直肠并紧贴直肠两侧呈"U"字形，汇合于肛管直肠连接部。盆膈裂孔在中后部被直肠阴道隔分为前后两部分：前部为尿生殖裂孔，后部为直肠裂孔。

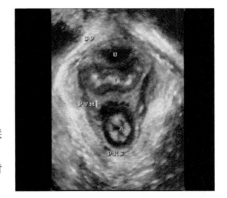

图 14-12　盆膈裂孔三维超声成像
U. 尿道；V. 阴道；A. 肛门；SP. 耻骨联合；PVM. 肛提肌
从前至后分别为尿道、阴道和肛门，平时阴道前后壁相互贴近，呈 "H" 形

盆膈裂孔内的器官由前至后（由腹侧到背侧）呈直线依次排列，分别为尿道、阴道和直肠。尿道位于耻骨联合的后方，横断面尿道壁为环形低回声，中间的尿道腔呈无回声。尿道后方与阴道相邻，两者之间有尿道阴道隔。阴道前后壁紧贴，回声强度接近尿道壁，阴道壁最外侧有一低回声带围绕，勾勒出阴道的形状，中间的阴道腔呈弧形强回声。阴道后方为直肠，两者之间有阴道直肠隔，直肠横切面呈圆形，肠壁肌层为低回声，黏膜呈高回声，黏膜皱褶清晰可见突向肠腔内。

盆膈裂孔内在器官和耻骨内脏肌之间有很多结缔组织填充，包括尿道阴道隔，直肠阴道隔、盆腔侧壁筋膜和盆膈上筋膜。尿道阴道隔位于尿道后壁与阴道壁之间，声像图呈线状中等回声。阴道直肠隔位于阴道后壁与直肠之间，声像图也呈线状中等回声。阴道侧壁和耻骨内脏肌之间可见条状中等回声相连，为盆腔侧壁筋膜。盆膈上筋膜紧贴耻骨内脏肌，声像图呈线状中低回声。

测量盆膈裂孔的大小，包括前后径，左右径和面积（图 14-13，图 14-14）。在静息状态，Valsalva 动作以及盆底肌肉收缩时，各值大小有变化，已成为判断盆底功能障碍的新指标。

（1）盆膈裂孔前后径：耻骨联合内侧缘中点和耻骨内脏肌在直肠后方 2 支汇合处的内侧缘之间的距离。

（2）盆膈裂孔左右径：耻骨内脏肌的两侧支内缘之间的最大距离。

（3）盆膈裂孔面积：耻骨联合内侧缘与耻骨内脏肌内侧缘之间的面积。

盆膈裂孔大小的定量测量对于评价盆底器官脱垂有着重要的临床意

义，与盆底器官脱垂的严重程度有相关性，脱垂越严重，则盆膈裂孔增大也越明显（图 14-15，图 14-16）。有学者对未婚正常女性（平均年龄 25.9 岁）的盆膈裂孔大小进行了测量，结果静息时盆膈裂孔前后径、左右径和面积分别为 4.52 cm、3.75 cm 和 11.25 cm^2，并与磁共振相比，差异无统计学意义。另有学者对正常女性人群（平均年龄 47.9 岁）盆膈裂孔大小进行测量，在静止时前后径平均值为 5.87 cm，左右径平均值为 4.25 cm，平均面积 19.7 cm^2，Valsalva 时各均值为 4.58 cm、3.97 cm、14.7 cm^2，缩小比例为 21%、6% 和 25%。同时此方法被证实具有很好的可重复性。由此可以推测，在不久的将来价廉、便捷、安全的三维超声在评价肛提肌形态和功能方面的应用可能会取代 MRI。

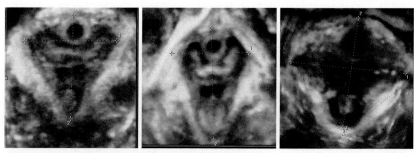

图 14-13　三维超声成像测量盆膈裂孔前后径线和横径

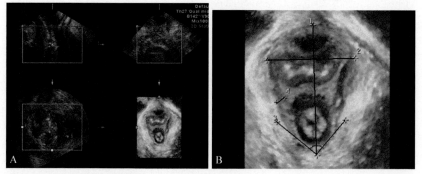

图 14-14　三维超声成像测量

A. 三维成像方法：矢状切面、冠状切面、横切面及三位立体成像面

B. 1. 盆膈裂孔前后径；2. 横径；3. 肛提肌角度；4. 肛提肌厚度

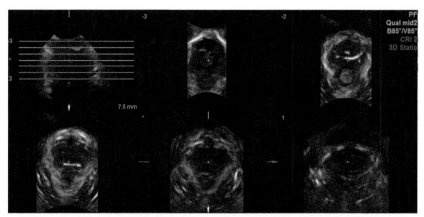

图 14-15　一例阴道分娩过临床无症状妇女，耻骨直肠肌多层超声显像，扫描间隔 7.5 mm，分别显示盆膈裂孔最小平面及上下方参考平面，采用此方法可使整个耻骨直肠肌的走向可视

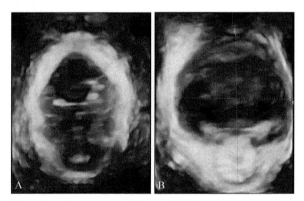

图 14-16　一例有症状 45 岁妇女。静息状态下盆膈裂孔大小（A）；Valsalva 动作时可见盆膈裂孔直径和横径明显增大，尿道阴道隔增宽，阴道前壁膨出（B）

第二节　盆底功能障碍性疾病的超声诊断

一、前盆腔盆底功能障碍性疾病的超声诊断

前盆腔脏器主要包括阴道前壁、膀胱、尿道。常见的前盆腔功能障碍性疾病主要有压力性尿失禁（stress urinary incontinence，SUI）和前盆腔脏

器脱垂，是影响女性健康的常见问题，导致了女性生活质量的下降，影响正常社会关系。

1. 前盆腔超声观察图像方法和要求　目前国内不同学者对盆底超声诊断SUI的超声指标、诊断标准等存在较大差异。可能与检查方式、受检者膀胱充盈程度、体位、个体差异、Valsalva动作标准、样本量等因素有关。

（1）超声检查途径：盆底超声检查的途径可经阴道、直肠、会阴超声检查等。Tunn等推荐使用经会阴超声检查的方法，可量化膀胱颈与耻骨联合的距离，测量残余尿、膀胱尿道后角大小，观察张力期膀胱尿道的动态变化，为尿失禁诊断提供解剖学依据，逐渐成为盆底检查的主流。经会阴途径因其操作简便、实时、无辐射、易被患者接受等优点，临床应用广泛。

（2）检查测量的参考线：压力性尿失禁患者在深吸气过程中，膀胱颈围绕耻骨联合下端做旋转运动。Yalcin等于2000年提出以耻骨联合下缘为原点，以耻骨联合的中轴线向左右各旋转45°，建立直角坐标系，借以估测膀胱颈和尿道的位置和活动度。利用该坐标系，使测量不受探头放置或运动而变化，因此，有学者认为其较为准确，但由于受到耻骨的骨化声影遮挡，尤其在老年女性难以清晰的获得。目前Ditez及大多数学者以经过耻骨联合下缘的水平直线为参考线。

（3）受检者的膀胱充盈程度：研究表明，膀胱的充盈程度会影响超声测量结果。膀胱过度充盈时，最大Valsalva动作时膀胱的活动度相对较小，甚至可能会影响其他盆底器官的充分下移。相反，当膀胱完全排空时，膀胱颈的位置在正中矢状面通常不易辨别，张力期膀胱颈的移动度及膀胱脱垂类型的判断也欠理想，因此，有学者提出进行盆底超声检查前均嘱患者排空小便，静待10～15 min后进行检查。在膀胱适度充盈时进行超声观察，膀胱内尿量一般＜50 ml。对于部分排尿功能障碍的女性，可先行导尿至膀胱尿量适度再行检查。在膀胱适度充盈时进行超声观察，其优势在于既可避免膀胱过度充盈时盆腔器官下移受限，又可避免膀胱完全排空时膀胱颈不易识别，以及超声测量参数不准确等问题。

2. 前盆腔超声测量参数　膀胱颈和尿道的位置变化、膀胱颈旋转角度的改变及膀胱颈漏斗化是超声检查诊断张力性尿失禁和膀胱阴道前壁膨出的主要特征。超声形态学参数包括线量参数和角量参数，主要在静息状态及 Valsalva 状态下观察以下几种参数。

（1）膀胱尿道后角：近段尿道轴线与膀胱后基底线之间的夹角（图14-17）。在静息状态及 Valsalva 状态下，正常妇女的尿道膀胱后角均为 90°～100°。

（2）尿道倾斜角（图14-18）：近端尿道与人体纵轴所形成的夹角，尿道轴向偏向腹侧取负值、偏向背侧取正值，正常值小于30°。

（3）尿道旋转角度：最大 Valsalva 状态下近端尿道较静息状态时偏转的角度，即静息和最大 Valsalva 动作时尿道倾斜角的差值。常被用于评估膀胱颈的活动度。

（4）膀胱颈位置（图14-19）：以耻骨联合后下缘水平线为参考线，测量膀胱颈到参考线的距离，当其位于参考线上时为正，位于参考线下方时为负。

（5）膀胱位置：以耻骨联合后下缘水平线为参考线，测量膀胱后壁最低点距离参考线的距离，当其位于参考线上时为正，位于参考线下方时为负。

（6）膀胱颈下降距离：以耻骨联合后下缘水平线为参考线，分别测量 Valsalva 动作和静息状态下膀胱颈与参考线之间的垂直距离，两者差值即膀胱颈下降距离。

（7）尿道内口有无开放呈漏斗形：指静息状态和 Valsalva 动作后尿道内口有无开放，呈漏斗样改变。正常妇女的膀胱颈为关闭状态，彩色多普勒膀胱颈处未见尿流信号。而 SUI 患者的膀胱颈开放呈漏斗状（图14-20），反映静止期尿道内口已松弛，尿道内括约肌的功能已失调。

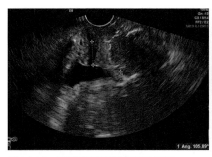

图14-17　尿道膀胱后角静息时105°

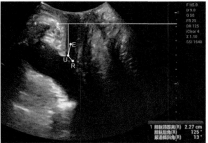

图14-18　尿道旋转角

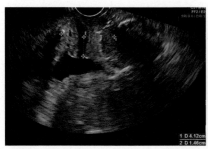 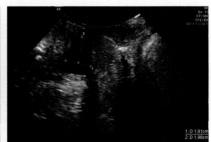

图14-19 静止期近端尿道长度1.5 cm（参 图14-20 膀胱颈漏斗化
考线上）

（8）膀胱壁厚度：膀胱排空后，超声声束垂直于膀胱黏膜，首先通过尿道和膀胱颈确定近膀胱中线的部位，然后从膀胱壁的内缘到外缘进行测量，测量三次取平均值，正常一般小于5 mm。当厚度超过5 mm时，可能与逼尿肌的过度活动有关。

（9）肛提肌裂孔面积：三维取样容积线置于耻骨联合后下缘于肛直肠角平面，在三维重建图像中沿肛提肌裂孔内侧缘测量裂孔面积。

3. 压力性尿失禁的超声诊断 SUI是指喷嚏、咳嗽、大笑或运动等腹压增高时出现不自主的尿液自尿道口漏出。尿动力学检查表现为充盈性膀胱测压时，在腹压增高而无逼尿肌收缩的情况下出现不随意漏尿。中国成年女性SUI患病率高达18.9%，在50～59岁年龄段SUI患病率最高，为28.0%。

SUI的病因是多方面的，较明确的相关因素有年龄、生育情况、盆腔脏器脱垂、肥胖、种族和遗传因素，其中肥胖、年龄和分娩过程的产道损伤是最重要的3个危险因素。《国际妇产科杂志》最新发表的一篇瑞典全国女性盆底功能障碍调查提出，无论是何种分娩方式，超重和肥胖女性的尿失禁发病率均明显增加，阴道分娩的肥胖女性尿失禁发病率要高于正常体质量指数女性2倍以上，高于剖宫产女性的3倍以上。此外，随着妊娠年龄的增长，SUI的发病率也增加。

（1）临床表现：SUI分为轻、中、重度。轻度为仅发生在咳嗽和打喷嚏时发生尿液漏出；中度为发生在日常生活时也有发生，如走路、坐立动作时；重度为站立时即发生尿失禁。Mario等根据发生尿失禁的状态、频率、数量的临床评分来确定 SUI 的程度（表 14-1）。

表 14-1　SUI 的分度评分表

	1 分	2 分
状态	咳嗽、打喷嚏、举重物、跑步时	在上楼梯、行走、大笑、性交时
频率	每周发生	每日发生
数量	每天少于 1 张卫生巾	每天多于 2 张卫生巾

累计总分 1 ～ 3 分为轻度，4 ～ 7 分为中度，8 分以上为重度

（2）超声表现

①尿道内口漏斗形成：约 59%SUI 出现这一表现。这是多种因素导致的压力性尿失禁患者尿道的一种功能状态，往往与漏尿相关，其形成还可能与较弱的尿道关闭压相关，而正常女性即使在膀胱充盈时也很少出现。

②膀胱尿道后角增大，常大于 115° 或消失：通常角度越大，尿道活动性越大。

③尿道倾斜角常增大：大于 60°，甚至大于 90°。

④膀胱颈移动度变大（图 14-21）：Dietz 等认为，膀胱颈的下降与压力性尿失禁的相关性最强，且随压力性尿失禁程度加重而增大。压力性尿失禁患者膀胱颈活动度增加 ≥ 10 mm 提示膀胱颈部缺乏足够支撑。目前关于膀胱颈移动度诊断 SUI 的截断值尚无统一的标准，移动度 15 mm、20 mm 及 25 mm 均曾被用于诊断膀胱颈过度运动，Naranjo Ortiz 等回顾性分析了 589 例 SUI 患者的盆底超声检查，应用 ROC 曲线分析得出膀胱颈移动度 ≥ 25 mm 与 SUI 密切相关。

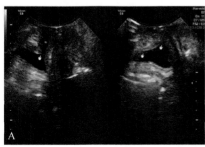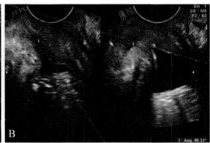

图 14-21　最大 Valsalva 期膀胱颈移动度（A）与尿道旋转角 40°（B）

不同程度的压力性尿失禁女性患者的盆底超声表现是不同的，膀胱颈的移动度及尿道内口漏斗形成可作为压力性尿失禁的诊断的超声观察指标，尤其是膀胱颈的移动度对女性压力性尿失禁的分级同时具有参考意义，为临床诊断及治疗提供有用信息。

（3）其他影像学检查：以往对SUI的诊断主要以患者的临床症状为依据，但仅凭症状诊断并不可靠，最好的选择是尿动力学和影像学检查相结合。

尿动力学联合排泄性膀胱尿道造影（voiding cystic urethrography，VCUG）是评价尿失禁的放射学金标准，根据其结果可将SUI分为3型：Ⅰ型（图14-22，图14-23A），膀胱尿道后角消失；Ⅱ型（图14-24，图14-25），旋转型膀胱脱垂伴有尿道倾斜角＞45°及膀胱尿道后角消失；Ⅲ型，静息时膀胱尿道结合部呈漏斗形或鸟嘴状，为尿道内在括约肌功能障碍，括约肌缺损所致。前两型比较常见，称为解剖型，占SUI 90%以上，其病理生理机制为盆底支持结构松弛致膀胱颈下移。由于支持结构存在缺陷，膀胱颈和近端尿道活动度增大，增加腹压时，上述结构下移至腹内压作用范围以外，压力不能传递至尿道和膀胱颈，仅传递至膀胱，从而使尿道阻力不足以对抗膀胱的压力而导致尿失禁。

膀胱尿道造影虽然能同时提供泌尿道下段的尿动力学和解剖结构分析，但价格昂贵且暴露于放射线，不宜广泛使用。近年已有多种影像学方法来测量评价膀胱颈的活动度。

Schaer等通过超声观察到无尿道症状的正常妇女的膀胱颈位于耻骨联合中点之上，在腹压增加时膀胱颈下降不明显。而SUI患者静止期膀胱颈位置偏低，随着腹压增加膀胱颈的位置下移，尿道口明显扩张。很多人就

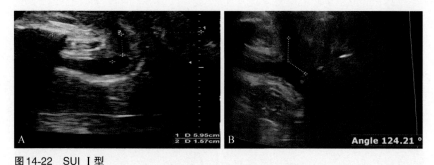

图14-22　SUI Ⅰ型

A. 静息状态时膀胱颈位置参考线上2.4 cm；B. 膀胱尿道后角100°

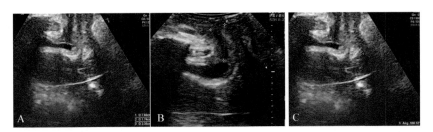

图 14-23　SUI Ⅰ型

A. 最大 Valsalva 动作后，膀胱颈位置参考线上 1.6 cm；B. 膀胱尿道后角 149°；C. 尿道倾斜角 19°

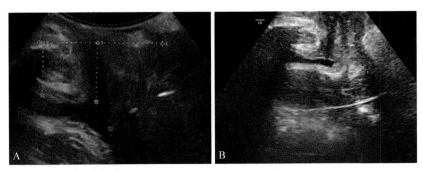

图 14-24　SUI Ⅱ型

A. 静息状态时膀胱颈位置参考线上 2.5 cm；B. 膀胱尿道后角 104°

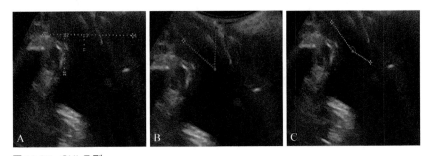

图 14-25　SUI Ⅱ型

A. 最大 Valsalva 动作后膀胱颈位置参考线上 0.6 cm；B. 膀胱尿道后角 160°；C. 尿道倾斜角 59°

超声和侧位膀胱尿道造影对 SUI 膀胱颈位置及活动度进行了比较，结果显示两种方法测得的结果差异无统计学意义且有很好的相关性。超声作为一种实用、经济、无放射性、易被患者接受的方法，目前已经逐渐取代了其他放射性检查手段。

4. 前盆腔脏器脱垂的超声诊断　前盆腔脏器脱垂是指膀胱及阴道前壁的膨出。在各种类型的盆腔脏器脱垂中，以膀胱脱垂最为常见，国外的一项多中心研究显示，膀胱膨出的发生率为34.3%。北京成年已婚女性阴道前壁膨出的发病率高达41.6%。

（1）临床表现：盆腔脏器脱垂定量评估系统（POP-Q）是根据阴道前壁正中线距处女膜3 cm处的Aa点和阴道前壁上段脱垂的最低点即Ba点与处女膜的关系来界定和量化阴道前壁膨出。在最大张力动作下，Aa点正常应处于处女膜内侧即−3 cm的位置，若脱垂最远端在处女膜内侧＜1 cm或处女膜的外侧则定义为阴道前壁膨出。POP-Q具有其他评估方法无法比拟的可靠性及重复性，其对盆底的解剖特征及腔室结构能够做出全面和较为精准的量化性描述，是目前对盆腔脏器脱垂评估较为常用的临床标准；但其也存在一些缺点，例如评估系统的复杂性、表达的烦琐性及难以把握的特点，在临床中的应用受到一定的限制。

（2）超声表现：2001年Dietz等提出的以耻骨联合内下缘水平参照线为标准，盆腔器官低于该参照线则诊断为脱垂，国内外学者通过双盲法研究发现POP-Q与超声在量化盆腔器官脱垂方面具有很好的相关性。

在最大Valsalva动作时，经会阴动态超声可以观察尿道向后向下移位，膀胱后壁弧形下降至耻骨联合下缘甚至脱到阴道外口。毛永江等研究中，在最大Valsalva动作后，88.9%（64/72）患者膀胱后角开放（≥140°），83.3%（60/72）尿道旋转角增大（≥45°），70.8%（51/72）尿道内口开放致尿道内口漏斗形成，膀胱膨出导致了膀胱后角的开放、尿道旋转角度的增大及尿道内口漏斗形成增加。

Dietz等研究发现膀胱尿道脱垂与压力性尿失禁密切相关，而有完整膀胱尿道后角的膀胱脱垂，即GreenⅢ型膀胱膨出患者膀胱后角完整（＜140°）而尿道旋转角过大（≥45°），此时膀胱最低点明显低于尿道内口，Ⅲ型一般与排空功能障碍相关，与压力性尿失禁相关性不大。

通过盆底超声检查可按Green分型对膀胱膨出进行合理分型，从而为临床医师制定正确的治疗方案提供有力依据。

（3）其他影像学检查：膀胱膨出的影像学分型方法是由Green提出的X

线下膀胱尿道成像术中膀胱膨出的影像学观察指标，其根据膀胱颈的活动度，尿道后角及尿道旋转角度三个指标对膀胱膨出进行分型，共为三种类型。Green Ⅰ型（图14-26）：膀胱后角≥140°，尿道旋转角＜45°；Green Ⅱ型（图14-27）：膀胱后角≥140°，尿道旋转角45°～120°；Green Ⅲ型（图14-28）：膀胱后角完整，尿道旋转角≥45°；不同类型的膀胱膨出有着不同的病因病理基础及临床表现。Ⅱ型膀胱膨出患者常有压力性尿失禁但肛提肌完整，Ⅲ型膀胱膨出患者常有排泄功能障碍及分娩所致的肛提肌损伤及断裂。目前，POP-Q在临床诊治膀胱膨出亚型方面提供的信息局限。

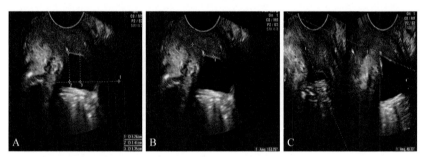

图14-26　膀胱膨出Ⅰ型

A. 最大Valsalva动作后，膀胱后壁膨出至耻骨联合下缘参考线下方，膀胱颈位置−1.41 cm，膀胱位置−1.35 cm；B. 膀胱尿道后角153°；C. 尿道旋转角度40°

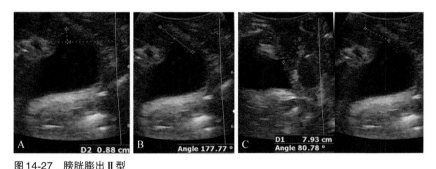

图14-27　膀胱膨出Ⅱ型

A. 最大Valsalva动作后，膀胱后壁膨出至耻骨联合下缘参考线下方，膀胱颈位置−0.88 cm；B. 膀胱尿道后角178°；C. 尿道旋转角81°

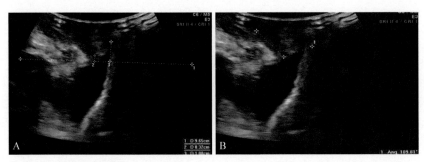

图14-28 膀胱膨出Ⅲ型

A. 最大Valsalva动作后，膀胱后壁膨出至耻骨联合下缘参考线下方，膀胱颈位置-0.3 cm，膀胱位置-1.35 cm；B. 膀胱尿道后角109°

二、中盆腔异常

中盆腔的异常主要是指子宫脱垂及阴道穹脱垂。对于子宫全切的患者，无法显示宫颈下缘这个指示点，则以阴道残端顶端的位置即穹隆的位置作为指示点，若发生脱垂则诊断为穹隆脱垂。

（一）子宫脱垂

发生子宫脱垂最常见的发病原因有阴道分娩损伤和绝经后的盆底组织退化性改变和存在有腹压增高的疾病，如肥胖、长期便秘、慢性咳嗽等。分娩过程中可导致软产道及其周围的盆底组织扩张，肌纤维拉长甚至撕裂，盆底神经的损伤，若产后过早参加体力劳动，将影响盆底组织张力的恢复。在20世纪20～40年代，发病主要为年轻产后患者和多产的老年人，现在产科技术提高，由产伤造成的盆底功能障碍已明显减少。然而，随着社会人口的老龄化，绝经后雌激素水平下降，盆底肌肉韧带组织支持力下降，使得盆腔脏器脱垂仍然是中老年妇女的常见病，严重地影响妇女的健康和生活质量。

1. **临床表现** 轻症患者一般无不适，重症患者可自觉有阴道块状物脱出，有不同程度的腰骶部酸痛或下坠感，站立过久或劳累后症状明显，卧床休息后症状减轻，还可伴有排便、排尿困难。暴露在外的宫颈或阴道壁长期与衣裤摩擦，可导致局部宫颈或阴道壁出现溃疡、出血等，继发感染后还会有脓性分泌物。子宫脱出很少影响月经，甚至不影响受孕、妊娠及分娩。

表14-2　POP-Q分度

分度	具体标准	
	解剖描述	定位描述
0	无脱垂	Aa、Ap、Ba、Bp均　在-3 cm处，C点或D点位置在阴道全长～（阴道全长-2）cm处
I	范围大于0级，脱垂的最远端在处女膜内侧，距处女膜缘＞1 cm	脱垂的最远端定位于＜-1 cm
II	脱垂的最远端在处女膜内侧或外侧，距处女膜缘＜1 cm	脱垂的最远端定位于-1～1 cm
III	脱垂的最远端在处女膜外侧，距处女膜缘＞1 cm，但小于（阴道全长-2）cm	脱垂的最远端定位于1～（阴道全长-2）cm
IV	全部脱出，脱垂的最远端超过处女膜缘＞（阴道全长-2）cm	脱垂的最远端定位于＞（阴道全长-2）cm

　　目前子宫脱垂的诊断主要依据临床检查结果。使用最广泛的是POP-Q（pelvic organ prolapse quantitive examination）评估系统（表14-2），1995年美国妇产科学会（American College of Obstetrics and Gyncecology）制定的盆底器官脱垂的评估系统，具有良好的可靠性和重复性，1995年被国际尿控协会（International Continence Society，ICS），1996年被美国妇科泌尿学协会（American Urogynecology Society，AUGS）和妇科医师协会（Society of Gynecological Surgeons，SGS）认可、接纳并推荐在临床、科研中使用。

　　POP-Q参考点的定位和意义（图14-29）：以处女膜为参照（0点），以阴道前、后、顶部的6个点（前壁两点Aa、Ba，后壁两点Ap、Bp，顶部两点C、D）和阴道全长（total vaginal length，tvl）为尺度，对脱垂作出量化。

　　2. 超声表现　经会阴二维、三维或四维超声均可以观察子宫的位置，中盆腔的超声指示点为宫颈的最低点，子宫全切的患者为阴道穹，参考线同样是通过耻骨联合后下缘的水平线。超声检查时让患者进行最大Valsalva运动，子宫脱垂的主要表现为宫颈及子宫向阴道内脱出，严重者甚至可见子宫完成脱出于阴道口外。可以通过测量指示点与参考线之间的垂直距离来量化子宫脱垂的程度（图14-30）。但目前其诊断标准及分度尚无统一定论。日常工作中常用的诊断标准为正常为指示点在参考线上，脱垂为平参考线或参考线下。

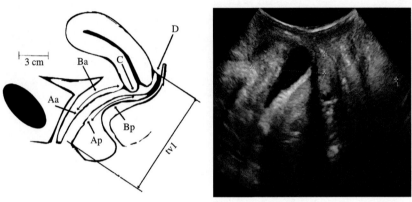

图14-29　POP-Q参考点定位　　　　图14-30　子宫脱垂

三个腔室中，正常位置的中盆腔指示点相对较高，且宫颈为低回声，故辨认相对困难。可以依据宫颈与穹隆间的界面上表现为一线性高回声的超声表现加以辨认。有时宫颈的纳氏囊肿也有助于宫颈的识别。如果辨认困难，可以先行阴道超声检查，气体的进入，可以增加宫颈与穹隆间的界面的超声显示率。

（二）阴道壁囊肿

阴道囊肿也可在盆底超声检查中发现，正常阴道没有腺体存在，但偶可发现孤立的迷走的隐窝，并由此形成含有液体的潴留性囊肿，并非赘生性或增生性肿瘤。阴道囊肿又分为上皮包涵囊肿（获得性）和胚胎遗留性囊肿（先天性）两类。一般囊肿上皮多来源于胚胎时期的米勒管，中肾管及泌尿生殖窦。

1. 超声表现　阴道壁上大小不定的囊性无回声区，壁薄，界清，部分内呈回声区，部分内可呈密集点状回声（图14-31）。

2. 鉴别诊断　阴道前壁的囊肿需与尿道的囊性肿块鉴别，检查时需仔细观察囊肿与阴道壁及尿道的关系。

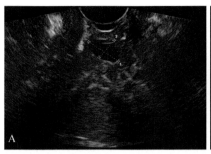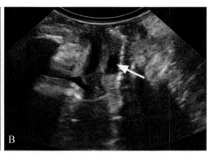

图 14-31　阴道壁囊肿
A. 经阴道超声；B. 经会阴超声

三、后盆腔异常

后盆腔的功能障碍主要原因也是分娩损伤，盆底的支持结构在分娩时的撕裂损伤尤其是直肠阴道隔的损伤在产后不能完全修复引起。后盆腔的临床脱垂分级与超声脱垂分级相关性不如前、中盆腔，但超声可鉴别"真性"还是"假性"直肠膨出，即是直肠阴道隔的缺陷，或隔膜扩张还是无筋膜缺陷的会阴体过度运动，以及可以分辨膨出的内容物，对临床有较大的指导意义。超声上，后盆腔的功能障碍主要包括直肠前壁膨出、会阴过度运动、肠疝、直肠后壁膨出、肠套叠和直肠脱垂。

（一）直肠前壁膨出

1. 临床表现　直肠前壁膨出是出口梗阻性便秘的一种特殊类型。是因直肠前壁、直肠阴道隔和阴道后壁薄弱，向前突入阴道穹，改变了排便时腹内压作用的方向，导致排便过程中出来直肠肛管功能性梗阻，并由此引起排便困难和便秘等症状。其主要临床表现为患者有明显的便意但粪便从肛管直肠内排出困难，有时需用手法帮助排便。

2. 超声表现　最大 Valsalva 运动时可见直肠壶腹部明显下移，向前呈囊状突出于阴道内，该膨出物与肛管约成 90°。同样以通过耻骨联合后下缘的水平线为参考线，后盆腔的超声指示点为直肠壶腹的最低点（图 14-32），通过测量指示点与参考线之间的垂直距离来量化膨出的程度（图 14-33）。同时需要测量膨出高度，其测量方法为沿肛门内括约肌与肛管平行向头侧引一条平行线，测量膨出物最顶点与其之间的垂直距离。

但目前其诊断标准及分度尚无统一定论。多数研究表明，直肠壶腹部

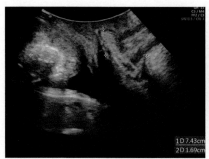

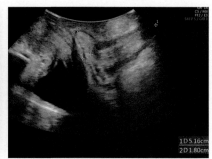

图 14-32　直肠壶腹部最低点的测量　　　　图 14-33　直肠膨出高度的测量

最低点低于参考线下 1.5 cm，或膨出高度大于 1.0 cm 时，可引起明显的临床症状，故日常工作中常用的诊断标准为正常为指示点在参考线上，脱垂为平参考线或参考线下，0 ～ 1.5 cm 为轻度，＞ 1.5 cm 为明显脱垂，但是膨出物与肛管的夹角必须小于或等于 90°，同时测量膨出高度。

（二）会阴过度运动

为非真性的直肠阴道隔损伤，没有真正的直肠内容物疝入阴道的直肠壶腹部下移叫作会阴过度运动。

1. **超声表现**　最大 Valsalva 运动时也可见直肠壶腹部明显下移，直肠壶腹部最低点低于参考线下 1.5 cm（图 14-34），但是膨出物与肛管的夹角大于 90°。

2. **鉴别诊断**　与直肠前壁膨出的鉴别点在于膨出物与肛管的夹角，小于或等于 90° 为直肠膨出，大于 90° 就不考虑是真性的直肠阴道隔损伤引起。

（三）肠疝

直肠子宫陷凹疝系因腹压增加，肛提肌及会阴体失去支持功能而使直肠子宫陷凹下降。小肠突出于阴道和直肠之间。可单独存在，亦可与子宫脱垂、直肠膨出同时存在。临床上与直肠膨出鉴别困难，但超声上诊断明显。

超声表现　在正中矢状切面上，可见阴道后壁与直肠之间可见等一高回声的腹腔内容物，低于耻骨联合后下缘水平线。最大 Valsalva 运动时，可见内容物向前下方运动，也可仅在最大 Valsalva 运动时，才见腹腔内容物进入阴道后壁与直肠之间。疝内容物主要为腹膜、小肠、乙状结肠或网膜，小肠的蠕动可以帮助我们辨别疝内容物的结构（图 14-35）。

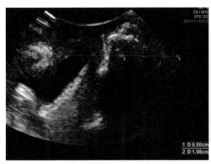

图 14-34　会阴过度运动

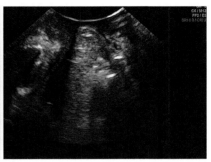

图 14-35　肠疝

（四）直肠后壁膨出

直肠后壁膨出常常发生在有便秘或排便功能不良的儿童中，在成年人中罕见。在直肠后壁膨出的病例中，缺损的区域往往紧邻肛门直肠连接处。超声表现为最大 Valsalva 运动时可见直肠后壁呈囊状向后突起。

（五）肠套叠与直肠脱垂

直肠壁部分或全层向下移位，称为直肠脱垂。主要症状为有肿物自肛门脱出。初发时肿物较小，排便时脱出，便后自行复位。以后肿物脱出渐频，体积增大，便后需用手托回肛门内，伴有排便不尽和下坠感。最后在咳嗽、用力甚至站立时亦可脱出（图 14-36，图 14-37）。

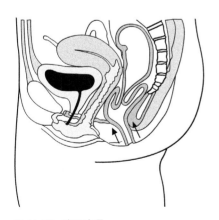

图 14-36　直肠套叠

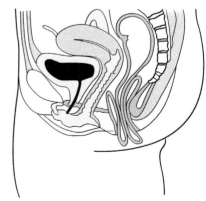

图 14-37　直肠脱垂

不明显的直肠套叠或隐性直肠脱垂：直肠壁和小肠进入近端肛管，在最大 Valsalva 运动时近端肛管开放并产生一个箭头形状的扩张。

明显的直肠脱垂：肠疝"流过"肛管，使直肠黏膜反转，直到通过肛门外括约肌脱垂到肛门外。

（六）盆底失弛缓综合征

盆底失弛缓综合征是一种由盆底横纹肌在排大便时不松弛甚至反常收缩，导致排便困难的一组症群。从生理上讲，在正常排便时，耻骨直肠肌和外括约肌放松，使肛管松弛，肛管直肠角变大，使粪便能顺利地排出，如果排便时耻骨直肠肌、外括约肌等相关的盆底肌肉不能正常放松，就成为盆底失弛缓综合征。其原因目前尚不明朗，一般认为该综合征与耻骨直肠肌痉挛肥大有关，故也称为"耻骨直肠肌综合征"。包括盆底肌痉挛综合征（plevic floor muscle spasm syndrome，PFMSS）、内括约肌失弛缓症、耻骨直肠肌肥厚。临床上可以采用肛肠动力学检测、直肠排粪造影和动态磁共振排粪造影等方法辅助诊断，近年随着盆底超声发展，已成为其一种良好的诊断方法。

1. 超声表现　患者在 Valsalva 运动时肛直肠角变小，肛直肠角由钝角变成锐角。肛提肌裂孔面积也在 Valsalva 运动后缩小，其中以裂孔的前后径缩小更为明显。

2. 鉴别诊断　需与肛提肌共激活鉴别：肛提肌共激活是患者在 Valsalva 运动时，不自觉的进行缩肛运动，超声表现与盆底肌痉挛综合征表现相似，但它不是真性的盆底肌痉挛，大部分是因为患者紧张引起，故通过安抚反馈可以改善，患者也不会有明显的便秘症状，盆底肌电图的不同也可鉴别两者。

四、肛提肌及肛门括约肌损伤

（一）肛提肌断裂

肛提肌对盆底器官起着重要的支撑作用，但经阴分娩女性中，可出现肛提肌损伤而最终导致盆底器官脱垂。应用三维超声可测量盆膈裂孔大小，也可准确评估肛提肌损伤程度。近年来，国内外影像学研究均证实，耻骨内脏肌耻骨支内侧面的附着点是最常见的损伤部位。

1. 检查方法　取盆底正中矢状切面，嘱患者做缩肛动作，旋转 A 平面将肛提肌裂孔最小平面放置在取样框中间。旋转 C 平面图像至竖直状态，然后使用TUI模式，层间距采用2.5 mm，TUI层数为8层，然后调整中间3幅图像，使此3幅图中的耻骨联合表现为开放、闭合中、闭合状态（图14-38）。

也可使用二维超声观察肛提肌的连续性：在正中矢状切面后分别向左右两侧摆动探头，获得旁矢状切面，正常情况下，肛提肌表现为盆腔两侧带状的稍高回声，均匀且连续。

2. 超声表现　提肛肌断裂的诊断依据为3个或以上平面见肛提肌回声中断。

当不确定时可以测量尿道中心与耻骨直肠肌附着点的距离，即肛提肌尿道间隙，白种人2.5 cm是诊断肛提肌损伤的临界值，亚洲人也可用2.3 cm作为临界值。在二维超声上也可见一侧或双侧肛提肌回声不均或连续性中断（图14-39，图14-40）。

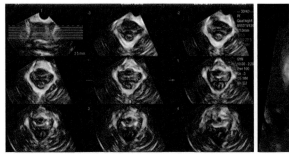
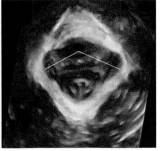

图14-38　TUI观察肛提肌（中间3幅图中的耻骨联合表现为开、闭、闭状态）

图14-39　肛提肌尿道间隙

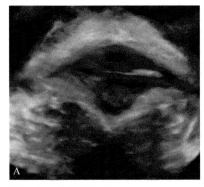
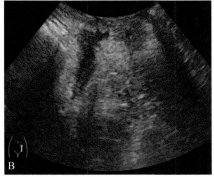

图14-40　左侧肛提肌断裂

A. 四维状态下，左侧肛提肌尿道间隙增大；B. 二维左侧肛提肌回声中断

（二）肛门括约肌损伤

经阴分娩及采用会阴侧切助产的女性中，可出现肛门括约肌损伤，虽然比例不高，但处理不当会出现大便失禁等症状，影响患者生活质量。

1. **检查方法** 可将探头扫查角度减少至60°，后将探头旋转横向放置于阴道口，再向肛管方向倾斜探头获得肛管的横切面。启动三维或四维模式，嘱患者做缩肛动作，采图。使用TUI模式，TUI层数为8层，调整层间距，使第一幅与最后一幅分别在肛门括约肌远端、肛门外括约肌止点上方，简单说就是包含整个肛门外括约肌。

2. **超声表现** 正常情况下肛门内外括约肌在图像上呈现出完整的同心圆样图形。如果出现中断则需考虑损伤，如缺损超过30°，且多于3个平面出现连续中断时，诊断基本明确（图14-41，图14-42）。

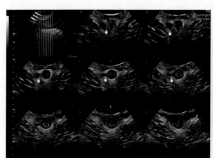

图14-41 肛门外括约肌损伤（TUI模式）

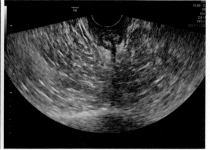

图14-42 肛门内、外括约肌损伤（二维模式，阴道探头）

（周一敏　俞　珺　鲁　红）

第三节 超声诊断在盆底重建术后
并发症中的应用

目前，盆底重建的主要手术方式是吊带悬吊术和补片置入术。超声作为一种无创、实时、便捷的检查手段，在上述盆底重建术后并发症的诊断中具有重要的应用价值。超声诊断仪对女性盆底结构进行观察的同时，还可以观察有无脏器损伤，血肿脓肿形成等情况，以及术后膀胱尿道的形态、各种角度和活动度等解剖学改变。主要用于下列并发症的诊断：①周围脏器的损伤，如膀胱、直肠、阴道的穿孔，输尿管瘘；②重要血管的损伤，主要是髂外、腹壁下、闭孔血管和骶棘韧带血管的损伤，形成耻骨后血肿，坐骨直肠血肿等；③术后感染，如盆腔深部脓肿形成；④术后排尿障碍，包括术后短暂性尿潴留和长期的尿失禁、尿潴留。

一、周围脏器的损伤

1. 膀胱损伤　膀胱穿孔是经阴道尿道中段吊带术（tension free vaginal tape，TVT）最常见的并发症，其发生率为 0 ～ 25%，主要是因为弧形钢针穿破膀胱而引起。

（1）临床表现：休克、腹痛、血尿、排尿困难和尿瘘。

（2）超声表现：主要征象为损伤处的膀胱壁的连续中断，膀胱腔内血块或条索状异物回声。局部有腹腔积液，且与膀胱相沟通。膀胱破裂尿液流入腹腔者腹腔内见液性暗区，流入腹腔外间隙者液性暗区位于耻骨后上方，向两边髂窝及后腹膜方向延伸。

2. 输尿管损伤　Reberio 等报道腹腔镜行盆底重建术中输尿管损伤的发生率为 3.4%。

（1）临床表现：血尿、尿外渗和尿瘘。输尿管位于腹膜后间隙，盆底重建手术导致输尿管损伤、尿液外渗局部潴留较为罕见。

（2）超声表现：彩色多普勒超声诊断仪可有效地明确尿外渗和尿瘘形成。输尿管破裂、尿液渗漏到周围组织内，局部形成尿液瘤囊肿。输尿管蠕动时尿液压力增高喷入其内，超声显示无回声区内间歇性出现红色的低速流体信号；输尿管蠕动间歇时压力下降，尿液从尿囊流入输尿管，超声显示无回声区侧后壁出现斑片状蓝色低速流体信号。目前除了彩色多普勒超声诊断仪外的各种影像学检查，均不能实时检测这种间断、低速流体信号（图 14-43）。超声探头还可引导穿刺针进行盆腔囊肿的穿刺，通过校正进针方向和深度，指导针尖进入囊肿的部位，抽出液体经肉眼观测和化验室检查可以明确诊断。

3. 肠穿孔　2002 年 Farnsworth 报道了共 93 例经阴道后路吊带（posterior intravaginal slingplasty，PIVS）中 1 例发生直肠穿孔。而 TVT 相关的肠

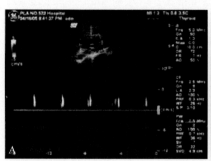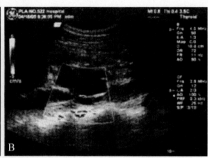

图 14-43 彩色多普勒超声诊断仪检测输尿管瘘

A. 尿漏中流动尿液频谱；B. 尿漏中流出尿液彩色显示

（引自：Hung MJ，Huang CH，Chou MM，et al，Ultrasonic diagnosis of ureteral injury after laparoscopically assisted vaginal hysterectomy. Ultrasound Obstet Gynecol，2000，16：279-283.）

管损伤非常罕见，发生穿孔的主要原因是操作时 TVT 穿刺针并没有紧贴耻骨联合穿出腹壁皮肤；有些病例与盆腔手术史也有关系，盆腔手术后纤维化的形成也可能累及耻骨后间隙发生粘连，因此，有盆腔手术史的患者是 TVT 术肠穿孔的高危因素。

　　超声表现：通常提示此处腹腔回声杂乱；因肠蠕动减弱，肠道会有大量气体回声；腹水；腹腔内有游离气体回声，并伴有术后腹部剧痛等症状。超声检查肠穿孔有独特的优点，特别是对腹腔游离气体的诊断，可达到与 X 线相同的效果。

二、血管的损伤

　　各种吊带重建术均为盲针穿刺，穿刺针通过体内的一段不能在直视下完成，有损伤血管的可能，主要发生在髂外、腹壁下、闭孔血管和骶前血管，术中严重出血的很少见，多为血肿形成，常见的有耻骨后血肿，坐骨直肠窝血肿。1998 ～ 2003 年欧洲一个多中心临床研究实验资料显示：5578 例 TVT 手术患者，术后出血或血肿的发生率为 3%，其中需再次手术止血的比例为 0.8%。超声可提示盆腔内积液，也可以发现盆腔内疏松间隙如耻骨后间隙、坐骨直肠窝内液性暗区为临床诊断和治疗提供第一线的资料。

三、感　染

盆底补片置入术后发生感染的概率为 0 ～ 8%。由于盆腔感染的位置较深加之术后临床诊断有一定困难，超声对盆腔脓肿的检测具有一定价值，超声检查能清晰地了解脓肿的大小，病变的范围，以及是否完全液化，以帮助临床诊断并为临床提供切开引流或手术的依据。脓肿的形成大部分继发于局部的血肿，少部分直接由感染引起。超声的主要表现为盆腔内低回声团块（内可见液化坏死的无回声区），盆腔囊性肿物的超声显像率较高，但也缺乏特异性表现。因脓肿内的脓液碎屑漂浮，超声可见液暗区内密集的细小光点，表现与巧克力囊肿很相似。当炎症粘连广泛，多处有脓液聚积时，则表现为形态不规则的混合性包块，若同时有 CA125 水平升高，则容易与恶性肿瘤相混淆。故超声诊断必须结合临床的典型症状——术后高热、白细胞升高、C 反应蛋白增高及血清 CA125 等实验室检查综合分析，才能做出诊断。

经阴道和经腹超声探头还可引导穿刺针进行盆腔脓肿的穿刺。超声可校正进针方向和深度，指导针尖进入脓肿的不同部位。操作简便、效果肯定，可反复多次进行，减少盆腔脓肿持续感染及全身性播散的机会。

四、排尿障碍的评估

单纯压力性尿失禁者，抗尿失禁手术后仍有 6% ～ 20% 出现继发性逼尿肌不稳定现象。常由于膀胱颈的过度悬吊造成膀胱不稳定，产生急迫性尿失禁，严重者造成膀胱颈梗阻，出现充盈性尿失禁。Yalcin 等提出超声检查测量膀胱颈移动度、安静状态下膀胱颈至耻骨联合后缘中点距离、压力状态下膀胱颈至耻骨联合后缘中点距离、安静状态下尿道膀胱后角、压力状态下尿道膀胱后角和膀胱颈旋转角度。上述指标具有一定的临床参考价值，可结合吊带的位置判断是否由于吊带过紧，术后吊带的移位等可导致术后急迫性尿失禁发生。研究发现，取膀胱颈移动度 1 cm 作为界值可基本区分正常对照组和尿失禁组，移动度 1.5 cm 作为诊断活动度增大的参考值，敏感度可达 98%，特异度可达 85%。

术后早期多因为局部水肿、盆底结构的重新分布组合、外科创伤、神经暂时性损害等原因发生尿潴留或尿不尽感。膀胱残余尿量 > 100 ml 可诊断为尿潴留。腹部超声可无创、反复多次地测定残余尿量。监测相符率高达98%。残余尿＜20 ml通常超声无法检测到。

总之，超声具有无创、实时、可重复、易被患者接受等优点，可及时有效地时诊断上述盆底重建术后并发症，使之得到积极处理，有利于患者术后的康复和长期的生活质量改善。

（金　敏　金杭美）

第四节　超声在妊娠期检查与产后盆底功能康复中的应用

盆底功能障碍性疾病主要由盆底组织损伤引起，妊娠与分娩是盆底损伤的主要诱因，而产后盆底功能障碍以产后尿失禁最为多见。那么，阴道分娩后的盆底损伤是否不可逆？当前的医疗回答持否定态度。在指导产后盆底功能康复中，超声有其特殊的意义。

一、妊娠及分娩对盆底功能的影响

（一）妊娠期腹腔内压的改变

妊娠期盆底承托并保持盆腔脏器位于正常位置，妊娠盆底正常女性腹腔压力与内脏器官可以"液体静力学"定律来反应，即压力平均分布在各内脏器官上，压力指向腹腔的周围，于吸气时在膈肌下形成一负压区，其吸附力可达2 kg。腹腔内多数脏器均可被吸附悬吊于膈肌下，平时盆底接受的压力并不大。在妊娠期间，子宫的重量随妊娠期的进展而逐渐增加，子宫在盆、腹腔的位置也逐渐变垂直，到孕晚期子宫几乎变成了一个垂直的器官，使更大的力量直接压向盆底的支持组织。随着子宫增大，脊柱向前弯曲，盆腔逐渐承受到向前下方向的压力，加之妊娠晚期盆底韧带胶原溶解增加，韧带松弛，宫颈环受到的合力由向后下转为以向下为主，直接作用于生殖裂孔。因此，妊娠期腹腔压力对子宫的影响是把子宫向下向阴道方向推，盆底肌肉也因受到压力的作用向下，而会逐渐松弛。分娩后，随着子宫向前下方向受压力的解除，激素水平恢复正常后盆底支撑力的恢复，宫颈环又可回复到孕前的位置。

（二）妊娠及分娩时期膀胱尿道生理变化

妊娠期膀胱尿道会发生一系列的生理性变化。近年来运用前庭超声及尿动力检查逐渐成为评估女性下尿路控尿功能的主要手段，最显著的解剖学变化是输尿管的扩张以及尿道内口漏斗化。由于妊娠期激素的影响使平滑肌的张力改变，尿道的弹性增加。尿道绝对长度与功能长度的平均增加值分别为 6.7 mm 和 4.8 mm。膀胱颈移动度增加。最大尿道压力也随孕龄的增加逐渐增加，至产后 1 周方可恢复到孕早期水平。盆底肌张力明显降低，这些变化反映了分娩对阴道前壁及尿道支持结构的损伤。

（三）妊娠分娩对盆底结构功能的损伤

1. **盆底肌肉神经组织的损伤**　大多学者认为，分娩会导致盆底肌肉等支持结构的损伤和神经的损伤，超声检查发现会阴张力下降，盆底肌肉无力，尿道括约肌萎缩，括约肌容积减少。这些发现，可以解释分娩后发生的 SUI 和排便异常，可能是产后 SUI 最基本和最重要的原因。国内的一项研究通过观察 SUI 患者阴道黏膜神经组织学变化也显示，阴道前壁近尿道处黏膜神经纤维分布减少，支持盆底神经肌肉障碍的观点。但这种异常是可逆的，可在产后 2 个月逐渐逆转。因此，80% 阴道分娩的产妇盆底肌肉神经的损伤是隐性的、可逆的。大部分因分娩所致的 UI 患者产后阴部神经重建后，症状可消失。

2. **肛提肌的影响**　肛提肌的解剖概念在历史上曾进行多次变更，大多认可肛提肌分为耻尾肌、髂尾肌和坐尾肌 3 部分组成，并接受 Shafik 提出的肛提肌复合体理论和对肛提肌的形态变化与功能的描述。即静息时，肛提肌呈漏斗形（funnel），排便或腹压增高时，肛提肌水平部（提肌板，分为外侧的侧块和内侧的提肌脚）和垂直部（肛门悬带）在腹内压作用下产生收缩，水平部和垂直部同步向外上缩回，提肌板抬高变成平台形（plate）；侧块收缩上提将盆内器官向上抬起，对抗腹内压将盆内器官下压，是为肛提肌的支持带；提肌脚抬高外拉，将泌尿生殖裂孔开大，同时牵拉裂隙韧带开大直肠颈内口和膀胱颈，是为裂孔扩张器；肛门悬带收缩使泌尿生殖裂孔、直肠颈和尿道变短，同时将外括约肌打开；肛提肌收缩的最终结果就是让肛管和尿道开大。简而言之，排便时肛提肌通过向外上缩回，实现提肛、开肛和防止盆腔器官下移。静息时，肛提肌放松，盆底下移回到静息位。

　　盆底器官脱垂患者的裂孔面积较正常者增大。有些学者推测，提肌裂孔犹如"盆底阀门"（pelvic valve），提肌板的倾斜度与"阀门"的启闭有关。一旦肛提肌受损或薄弱，提肌板倾斜度增大，失去了关闭"阀门"的能力，故裂孔增大，可能是导致盆底器官脱垂的原因。Delanccy 指出，正常人提肌裂孔 5 cm^2 的面积内为直肠、阴道、尿道和盆内筋膜（裂孔韧带）所填充，并呈密封状态。若裂孔增大，阴道内因不含空气不能随裂孔内压降低而扩张，只有依靠盆内筋膜的结缔组织来维持无支持的盆底器官。由于腹内压不断加重结缔组织的负荷，久而久之，可导致结缔组织变性和崩解，盆底器官即可能由无症状的低度脱垂发展为明显的或重度脱垂。Goh 曾用动态 MRI 调查 50 例健康产妇时，意外地发现无症状的轻度脱垂者占 14%。此种现象用上述假说可以得到合理解答，可能是分娩时肛提肌受损之故。超声对于肛提肌裂孔大小的观测有独到之处。

　　3. **分娩方式对盆底的影响**　关于分娩方式对盆底的影响，国内外研究报道较多，多数学者认同阴道分娩是导致 POP 的高危因素。阴道分娩尤其是难产，将不同程度地损伤盆底支持组织，如韧带、筋膜、肌肉和神经等。这些损伤，将导致盆腔器官脱垂（POP）、SUI 和粪失禁，且随着阴道分娩次数的增加而增加。与剖宫产相比，阴道分娩更易引起尿失禁。Farrel 经对 690 例产妇调查表明，阴道分娩者产后尿失禁比剖宫产者增加 2.8 倍，若同时使用器械助产，则危险性又增加 1.5 倍。但 Faandes 指出，剖宫产并不能避免产后尿失禁。剖宫产只能减少尿失禁的发病率，但不能完全预防，这也是妊娠本身就可改变或损伤盆底结构功能一个有力佐证。选择性剖宫产可以防止某些盆底功能的丧失，但经过试产后或 3 次以上的剖宫产则无这些保护作用。

　　由于妊娠激素水平的增加，局部组织功能结构的变化，妊娠本身即可增加 POP 和 SUI 的发生。阴道分娩可以造成盆底肌肉神经功能的损伤，随着次数增加，导致 POP 和 SUI 发生率增高。选择性剖宫产可以防止肛门括约肌损伤，但对防止尿道括约肌损伤尚无定论。选择性剖宫产可以防止某些盆底功能的丧失，但经过试产后或 3 次以上的剖宫产则无这些保护作用。妊娠和分娩都可能是 UI 发生的重要原因之一。

二、产后盆底功能重建时机及方法

妊娠与分娩对盆底损伤的影响绝大部分是可逆的，产后盆底功能重建是近年来提出的新概念，系指应用物理的方法，通过患者主动和被动收缩或刺激盆底肌，达到增强逼尿肌的稳定性及盆底功能康复，从而治疗产后尿失禁等盆底功能障碍性疾病。由此，产后尽早地进行盆底功能的康复训练，选择最佳时机及正确方法，是预防日后发生盆底功能障碍的关键。

（一）产后盆底肌肉功能检查及评估中的超声应用

传统的盆底解剖学一个主要来源是尸体解剖。随着超声、X线、CT及MRI的检查的出现，影像学医生可以对盆腔活体检查。而超声检查以其实时、可重复以及相对清晰的图像的优势在被广泛的应用，尤其是三维超声的问世，对盆底裂孔内各器官、支持结构的立体解剖关系及功能影像有了一个很好的显示，并且可以测量盆底肌肉的容积，裂孔面积等，甚至有了盆底肌群的影像学划分。三维超声实时盆底肌肉影像学观察甚至在某些方面的观点与传统理论观点有矛盾，如肛提肌静息状态不是向下凹陷，而是向上凸起。有些传统理论理论没有提及的内容，如缩肛时盆底肌肉的形态学变化和功能。正是基于超声的这些优势，使得超声检查成为盆底肌肉功能康复检查的有用工具。

产后盆底功能检查及评估一般在产后6周左右进行，包括病史询问、常规检查及盆底肌肉功能评估。盆底肌肉功能评估主要包括盆底肌力、阴道收缩压。盆底肌力可以应用二维和三维超声对盆底肌肉的显示，盆底肛提肌和肛门括约肌主要评估肌肉收缩强度、能否对抗阻力，肌肉收缩持续时间及疲劳度、对称性，重复收缩能力及快速收缩次数。

超声检查随着妇科泌尿学的建立和发展，在女性下尿道的评估方面，是继临床病史、体格检查、尿动力学和影像学基础上的有效补充，且能提供动态的、功能-形态学的资料，临床医生可以利用它观察患者静息、用力时盆底器官、尿道、膀胱、阴道、肛门和直肠的动态几何图像。同时，经会阴超声可以辨别盆底肌肉及其活动和静止之间的关系，以及所植入网片和吊带的位置。使得临床医生可以根据超声表现评估盆腔前部、中部和后部功能。

经会阴超声是将3.5 ～ 5.5 MHz的凸阵超声探头在会阴部成5° ～ 10° 扫

查直至尿道和膀胱的轮廓被显露，慢慢旋转探头保持尿道在图像中央并使直肠即后部肌肉进入视野。

阴道前部超声评估主要是观察尿道直径的变化从而了解尿道和膀胱颈闭合机制的完整性。用力时膀胱基底部下降超过 10 mm 且呈漏斗状，提示耻骨尿道韧带缺陷。

阴道中部超声评估主要是观察膀胱颈的后方，以辨认膀胱膨出。同时探头主要向两侧方扫查，帮助辨认阴道旁缺陷。

阴道后部超声评估主要是观察如会阴体、子宫骶骨韧带、肛门纵肌和直肠之间的间隙等，描述这些韧带如何维持盆底的几何形态和功能的。

（二）超声在产后盆底功能康复中的应用

在产后盆底功能康复中，超声通过实时动态的盆底肌肉收缩观察起到非常重要的指导作用。盆底肌肉在收缩和盆底肌训练过程中有明显变化，虽然经阴道或肛门触诊已能够十分容易的对有无收缩做出判断，但是比较粗糙，且缺乏量化性和重复性。实时超声对盆底肌肉收缩进行直接观察，对盆底肌锻炼的是否有效可以直接反馈，对盆底锻炼时膀胱颈的运动进行量化、分析。正确的盆底肌收缩时应只有盆底肌肉的收缩而不伴腹壁肌肉收缩，也不出现Valsalva动作。此时的协同作用应由尿道括约肌和肛门括约肌完成，正确的锻炼动作对疗效十分重要。收缩盆底肌肉的动作如果超出了盆底肌，而同时收缩内收肌、臀肌和腹肌等肌肉则会将盆底肌肉锻炼引入"歧途"。因为在臀肌和内收肌挛缩时盆底诸肌将受到挤压，患者自我感觉在收缩而实际上没有收缩盆底肌。对于有尿失禁的患者，在超声检查时帮助患者进行有效的盆底肌肉的训练可增加盆底肌肉的厚度，疗程前后自身对照，在静止和收缩时肌层增厚分别为7.6%，9.3%。因此，应监测盆底肌肉锻炼动作，以确保锻炼的效果。

收缩盆底肌肉，除了肌肉本身发生变化外，超声还能观察到收缩所产生的盆腔结构的形态学变化，表现为膀胱颈部向前向上运动，尿道向上向前旋转。这种变化虽然在正常人群和尿失禁患者都存在，但在尿失禁组盆底肌肉的收缩使膀胱颈和尿道轴向正常的解剖位置运动，纠正盆底松弛的异常解剖形态。已有资料表明，膀胱颈移位和会阴收缩之间是相关联的。Shyang等认为，超声测量膀胱颈距离和矢状裂孔距离等参数来评价肛提肌收缩引起的膀胱颈和直肠肛管连接处的运动，具有较好的可重复性和有效性。因此，盆腔内器官的运动模式提供了盆底肌肉功能的间接评判依据。

　　超声检查能通过显示盆底结构，如膀胱颈或膀胱底、逼尿肌活动状况、肛提肌收缩的排列状态等，能协助诊断产后尿失禁及观察肛提肌收缩功能及其功能恢复状况，能动态观察肛门括约肌的收缩状态，在产后盆底康复中起到很好的指导作用。

（张　珂　金杭美　鲁　红）

第 *15* 章

妇科超声介入性诊断和治疗

第一节 超声引导下经阴道后穹穿刺术

直肠子宫陷凹是直立时腹腔最低部位，故腹腔内的积血、积液、积脓易积存于此。阴道后穹顶端与直肠子宫陷凹贴接，由此处行阴道后穹穿刺术，易于抽出直肠子宫陷凹的液体。另一方面，当有附件包块时，通过后穹或侧穹穿刺也较易到达包块，进行抽吸、注药等操作。在超声引导下，能准确地在直视下进入包块或直肠窝进行操作，并避免损伤其他器官。超声引导下经阴道穿刺术即可用于诊断又有一定的治疗效果，同时损伤较经腹手术明显减少，因此在临床的应用越来越广泛。

一、适 应 证

1. **各种原因引起的子宫直肠陷凹积液** 疑有盆腔内出血时，如宫外孕、卵巢黄体破裂等。疑有盆腔积脓时，可做穿刺抽液检查，了解积液性质。

2. **包裹性积液** 手术或盆腔粘连后形成的局限性积液，无明显包膜或有纤维条索组织形成的薄囊壁，一般内液清，部分内液中有细小光点。包裹性积液一般张力欠佳，或有纤维条索分隔。超声引导下经阴道后穹穿刺术是其最佳的治疗方法，对于无纤维分隔者一般可抽吸至完全消失。有分隔者，可先穿刺至最深一房，边抽吸边向外退，以达到最佳的治疗效果。

3. **卵巢非赘生性囊肿** 最常用于卵巢子宫内膜异位囊肿，由于囊肿内液较稠，可选用18G号穿刺针，如仍难以抽出，可适量注入生理盐水稀释，当囊内巧克力样液体抽尽或无法再抽出时，可注入适量无水乙醇冲洗囊腔以达到治疗效果。另外，也可用于卵巢单纯性囊肿，中肾管、副中肾管囊肿等的穿刺。

4. 异位妊娠　一般用于未破裂的输卵管妊娠，在超声引导下将穿刺针穿刺至包块部位，注入甲氨蝶呤等化疗药物杀伤胚胎，如有胚囊者可先穿刺至胚囊，吸取羊水后再注药。由于局部注射药物浓度高，因此杀胚效果好且全身反应小。

5. 盆腔脓肿　可用于输卵管积脓，或盆腔内的局限性脓肿形成，长期抗炎治疗效果不佳，多次随访肿块无明显缩小者。可将抽出的液体行细菌培养及药敏试验，以指导临床用药。也可在脓液抽出后，直接注入抗生素，以提高局部药物浓度，达到更佳的治疗效果。

6. 妇科恶性肿瘤　仅用于部分术后复发病例及诊断明确的晚期肿瘤患者。超声引导下在瘤体内注入化疗药物。

7. 在辅助生育技术中的应用　详见第11章。

二、操作方法

1. 患者排空膀胱后取膀胱截石位，常规消毒外阴、阴道，铺巾。

2. 将消毒的穿刺引导支架安装在已套好消毒避孕套的阴道探头上，并将阴道探头缓慢放入阴道穹部。

3. 行常规阴道超声检查，重点测量包块大小，积液范围，以利于穿刺后对比。另外还需测量大约的穿刺进针深度。然后，操作仪器，导出引导线。观察穿刺引导线上是否有须避免损伤的大血管及其他重要脏器。移动探头使需穿刺部位位于引导线上或引导范围的中央。

4. 将阴道穿刺针沿阴道探头的穿刺引导管到达阴道穹部位后，快速进针穿过阴道穹进入盆腔，在超声显示器上可显示穿刺针的针尖位置，并引导其到达理想位置。

5. 拔出针芯后用 5 ml 或 10 ml 的针筒进行试抽吸，抽到液体后改用 20 ml 或 50 ml 的针筒抽吸。

6. 需注药者，回抽后再注入药物。

7. 插回针芯，拔出穿刺针，超声再次测量包块大小、积液范围，与以前比较，并记录。

第二节　超声引导下经腹壁腹腔穿刺术

一、适应证

与经阴道后穹穿刺的适应证基本相同，使用经阴道还是经腹壁穿刺主要是根据哪个方法进入包块的距离更短，或是损伤更小。

二、操作方法

1. 患者排空膀胱后取平卧位。

2. 超声常规检查，选择最佳穿刺点，定位，同时测量包块大小以及大概的穿刺进针深度。对于须精确定位的穿刺也可使用穿刺架，需消毒腹部探头和穿刺架。

3. 常规消毒腹壁，铺巾。

4. 将穿刺针垂直于腹壁或经穿刺架穿刺进入腹腔，根据进针深度或超声显示器上显示的针尖位置，到达包块。

5. 拔出针芯后用 5 ml 或 10 ml 的针筒进行试抽吸，抽到液体后改用 20 ml 或 50 ml 的针筒抽吸。

6. 需注药者，回抽后再注入药物。

7. 插回针芯，拔出穿刺针，超声再次测量包块大小，与以前比较，并记录。

第三节　经阴道超声引导下活检术

一、适应证

1. 性质不明的盆腔包块。

2. 卵巢的实质性肿瘤或囊实性肿瘤的实性部分。

3. 子宫肌层的占位。

4. 输卵管的包块。

二、操作方法

1. 活检针消毒，活检针一般采用 12 ~ 18 G，35 ~ 45 cm 长。金属自动活检枪采用高压蒸汽消毒。

2. 患者准备、消毒、穿刺引导同经阴道超声引导下穿刺术。

3. 将穿刺针沿穿刺引导支架到达阴道穹部位，快速进针到达活检区域的边缘，放置活检针于活检枪内，启动自动活检枪，自动切割组织，快速取出活检针，将组织块取出后放于甲醛液中固定，送检。一般活检应尽可能多点取材，以免漏诊或误诊。

（俞　玎）

第 *16* 章

超声造影在妇科的应用

第一节　宫腔超声造影

一、原　理

宫腔超声造影是在阴道超声引导下，向子宫腔内注入生理盐水作阴性对比剂，使宫腔扩张，加大了病变与子宫壁之间的声阻差，清晰衬托出病变的边界，肿物大小、数量、位置和基底部宽窄，提高了经阴道超声对宫腔内病变的诊断价值。

二、方　法

最佳检查时间为月经干净后3～7d，且经净后无性生活史。患者排空膀胱后取膀胱截石位，常规外阴消毒、铺巾，用窥阴器暴露宫颈，进行阴道宫颈部消毒，然后在腹部超声监视下经子宫颈管将双腔造影管插入宫腔内，向球囊注入2～3ml的生理盐水充盈球囊，并向下牵拉球囊至宫颈内口处，固定造影管，退出窥阴器。置入阴道探头，在阴道超声的检测下，经导管缓慢注入造影剂（生理盐水）5～50ml以膨胀宫腔，注入量可根据宫腔充盈情况而定，在注入造影剂的同时于子宫纵横切面动态观察宫腔形态，内膜情况，病变的位置、形态、大小、内部回声及其与内膜和肌层的关系，必要时可加用彩色多普勒超声观察病变血供情况。最后退出阴道探头和双腔造影管。

三、适 应 证

1. 不规则阴道出血。
2. 常规阴道超声疑有息肉或黏膜下肌瘤，多次检查无法明确者。

3. 流产后或产后疑有妊娠组织残留者。

4. 疑有宫腔粘连者。

5. 宫腔内节育器疑有嵌顿者。

四、宫腔各种病变超声造影声像图特点

1. 内膜息肉　在宫腔内液体的衬托下，息肉能更清晰的显示。但需和黏膜下肌瘤相鉴别，黏膜下肌瘤以低回声为主，息肉以强回声为主，但两者的回声有交叉。两者的鉴别要点在于与内膜基底层的关系：息肉为内膜内病变，因此包块在基底层内，不突破基底层，而黏膜下肌瘤为肌瘤向宫腔内突起所致，因此包块在基底层外，突破基底层。普通经阴道超声不能很好地显示包块与基底层的关系，但在生理盐水的衬托下基底层与包块的关系较容易显示。

2. 黏膜下肌瘤　黏膜下肌瘤表现为一突破基底层的低回声结节突向宫腔，在生理盐水的衬托下，肌瘤与内膜的关系更为清晰。有学者根据通过肌瘤表面与内膜切线的夹角判断肌瘤与宫腔的关系。当夹角为锐角时，肌瘤突入宫腔的范围大，因此考虑黏膜下肌瘤的可能性较大；当夹角为钝角时，肌瘤突入宫腔的范围小，因此考虑为一肌壁间肌瘤部分突入或压迫宫腔（图 16-1 ～图 16-3 ）。

3. 内膜肥厚　在注入少量生理盐水时，表现为内膜的表面不平整，呈波浪样，部分局部回声不均呈息肉样改变，随着注入的生理盐水量增大，不平整的表面逐步变平，原先局部息肉样改变的部位也不明显了，这是内

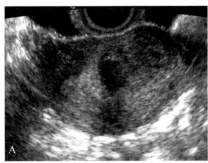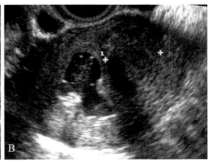

图 16-1　肌瘤宫腔造影
A. 提示肌壁间肌瘤压向宫腔；B. 宫腔造影后提示肌瘤与宫腔无明显关系

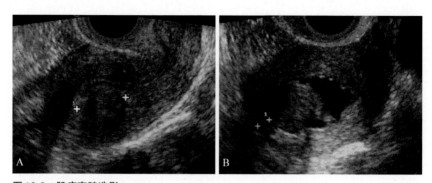

图16-2　肌瘤宫腔造影
A. 提示肌壁间肌瘤压向宫腔；B. 宫腔造影后提示肌瘤位于宫腔内

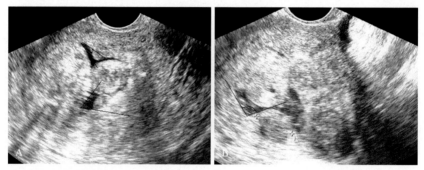

图16-3　肌瘤宫腔造影
A. 宫腔造影后有两个黏膜下肌瘤；B. 同一患者提示另有两个肌瘤为肌壁间部分突入宫腔

膜局部增厚与内膜息肉的鉴别要点。

4. 内膜癌　由于内膜癌患者在行宫腔造影时癌细胞有经输卵管向外扩散的可能，因此并不主张对怀疑有内膜癌的患者进行宫腔造影检查，而是先进行分段诊刮。对分段诊刮阴性，但临床症状仍不能排除内膜癌的患者可进行宫腔造影。宫腔造影时，内膜癌的患者表现为宫腔扩张受限，内膜表面高低不平，回声强弱不均，检查时要特别注意内膜的基底层是否完整，判断有无肌层浸润。

5. 宫腔粘连　内口处局部粘连以及宫腔完全粘连时，造影剂无法进入宫腔，所以宫腔造影对其诊断没有帮助。宫腔局部粘连时，宫腔粘连带在造影剂的衬托下清晰可见，超声可以清晰描述粘连的部位，宽度及数量。

6. 宫腔残留　主要应与宫腔内积血鉴别，宫腔残留在宫腔内注入生理盐水后，与内膜的关系基本不变，其一侧紧密地粘连于内膜上，而积血不同，在注入生理盐水的过程中积血会随着液体漂动，而不黏附在内膜上。

7. 节育器嵌顿　在宫腔造影时，由于生理盐水地衬托能更清晰地显示节育器嵌顿的位置及与宫腔的关系。

五、不良反应

1. 术中子宫穿孔　极少发生，注意动作轻柔，不使用暴力进入宫腔。

2. 术中迷走反应　在钳拉宫颈和扩张球囊时较易发生，患者表现为胸闷、恶心或烦躁。应立即停止操作。

3. 术中腹痛严重　为痉挛性腹痛，在输卵管阻塞时更易发生。

4. 术后盆腔炎急性发作　术后应预防性的抗炎治疗以及禁止性生活。

六、注意事项

1. 导管插入前先注入液体以减少空气伪像。

2. 球囊导管应置于宫颈内口处，使图像伪像降到最低宫腔充分显示。

3. 为获得清晰的图像，探头必须紧贴宫颈与阴道穹，使子宫处于声场的近场。

4. 临床怀疑内膜癌的患者行宫腔造影应慎重，造影时不用球囊，缓慢注入适量盐水，避免压力过高和过多的液体蓄积在子宫直肠陷凹。

第二节　妇科疾病超声造影

一、原　理

自 Gramiak 等首先发现血中的微气泡显影现象后，超声造影剂的发展经历了从自由微气泡到有壳膜造影剂、靶向声学造影剂的发展过程。与造影剂发展相适应，超声造影显像技术也从基波 B 型显像、谐波 B 型显像、谐波能量多普勒显像、间歇式谐波显像、脉冲反向谐波显像、C3 造影技术发展到实时灰阶超声造影。自由微气泡造影剂（主要是空气或氧气）无成膜物质，不稳定，在血液循环中持续时间极短，制剂成泡太大，不能通过肺循环，只能用于右心造影，与其相适应的主要为基波B型显像技术。跨越肺循环超声造影剂的发展分为2个阶段：①以Levovist（利声显）为代表的含空气或氧气有壳膜型造影剂，静脉注射后半衰期＜5 min，气泡在高声能作用下破坏而产生谐波，与之相适应的主要有谐波能量多普勒显像技术和彩色多普勒超声造影技术等。②以SonoVue（声诺维）等为代表的含惰性气体的造影剂，其化学成分稳定，半衰期＞5 min，微气泡可以在低机械指数声波的作用下产生谐波，气泡不破裂，与之相匹配的实时灰阶超声造影，将低声压造影成像技术相结合，实现了超声功能学成像，能实时连续地观察病灶微循环灌注全过程，为病灶定性、组织活性判断提供一个崭新的平台，被称为超声成像技术的第3次革命性进展。

二、方 法

1. 先常规行二维超声检查，可经腹或经阴道，依具体病变能完整清晰显示而定，记录病变的位置、大小、回声特点以及血流情况，并给出初步的诊断意见。

2. 造影剂的准备，SonoVue造影微泡为含六氟化硫的磷脂微囊，使用前注入生理盐水5 ml，充分振荡混匀，配制成混悬液。

3. 进入造影模式，调节声功率输出，使扫查处于低机械指数（MI）状态，MI＜0.05。调整病变部位至屏幕中间，聚焦位于病变的底部水平。

4. 经肘静脉团注配制后SonoVue 2.5 ml，观察病变的超声造影表现，观察重点在于有无造影剂进入，造影剂进入的方式、时间、充盈的强度、血管的分布、消退的时间以及与周围组织的关系。观察时间一般为3～6 min，造影过程可记录下来后对感兴趣区取样进行时间-强度曲线分析。

三、常见妇科疾病的超声造影声像图特点

（一）子宫肌瘤和腺肌病

子宫肌瘤的超声造影主要表现为肿瘤周边首先增强，形成一个特征性的半环状增强影，有一根主要供血血管以树枝状伸入，继之整个瘤体增强。达峰后，瘤体的强度明显高于周围正常组织，与周围正常组织有明显边界（图16-4）。这与其病理学基础相一致，由于子宫肌瘤具有与周围正常肌纤

维分开的包膜样组织——假包膜，而假包膜内分布有放射状供血血管，因此在造影时可以观测到多数以环状或弧形包绕的增强信号，与周围组织形成了明显的边界。部分较大的瘤体在达峰后可见不规则的造影剂充盈缺损区，提示瘤体内有局灶性坏死区。

　　子宫腺肌病表现出不同于子宫肌瘤的始增模式，显示为瘤体内部首先出现散在的点线状增强，继之整个瘤体迅速增强，而非肌瘤的半环状增强影。达峰后，瘤体内部回声强度与周围正常组织无明显差异，未形成明显边界（图 16-5）。这可能是由于即使部分腺肌病病变较局限，在二维上表现

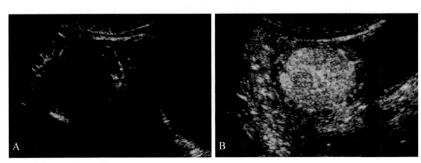

图 16-4　子宫肌瘤超声造影
A. 周边始增，显示瘤体周边半环状增强；B. 子宫肌瘤造影剂达峰后（27 s）：显示瘤体边界清晰

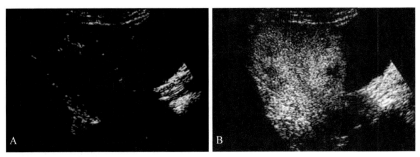

图 16-5　子宫腺肌病超声造影
A. 中间始增，瘤体周边无半环状增强；B. 子宫腺肌病达峰后（30 s）：显示瘤体无明显边界

［图 16-4，图 16-5 引自：任小龙，周晓东，郑敏娟，等. 超声造影在子宫肌瘤与腺肌瘤鉴别诊断中的价值. 中华超声影像学杂志，2006（10）：770-772. ］

出类似肌瘤的团块状回声，但并非真性肿瘤，是子宫内膜腺体和间质侵入子宫肌层呈局限性分布形成的，而周围并无假包膜的存在，因此超声造影没有出现半环状增强影和达峰后没有出现明显的边界。

（二）宫腔内异常（表16-1）

1. 内膜息肉　病灶开始增强时间及达峰时间迟于子宫肌层，减退时间与肌层相似或迟于子宫肌层，造影剂进入方式为由蒂部进入，中心先充盈，扩散至周边。峰值强化程度低于子宫肌层，造影后更清晰显示息肉的数量及附着部位。

表16-1　宫腔内疾病的超声造影特点

宫腔疾病	时间	方式	强度
内膜息肉	晚	中心充盈	较稀疏
内膜癌	早	充盈迅速，整体充盈	分布密集，回声强
黏膜下肌瘤	早	周围充盈	大的中心分布稀疏
内膜增厚	晚	周围充盈	小的中心分布密集较肌层稀疏
宫内残留	早	周围充盈	分布密集，回声强

2. 黏膜下肌瘤　与子宫肌层同步或略早于后者增强，减退时间与与肌层相似或略早于子宫肌层，造影剂进入方式与一般肌瘤的方式一致，周边首先增强，形成一个特征性的半环状增强影，继之整个瘤体增强。小的黏膜下肌瘤一般中心快速充盈，其强度明显高于周围组织，大的黏膜下肌瘤，由于其血供特点，其中心造影剂充盈程度明显低于小黏膜下肌瘤，其中心造影剂相对分布较稀疏。

3. 内膜增厚　与正常内膜一致，其增强时间晚于子宫肌层，内部增强程度一致，无明显造影剂异常增强区，较肌层稀疏。

4. 宫内残留　蜕膜或绒毛组织，有造影剂灌注，病灶区的滋养血管先于子宫肌层显影，肌层内可见局灶性的血流灌注丰富区，病灶消退缓慢，延迟期回声明显高于子宫肌层，机化组织则表现为条状的血流灌注，血凝块或坏死组织无血流灌注。

5. 内膜癌　开始增强时间、达峰时间以及开始减退时间均早于子宫肌层，病灶内造影剂充盈迅速，呈整体充盈，其强度明显高于正常子宫肌层。目前对于子宫内膜癌超声造影研究的热点在于其对肌层浸润深度的判断（图 16-6）。1988 年 FIGO 依据肌层浸润的程度将内膜癌 I 期（局限于宫体）划分为 3 级，I a：无肌层浸润；I b：肌层浸润 ≤ 50%；I c 肌层浸润 > 50%。据文献报道，在无肌层浸润或浅肌层浸润时，局部淋巴结累及的可能性小，5 年生存率高，而深肌层浸润，累及局部淋巴结的可能性大，因此术前了解肌层浸润情况，对于手术范围是否需要淋巴清扫有一定的指导意义。学者研究后认为，超声造影对于判断肌层浸润深度有一定帮助，与术中肉眼观察的准确性相似。其敏感度、准确度和阳性预测值分别为 84%、76.7%、87.5%。但其判断的准确性依赖于检查者的经验。他们认为由于病灶增强期造影剂显示的范围会包含部分未浸润肌层，会造成过度诊断，而消退期的范围与真实的病灶范围相近，因此用于判断肌层浸润深度其准确性更高。

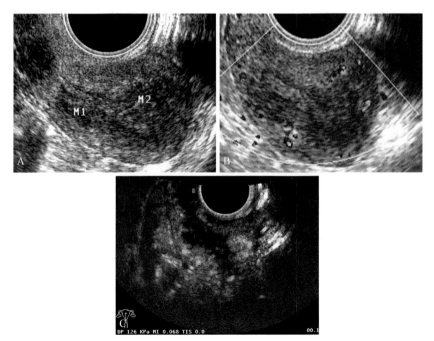

图 16-6 内膜癌超声造影

A. 二维超声提示局部周围肌层回声不均；B. 彩色多普勒提示，前后壁局部血流较丰富；C. 造影后提示前后壁均有深肌层浸润，经病理证实

（三）宫颈癌

正常宫颈超声造影剂的进入与消退与子宫肌层相似，无明显分界（图16-7）。宫颈癌的超声造影特点与其分期有密切关系，一般ⅠA期患者二维无明显肿块发现，超声造影也不易发现异常；ⅠB期患者二维超声有肿块发现，造影剂灌注成像大多呈均质分布；ⅡA及以上期：显示了新生组织的灌注标记，使得肿块的边界更为清晰。在增强期肿块呈均匀或不均匀的快速增强，一般早于子宫肌层显影。在消退期，大部分患者病灶区内部呈低增强，周边部高增强，部分患者病灶区呈等增强，其消退时相一般早于子宫肌层。据文献报道，根据病灶范围以及与周围组织浸润情况，超声造影有助于病变浸润范围的评价，可为临床分期及制定治疗方案提供有用信息。

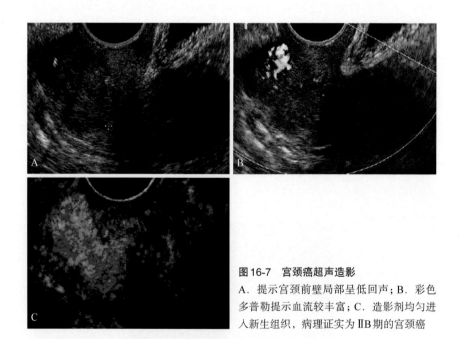

图16-7　宫颈癌超声造影
A. 提示宫颈前壁局部呈低回声；B. 彩色多普勒提示血流较丰富；C. 造影剂均匀进入新生组织，病理证实为ⅡB期的宫颈癌

（四）输卵管妊娠

近年来，由于经阴道超声的广泛应用，输卵管妊娠的诊断率不断提高，但仍有部分漏诊及误诊病例。有学者将超声造影应用于输卵管妊娠的诊断与鉴别诊断，认为可在一定程度上反映输卵管妊娠的病理改变，有利

于与卵巢黄体囊肿的鉴别诊断。在常规检查时，大部分病例均可在附件出现 "Donut" 结构：即一类妊娠囊结构，呈环状强回声，其内为无回声区，部分 Donut 结构内可见卵黄囊及胚芽回声。注射造影剂后，Donut 结构呈厚环状均匀增强，术后证实大部分为本位型输卵管妊娠；如 Donut 结构呈不均匀环状增强，在环的中间出现 "新月形" 的无灌注区，或在 Donut 结构的周围见无造影剂进入的混合回声区时，为输卵管妊娠流产型的可能性大；如附件区的包块于造影剂注射后无明显 Donut 结构出现，仅在包块内见 "长圆形" 或 "腊肠形" 薄壁环状强化，则可能是输卵管妊娠破裂型或为误诊病例。

（五）附件肿块（图 16-8～图 16-13）

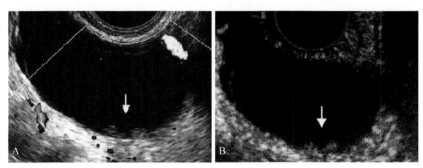

图 16-8　交界性浆液性囊腺瘤超声造影
A. 二维提示单房囊性块，壁上见 2 个乳头状突起，无明显血流信号；B. 造影后乳头及囊壁均有造影剂进入，病理证实为交界性浆液性囊腺瘤

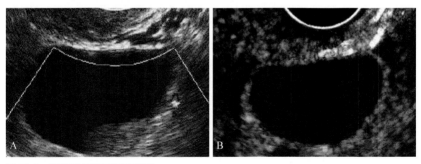

图 16-9　浆液性囊腺瘤超声造影
A. 二维提示单房囊性块，壁上见一强回声，无明显血流信号；B. 造影后囊壁见造影剂进入，而强回声内部未见造影剂进入，故考虑为良性病变可能性大。最后的组织学诊断为浆液性囊腺瘤

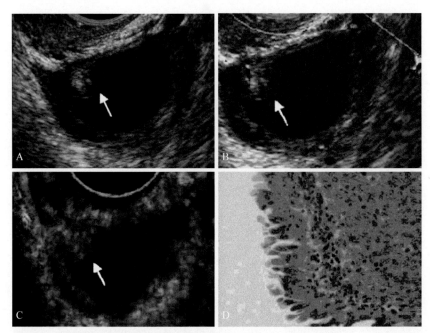

图16-10 卵巢交界性肿瘤病史患者卵巢囊肿超声造影

A．提示卵巢单房囊实性病变，肿瘤囊内突出的9 mm的乳头引起了囊壁回声的不规则；
B．提示乳头内见少许血流进入；C．造影后乳头及囊壁均有造影剂进入；D．最后病理诊断为非典型的子宫内膜异位性囊肿

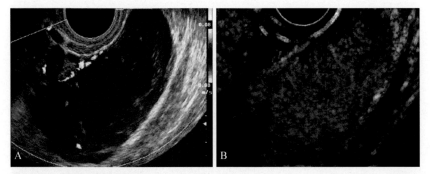

图16-11 卵巢肿块超声造影

A．附件区包块，内部可见血流信号，通过内容液体的密度给出的印象是一个多房的肿块，壁上有血流；B．影影后显示整个病变具有同质的血管标记，这表明是实质性的肿块。最后诊断为恶性间质细胞肿瘤

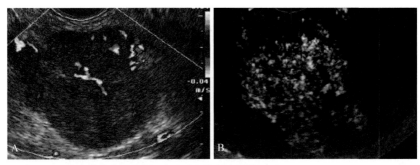

图 16-12　子宫内膜癌术后患者再发盆腔包块超声造影

A. 盆腔实质性肿块，内部见血流信号；B. 显示整个肿块有同质性的血管化作用征象，它与周围组织的界线非常清楚。最后的病理诊断是子宫内膜癌复发

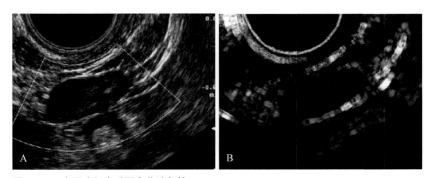

图 16-13　宫颈癌行术后再发盆腔包块

A. 膀胱上方探及一 25 mm 大小的实质性肿块，未见明显血流信号；B. 显示造影后未见造影剂进入。此包块在经过很长时间的随访后病情无变化

[图 16-8 ～图 16-13 引自：Testa AC，Ferrandina G，Fruscella E，et al. The use of contrasted transvaginal sonography in the diagnosis of gynecologic diseases：a preliminary study. J Ultrasound Med，2005，24（9）：1267-1278.]

1. 卵巢非赘生性囊肿　是由于生理或病理的因素组织退化不全，囊性扩张、增生过盛或异位分布，形成一种特殊的囊性结构，非真性肿瘤，但普通常规超声对于呈囊实性以及类实性回声的卵巢非赘生性肿瘤很难与卵巢真性肿瘤相鉴别。但在超声造影时，卵巢非赘生性肿瘤表现出典型的囊性结构，囊壁均匀性增强，囊内的高回声区域无造影剂灌注，因此超声造影对不典型的卵巢非赘生性囊性病变有明确的诊断意义。为临床继续随访

观察，避免手术治疗提供了影像学依据。

2. **卵巢良性肿瘤** 良性者表现为囊壁及囊内分隔均匀性增强，厚薄及增强强度均匀一致，并呈持续性增强；实性者见造影剂均匀性增强，峰值强度与宫体接近或低于子宫肌层，包膜灌注清晰完整，灌注开始时间与宫体同时或晚于宫体。卵巢子宫内膜异位囊肿属非赘生性卵巢囊肿，但部分病例因二维超声上显示囊壁局部增厚，回声不均，囊内见强回声突起或囊内容物呈类实性而易误诊为卵巢恶性肿瘤，但这部分病例在超声造影时造影剂仅进入囊壁或隔上，局部增厚的囊壁，囊内强回声及囊肿内部均无造影剂进入。同样卵巢畸胎瘤的内部实性组织内部也无造影剂进入，囊壁造影增强亦不明显，但部分含神经、甲状腺、胰腺等成分的畸胎瘤内部可见造影剂进入。

3. **卵巢恶性肿瘤** 卵巢癌的二维超声均表现为实性或囊实性的附件包块，内部回声不均，彩色多普勒血流显示实性部分及囊壁上均可见较丰富血流信号，在超声造影时，肿块的实性部分均有非常明显的造影增强，造影剂一般由肿瘤中心开始充盈，向周边分布，血管粗大、扭曲、不规则，血管走行亦不规则，大部分病例造影剂快速充盈后分布不均匀。

4. **性索间质来源卵巢肿瘤** 卵巢肿瘤中还有一类以卵巢纤维瘤、卵泡膜细胞瘤最为常见的性索间质来源的肿瘤，在二维上大部分表现为以附件低回声为主的实性包块，部分后方伴声衰，彩色多普勒血流显示，肿块内部可探及少量血流信号。超声造影后显示造影剂可进入肿块内部，但其强度明显低于卵巢上皮来源的恶性肿瘤，而且不同于上皮来源的卵巢恶性肿瘤，其血供呈树枝状逐级分支，血管形态完整规则。另一方面性索间质来源的肿瘤在二维声像图上还需与浆膜下肌瘤鉴别，浆膜下肌瘤的超声造影剂进入方式有肌瘤固有的特点即肿瘤周边首先增强，形成一个特征性的半环状增强影，有一根主要供血血管以树枝状伸入，继之整个瘤体增强。

5. **炎性包块** 部分附件炎症患者其二维超声表现为附件不均质或囊实性的包块，囊壁不规则增厚，囊壁及实性部分内可见血流信号，易误诊为卵巢恶性肿瘤，超声造影后包块的厚壁、分隔及实性部分均可见造影剂进入，但血管走行规则，分布均匀，未见粗大、不规则的异常形态的血管。

（俞 玪）

第三节　子宫输卵管三维超声造影

不孕症对患者及其家庭造成的影响较大，据统计表明，女性输卵管性不孕占不孕不育症的12% ～ 33%。子宫输卵管三维超声造影是目前检查不孕症患者输卵管是否通畅的一项快速、先进的超声成像技术。它通过向宫腔内注入超声造影剂，使原本闭合的宫腔和输卵管扩张，利用编码对比显像（coded contrast imaging，CCI）及三维成像功能，立体呈现宫腔形态及输卵管走行，观察子宫输卵管的内部形态、有无畸形及阻塞、阻塞部位等情况，为临床诊疗提供客观的影像学资料。同以往检查输卵管通畅性的常规方法子宫输卵管碘油造影术相比，新技术诊断输卵管通畅性的符合率、灵敏度、特异度均高于X线子宫输卵管碘油造影。对输卵管显像清晰、诊断准确，是目前妇科领域最具有重要临床价值和应用前景的无创检查，是输卵管通畅性检查的一种最有效方法。

子宫输卵管超声造影和三维或四维超声结合使超声声像图的质量得到明显改善，并通过四维超声实时连续观察的优势，观察宫腔和输卵管显影、卵巢包绕及盆腔弥散情况，可获得较二维超声更多、更准确的信息，显著提高了诊断的敏感度和特异度。超声输卵管造影操作的有创性很小，造影剂对身体无害，避免了传统技术医患均受射线辐射，碘油吸收慢可导致肉芽肿形成、粘连等，对碘过敏者检查应用受限，对受孕时间也有影响等弊端，能更好地满足临床需求。能够方便、快捷地了解到患者输卵管功能和形态的信息，在生殖医学中起到了重要作用。

一、适应证、禁忌证及术前准备

该技术主要适应于以下几方面。

1. 排查输卵管阻塞或部分阻塞造成的不孕。

2. 先天性子宫畸形：如纵隔子宫、双角子宫、双子宫、单角子宫、残角子宫等。

检查时间在月经干净后3 ～ 7 d，且月经干净后无性生活史。阴道分泌物检查，清洁度1 ～ 2度，造影前需阴道冲洗，无全身性或心肺血管等重要器官疾病。

子宫输卵管超声造影禁忌证主要有以下几方面。

1．阴道出血者。

2．盆腔炎、阴道炎、阴道清洁度3度及以上，宫腔手术6周以内。

3．3 d内有性生活史。

4．有严重脏器疾病史，发热，癌症等。

5．妊娠或可疑妊娠者。

二、检查方法

子宫输卵管三维超声造影者需先行宫腔置管术。在经紫外线30 min消毒的超声介入室内，患者排空膀胱后取膀胱截石位，超声先观察子宫大小、位置、有无肿瘤等，观察双附件情况，了解有无妇科或盆腔异常情况。

造影剂配制以SonoVue为例参见本章第二节，再用生理盐水以10∶1比例配制输卵管造影注射液。

外阴、阴道常规消毒铺巾，宫腔内置入硅橡胶双腔球囊子宫造影管，气囊内注入生理盐水2～4 ml后下拉，将导管固定于宫颈内口，据宫角及卵巢位置调整探头扫查方向，调整采集角度，启动Contrast和3D模式。造影时经导管匀速推注配制好的造影剂，当超声显示造影剂到宫角时启动三维容积扫查，三维扫查结束同时停止推注造影剂。造影结束后，调出造影容积数据，对图像进行分析重建。

三维自动采集整个输卵管的全部信息，完整显示输卵管的走行、结构。三维探头保持不变，所以不需要扫描技巧，从而较少依赖操作者。方便、快捷，无放射线辐射。

三、判断标准

1．通畅　造影剂推注无阻力，三维重建后显示输卵管走行自然柔顺，管径粗细均匀、光滑，伞端可见造影剂溢出，卵巢周围可见强回声带环绕。直肠子宫陷凹及肠间隙可见造影剂微泡弥散均匀（图16-14）。临床尚可根据造影剂弥散范围，间接诊断盆腔粘连情况。

2．梗阻　造影剂推注阻力大，三维重建后输卵管不显示或近段显示，造影剂可淤滞于宫腔内，可全部或部分回抽，盆腔内无造影剂微泡回声（图16-15）。

3．通而不畅　三维重建后显示输卵管粗细不等、局部纤细、走行扭

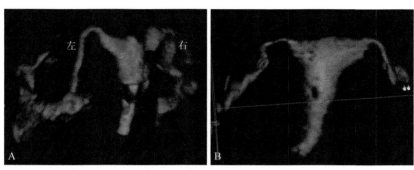

图 16-14　双侧输卵管通畅三维超声成像图

A. 三维重建后显示输卵管走行自然柔顺，伞端见造影剂溢出；B. 三维重建后走行自然输卵管。手指处为输卵管远端

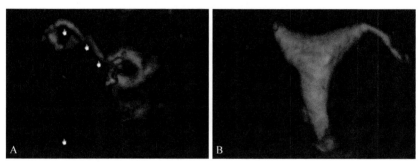

图 16-15　一侧输卵管阻塞，一侧输卵管通畅

A. 三维重建后一侧输卵管扭曲，未见伞端弥散；B. 三维重建后双侧输卵管完全梗阻

曲，可见局部造影剂淤滞现象，伞端可见造影剂少量溢出，卵巢周围可见强回声带环绕或半环绕。盆腔内可见少量造影剂微泡弥散（图 16-16）。

偶有造影剂通过内膜血管弥散至子宫周围血管，可能会对图像判断产生影响，患者一般无碍（图 16-17）。

四、子宫输卵管超声造影结束后

子宫输卵管超声造影结束后，去除双腔管塞，放出注入的生理盐水，马上取出双腔管，再次清洁阴道，观察阴道内是否有造影剂反流。

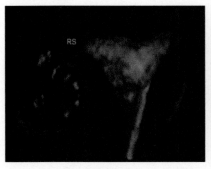
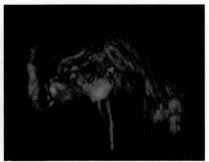

图16-16　一侧输卵管通而不畅，呈"串珠"状　　图16-17　超声造影剂通过子宫内膜血管进入肌层，子宫周围血管显像

　　留院观察30 min，观察有无咳嗽，胸闷，剧烈腹痛等异常情况，并告知术后注意事项，保持外阴清洁，禁盆浴和性生活1周。

　　偶有患者不同程度的下腹疼痛感，如痛经般，可忍受。极个别患者有血管迷走神经反应，可适当留观。目前尚未有出现严重并发症报道。

（鲁　红）

主要参考文献

［1］ 乐杰. 妇产科学. 7版. 北京：人民卫生出版社，2008

［2］ 周永昌，郭万学. 超声医学. 4版. 北京：科学技术文献出版社，1999

［3］ 吴钟瑜. 实用妇产科超声诊断学（修订版）. 天津：天津科技翻译出版社，2002

［4］ 陈忠年，杜心谷，刘伯宁. 妇产科病理学. 上海：上海医科大学出版社，1996

［5］ 谢红宁. 妇产科超声诊断学. 北京：人民卫生出版社，2005

［6］ 张　晶. 超声妇产科疑难病例解析. 北京：科学技术文献出版社，2006

［7］ 常　才. 经阴道超声诊断学. 北京：科学出版社，1999

［8］ 陈常佩，陆兆龄. 妇产科彩色多普勒诊断学. 北京：人民卫生出版社，1998

［9］ 鲁　红. 宫内节育器异常的三维超声诊断. 中华超声影像学杂志，2002，11（6）：350-352

［10］ 鲁　红，应伟雯，黄丽丽. 子宫腔形态的三维超声观察. 中华超声影像学杂志，2005，14（1）：33-35

［11］ 胡香英，鲁　红. 经阴道超声诊断子宫内膜腺肌瘤样息肉的价值. 中华超声影像学杂志，2005，14（3）：236-238

［12］ 鲁　红，俞　玲，宋伊丽. 经阴道三维超声鉴别诊断子宫内膜息肉、内膜肥厚及黏膜下子宫肌瘤. 中华超声影像学杂志，2002，11（4）：698-699

［13］ 应伟雯，鲁　红，宋伊丽. 子宫的三维成像. 中华超声影像学杂志，2001，10（4）：233-234

［14］ Alcuzar JI. Three-dimensional ultrasound assessment of endometrial receptivity: a review. Reprod Biol Endocrinol，2006，4（2）：56

［15］ 徐辉雄，吕明德，刘　丽，等. 三维超声成像的伪像——成因及对策. 中华医学超声杂志（电子版），2004，1（5）：199-201

［16］ 戴　晴. 三维超声在妇科领域的临床应用. 中华医学超声杂志（电子版），2008，5（5）：1-3

［17］ 蔡爱露，王　玥，杜丽敏，等. 三维超声冠状面对先天性子宫畸形的诊断价值. 中国医学影像技术，2004，20（6）：818-820

［18］ Allemand MC，Tummon IS，Phy JL，et al. Diagnosis of polycystic ovaries by three-dimensional transvaginal ultrasound. Fertil Steril，2006，85（1）：214-219

［19］ Lam PM，Raine-Fenning N. The role of three-dimensional ultrasonography in polycystic ovary syndrome. Hum Reprod，2006，21（9）：2209-2215

［20］ 李　斌. 彩色多普勒超声诊断子宫颈部肌瘤的价值. 现代医用影像学，2008，17（4）：187-189

［21］ 史铁梅，林　琳，于诗嘉. 经阴道彩色多普勒超声诊断宫颈病变的价值. 中国实用妇科与产科杂志，2008，24（3）：186-187

［22］ 梁艳艳，黄宇红，谭小华. 经阴道彩色多普勒超声对宫颈癌的诊断意义. 广东医学院学报，2008，26（4）：471-472

［23］ 底　炜，李　峰. 宫颈囊肿的超声诊断和分析. 现代医药卫生，2008，24（14）：2100-2101

［24］ 夏炳兰，夏　泽，刘光岚，等. 经阴道彩色超声诊断中晚期宫颈癌的临床价值. 实用医药杂志，2007，24（11）：1297-1299

［25］ 周一敏，吕卫国，谢　幸. 早期宫颈癌患者能量多普勒血管指数测定及其临床意义. 中华超声影像学杂志，2006，15（5）：365-366

［26］ Hsieh CY，Wu CC，Chen TM. Clinical significance of intratumoral blood flow in cervical carcinoma assessed by color Doppler ultrasound. Cancer，1995，75（10）：2518-2522

［27］ Wu YC，Yuan CC，Hung JH，et al. Power Doppler angiographic appearance and blood flow velocity waveforms in invasive cervical carcinoma. Gynecol Oncol，2000，79（2）：181-186

［28］ Alcazar JL，Castillo G，Jurado M，et al. Intratumoral blood flow in cervical cancer as assessed by transvaginal color Doppler ultrasonography：Correlation with tumor characteristics. Int J Gynecol Cancer，2003，13（4）：510-514

［29］ Cheng WF，Lee CN，Chu JS，et al. Vascularity index as a novel parameter for the in vivo assessment of angiogenesis in patients with cervical carcinoma. Cancer，1999，85（3）：651-657

［30］ 胡咏华，石一复，胡香英，等. 超声检查18岁以下妇科疾病的诊断价值. 中国实用妇科与产科杂志，2008，24（2）：137-138

［31］ 吴瑶瑶，宋　玲，龚　明. 彩色多普勒血流成像对子宫肌瘤囊性变的诊

断价值. 中国超声医学杂志, 2008, 24（4）: 349-351

［32］李彩霞, 李春海. 子宫肌瘤的血管构筑学及其栓塞治疗. 介入放射学杂志, 2005, 14（5）: 498-500

［33］赖育美. 经腹部超声检查及经阴道超声检查在诊断子宫肌瘤中的应用. 现代医院, 2008, 7（8）: 76-77

［34］毛利萍. 阴道超声对子宫肌瘤与子宫腺肌瘤的诊断价值. 现代中西医结合杂志, 2008, 17（22）: 3510

［35］杜明杰, 姜宝法. 超声诊断子宫肌瘤500例分析. 内蒙古民族大学学报（自然科学版）, 2008, 23（4）: 453-454

［36］汪晨霞. 子宫肌瘤变性65例分析. 蚌埠医学院学报, 2005, 30（4）: 332-333

［37］Jemal A, Murray T, Samuels A, et al. Cancer statistics. CA Cancer J Clin, 2003, 53: 5-26

［38］张 蓉, 宋 玲, 孙 兵. 阴道超声对子宫内膜增殖症的鉴别诊断价值. 实用诊断与治疗杂志, 2004, 18（4）: 271-272

［39］葛 玲, 傅庆诏, 刘韶平, 等. 经阴道三维超声诊断子宫内膜病变的临床应用. 中华超声影像学杂志, 2004, 13（9）: 674-676

［40］Bonilla M, Raga F. Three-dimensional hysterosonography for the study of endometrial tumor: comparison with conventional transvaginal sonography, hysterosalpingography and hysteroscopy. Gynecol Oncol, 1997, 65: 245-252

［41］葛 玲, 傅庆诏, 刘韶平, 等. 经阴道三维超声子宫内膜容积测量在子宫内膜癌诊断中的价值. 中国超声医学杂志, 2005, 21（1）: 48-51

［42］Gruboeck K, Jurkovic D, Lawton F, et al. The diagnostic value of endometrial thickness and volume measurements by three-dimensional ultrasound in patients with postmenopausal bleeding. Ultrasound Obstet Gynecol, 1996, 8（4）: 272-276

［43］Kurjak A, Kupesis S, Sparac V, et al. Preoperative evaluation of pelvic tumors by Doppler and three-dimensional sonography. J Ultrasound Med, 2001, 20（8）: 829-840

［44］Yaman C, Ebner T, Jesacher K, et al. Reproducibility of three-dimensional ultrasound endometrial volume measurements in patients with postmenopausal bleeding. Ultrasound Obstet Gynecol, 2002, 19（3）: 282-286

［45］Raine FN，Camphell B，Collier J，et al. The reproducibility of endometrial volume acquisition and measurements with the VOCAL imaging program. Ultrasound Obstet Gynecol，2002，19（1）：69-75

［46］王 克，张增芳，王翠艳. 经阴道彩色多普勒超声对子宫内膜癌肌层浸润程度的讨论. 现代妇产科进展，2005，14（2）：123-125

［47］梁 红，孙德泉，魏 伟，等. 经阴道超声宫腔造影对宫腔内病变的诊断价值. 中国超声诊断杂志，2006，7（4）：298-301

［48］王艳艳，吴长君，于海艳，等. 三维能量多普勒超声在子宫内膜癌诊断中应用价值. 齐齐哈尔医学院学报，2007，28（3）：306-307

［49］陈 卉，施荷玉，刘艳萍，等. 经阴道超声在早期子宫内膜癌中的诊断价值. 上海医学影像，2007，16（3）：207-210

［50］杨玉娇，姜 皓，杨晓丽. 经阴道彩色多普勒超声术前判断子宫内膜癌临床分期中的意义. 中国肿瘤临床杂志，2005，32（2）：113-114

［51］刘唤玲，李雪儿，麦彩甜，等. 经阴道三维超声诊断子宫内膜癌的探讨. 中国妇产科临床杂志，2008，9（1）：18-20

［52］韦巧萍. 经阴道彩色多普勒超声诊断子宫内膜癌的探讨. 实用肿瘤杂志，2008，22（2）：138-139

［53］Smith-Bindman R，Weiss E，Feldstein V，et al. How thick is too thick? When endometrial thickness should prompt biopsy in postmenopausal women without vaginal bleeding. Ultrasound Obstet Gynecol，2004，24（5）：558-565

［54］Arslan M，Erdem A，Erdem M，et al. Transvaginal color Doppler ultrasonography for prediction of pre-cancerous endometrial lesions. Int J Gynaecol Obstet，2003，80（3）：299-306

［55］Alcazar JL，Galan MJ，Jyrado M，et al. Intratumoral blood flow analysis in endometrial carcinoma：correlation with tumor characterstics and risk for recurrence. Gynecol Oncol，2002，84（2）：258-262

［56］Alcazar JL，Castillo G，Minguez JA，et al. Endometrial blood flow mapping using transvaginal power Doppler sonography in women with postmenopausal bleeding and thickened endometrium. Ultrasound Obstet Gynecol，2003，21（6）：583-588

［57］朱建龙，殷 舫，凌梅立，等. 经阴道超声宫腔造影术测量子宫内膜癌病灶范围的可行性研究. 现代妇产科进展，2003，12（1）：61-64

［58］庞厚清，杨太珠，杨　帆，等. 子宫肉瘤36例超声诊断分析. 实用癌症杂志，2006，21（6）：620-622

［59］杨　萌，姜玉新，戴　晴，等. 子宫肉瘤的超声征象与病理学对照研究. 中国医学影像技术，2006，22（10）：1588-1591

［60］Bruno C，Pentti L，Torsten W，et al. Ultrasound finding in uterine mixed mullerian sarcomas and endometrial stromal sarcomas. Gynecol Oncol，1989，35（3）：290-293

［61］Rami A，Yifat O，Ofer M，et al. Uterine sarcomas versus leiomyomas：Gray-scale and Doppler sonographic finding. J Clin Ultrasound，2005，33（1）：10-13

［62］Hata K，Hata T，Maruyama R，et al. Uterine sarcoma：can it be differentiated from uterine leiomyoma with Doppler ultrasonography. A preliminary report. Ultrasound Obstet Gynecol，1997，9（2）：101-104

［63］陈昭日，戴　淼，陈相英. 子宫肉瘤的术前彩色多普勒超声诊断与血管生成的定量研究. 潍坊医学院学报，2008，30（1）：50-52

［64］鲁　红. 卵巢未成熟畸胎瘤超声特征分析. 中国超声医学杂志，2000，12（9）：539-540

［65］王金凤，常吉庆. 子宫海绵状血管瘤合并平滑肌瘤1例. 中国现代医生，2008，46（29）：130-131

［66］高　宇，王　红. 子宫阔韧带血管瘤的超声表现1例. 中国超声医学杂志，2006，22（2）：154

［67］沈　亮，张师前，谢朋木. 子宫血管瘤1例. 实用妇产科杂志，2009，25（3）：149

［68］颜双鲤，潘建英，郭晓俭，等. 子宫海绵状血管瘤一例. 中华妇产科学杂志，2003，38（3）：172

［69］盛明洪，何志容，周兴祥，等. 超声诊断妊娠合并子宫海绵状血管瘤1例. 中华超声影像学杂志，2001，10（9）：544

［70］Holalkere NS，Katur AM，Lee SI. Issues in imaging malignant neoplasms of the female reproductive system. Curr Probl Diagn Radiol，2009，38（1）：1-16

［71］Timmerman D，Valentin L，Bourne TH，et al. Terms，definitions and measurements to describe the sonographic features of adnexal tumors：a consensus opinion from the International Ovarian Tumor Analysis（IOTA） group. Ultrasound Obstet Gynecol, 2000, 16（5）: 500-505

[72] 马永红，杨丽春. 超声诊断及肿瘤标记物在诊断卵巢肿瘤中的应用. 云南医药，2008，29（4）: 381-386

[73] 刘百灵，周　琦，雷小莹. 卵巢肿瘤的超声诊断现状及进展. 中国妇幼健康研究，2008，19（5）: 497-499

[74] Holsbeke CV, Domali E, Holland TK, et al. Imaging of gynecological disease（3）: clinical and ultrasound characteristics of granulose cell tumors of the ovary. Ultrasound Obstet Gynecol, 2008, 31（4）: 450-456

[75] Demidov VN, Lipatenkona J, Vikhareva O, et al. Imaging of gynecological disease（2）: clinical and ultrasound characteristics of Sertoli cell tumors, Sertoli-Leydig cell tumors and Leydig cell tumors. Ultrasound Obstet Gynecol, 2008, 31（1）: 85-91

[76] Shwayder JM. Pelvic pain, adnexal masses, and ultrasound. Semin Reprod Med, 2008, 26（3）: 252-265

[77] 张铁娟，吴玉梅，秦　平. 卵巢性索间质肿瘤的超声诊断. 临床超声医学杂志，2007，9（10）: 630-632

[78] Testa AC. Malignant ovarian neoplasms: the sonographic voyage of discovery. Ultrasound Obstet Gynecol, 2008, 31（6）: 611-614

[79] Testa AC, Mancari R, Di Legge A, et al. The 'lead vessel': a vascular ultrasound feature of metastasis in the ovaries. Ultrasound Obstet Gynecol, 2008, 31（2）: 218-221

[80] 王军梅，谢　幸，叶大风. 经阴道彩色多普勒超声诊断上皮性卵巢癌准确性探讨. 中华超声影像学杂志，2004，13（10）: 767-769

[81] Tulunay G, Arvas M, Demir B, et al. Primary fallopian tube carcinoma: a retrospective multicenter study. Eur J Gynecol Oncol, 2004, 25（5）: 611-614

[82] Kosary C, Trimble EL. Treatment and survival for women with Fallopian tube carcinoma: a population-based study. Gynecol Oncol, 2002, 86（2）: 190-191

[83] 郎旭清，王侏怡，王连荣，等. 彩色多普勒超声对附件肿块的诊断价值. 中国超声诊断杂志，2005，6（11）: 870-871

[84] 王军梅，赵　梅，宋伊丽. 原发性输卵管癌超声图像特征分析. 中华超声影像学杂志，2004，13（12）: 956-958

［85］解左平，金社红，沈晓燕．超声对原发性输卵管癌的诊断价值．中国超声诊断杂志，2004，5（11）：859-860

［86］张润驹，徐开红，卢　佳．原发性输卵管癌的手术前诊断（附37例分析）．现代肿瘤医学，2006，14（8）：996-997

［87］马小卿，谢玉娴．超声对原发性输卵管癌的诊断价值．中华超声影像学杂志，2006，15（5）：390-391

［88］任芸芸，赵　蔚，常　才．输卵管癌的超声特点．中华医学超声杂志（电子版），2005，2（1）：34-35

［89］沈晓燕，解左平．卵巢子宫内膜异位囊肿的超声特征分析．中国超声诊断杂志，2004，5（3）：229-230

［90］冷金花．深部浸润型子宫内膜异位症的诊治进展．中国实用妇科与产科杂志，2008，24（1）：12-15

［91］王素敏，唐　卉，史颖莉，等．深部浸润型子宫内膜异位症的研究进展．中国优生与遗传杂志，2006，14（7）：125-127

［92］李娟清，石一复．深部浸润型子宫内膜异位症．现代实用医学，2007，19（11）：855-856

［93］张　蕾．高频超声诊断腹壁子宫内膜异位症的价值．现代妇产科进展，2007，16（6）：471-472

［94］翟瑞华．腹壁子宫内膜异位症的超声诊断与分析．临床医药实践杂志，2008，17（12）：1014-1015

［95］刘会民，王书义，彭玉荣，等．盆腔炎性肿块与卵巢肿瘤超声鉴别诊断．中华临床医学研究杂志，2005，11（5）：617-618

［96］孔瑞芳，张小洪．盆腔炎性包块的B型超声诊断价值．中华现代影像学杂志，2006，3（1）：49-50

［97］李　静，李爱民，李井堂．女性盆腔炎不同阶段的超声诊断．上海医学影像杂志，2004，13（2）：114-115

［98］夏耀林．盆腔炎性肿块的超声诊断分析．山西中医学院学报，2004，5（4）：47-49

［99］吴珠青．结核性盆腔炎超声诊断的探讨．浙江临床医学，2007，9（9）：1281

［100］徐正科．结核性盆腔炎超声诊断与分析．现代保健·医学创新研究，2008，5（11）：120-122

［101］彭敏霞，陈文艳，张信祥，等．超声诊断女性盆腔包裹性积液31例分

析. 中国超声诊断杂志，2004，5（1）：61-63

[102] 茅红卫，季　平，顾　星. 经阴道彩色多普勒超声对盆腔积液的诊断与分析. 中国超声诊断杂志，2004，5（10）：764-766

[103] 严巧峰. 盆腔包裹性积液42例分析. 现代中西医结合杂志，2008，17（11）：1656-1657

[104] 田　鹏，李艳平，孙丽滨，等. 经阴道彩色多普勒超声对盆腔淤血综合征的诊断价值. 中国超声诊断杂志，2003，8（4）：643-644

[105] 冯　蕾，赵庆华，温建平. 经阴道彩超诊断盆腔淤血综合征. 中华现代影像学杂志，2006，3（2）：154-155

[106] 葛　凡，耿　姝，刘亚娟. 阴道彩色多普勒超声在盆腔淤血综合征诊断的应用价值. 中国妇幼保健，2007，22（15）：2136

[107] 张华珍. 经阴道彩色多普勒能量图对盆腔静脉淤血征的诊断价值. 临床医学研究，2008，25（5）：862-863

[108] 冯　蕾. 经阴道超声诊断卵巢冠囊肿及病理对照分析. 中国超声诊断杂志，2002，3（7）：531-532

[109] 杨　羚，刘太和. 超声诊断卵巢冠囊肿的临床价值. 中国超声诊断杂志，2004，5（7）：543-544

[110] 王　琦，阳志宁，周洪贵. 阴道超声检查诊断输卵管系膜囊肿的分析. 中国超声诊断杂志，2004，5（11）：856-858

[111] 杨广英，张　穗，李　军，等. 剖宫产中合并输卵管系膜囊肿的病理诊断及临床意义. 中原医刊，2003，30（1）：51

[112] 郝凤霞，郑大伟，杨立岩. 子宫囊肿经阴道超声表现5例. 中华超声影像学杂志，2005，14（4）：320-321

[113] 王丽娟，王　良. 子宫囊肿的超声诊断. 中国医学影像技术，2001，11（11）：1105

[114] 孔凤霞. 子宫颈巨大中肾管囊肿1例. 内蒙古医学杂志，2007，39（8）：1021-1022

[115] 闫建平，黄　枢. 体检中腹部超声对子宫颈囊肿的诊断意义. 中华现代影像学杂志，2005，2（3）：263-264

[116] 杨晓军，邹晓娜. 经阴道超声诊断阴道壁囊肿1例. 中国超声诊断杂志，2006，7（4）：316

[117] Montoya JM, Bemal A, Borrero C. Diagnostics in assisted human reproduction. Reprod Biomed Online, 2002, 5: 198-210

［118］张丽珠. 临床生殖内分泌与不孕症. 2版. 北京：科学出版社，2005

［119］Case AM，Pierson RA. Clinical use of sonohysterography in the evaluation of infertility. J Obestet Gynecol Can，2003，25（8）：641-648

［120］粥灿权，庄广伦. 超声监测排卵与诊断不孕症. 实用妇产科学杂志，1995，12（3）：117-118

［121］The Rotterdam ESHRE/ASRM-sponsored PCOS consensus workshop group. Revised 2003 consensus on diagnostic criteria and long-term health risks related to polycystic ovary syndrome（PCOS）. Hum Reprod，2004，19：41-47

［122］Shalev J，Meizner I，Bar-Hava I，et al. Predictive value of transvaginal sonography performed before routine diagnostic hysteroscopy for evaluation of infertility. Fertil Steril，2000，73（2）：412-417

［123］韩红敬，沈　浣. 经阴道超声与宫腔镜评价不孕者宫腔因素的比较. 中国超声医学杂志，2006，22（2）：131-133

［124］常　才. 宫腔形态与不孕症的超声诊断价值探讨. 上海医学，2000，23（10）：627-628

［125］黄东梅，张新玲. 超声晶氧声学造影在诊断与治疗输卵管源性不孕症的价值. 中国现代医学杂志，2006，16（16）：2508-2513

［126］辛德荣. B超在宫内节育器诊断中的应用. 天津医科大学学报，2004，10（3）：471-473

［127］伊义珍. B型超声检查诊断宫内胎物残留的临床价值. 铁道医学，1998，26（6）：365

［128］黄兵兵，李　亮，杨　霞. 彩超对宫内胎物残留的诊断价值. 中国超声诊断杂志，2003，4（10）：799-800

［129］刘菊玲，李胜利，陈琼瑛，等. 超声对宫内胎物残留漏、误诊的原因分析. 中国超声诊断杂志，2004，5（7）：547-549

［130］刘　丽，刑开宇，王　壮，等. 超声观察节育器的局限性. 黑龙江医学，2006，30（8）：584

［131］黄宇虹. 超声检查对宫内胎物残留的诊断价值. 华夏医学，2005，18（6）：1002-1003

［132］丁　伟，祁晓杰，陈　焱，等. 超声检查宫内节育器2000例分析. 中国医疗前沿，2008，3（2）：112

［133］王光英. 超声引导在计划生育手术中的应用. 医药论坛杂志，2008，29（15）：98-99

［134］董　雁，柳莉莎，张喜锦，等．超声与X线检查女性节育器位置的比较分析．新疆医科大学学报，2006，29（2）：150

［135］霍晓恺，朱红霞，曹子洋，等．超声在宫内节育器检查中的应用探讨．实用医技杂志，2005，12（8）：2186-2187

［136］杨　洁，郑桂香．超声诊断宫内节育器位置异常199例分析．四川省卫生管理干部学院学报，2006，25（1）：24-25

［137］田大学．宫内节育器的B超检查．临床超声医学杂志，2007，9（2）：119-120

［138］尹淑静．宫内节育器的超声检查．齐鲁医学杂志，2003，18（3）：25

［139］徐桂华．宫内胎物残留66例B超诊断．中国医学影像技术，1999，15（9）：741

［140］袁　媛．宫腔内节育器（IUD）的正常和异常超声表现．中国现代药物应用，2008，2（8）：74-75

［141］唐玉美，陈丽清．节育器膀胱异位的超声表现1例．中国超声诊断杂志，2006，7（9）：712

［142］张　硕，廖　威，闫大晶．节育器异常的超声与X线检查对比．临床超声医学杂志，2007，9（3）：174

［143］胡　兵，刘小菊，张在沛，等．B超及X线检查对判定异常节育环的价值比较．中国医学影像技术，2003，19（3）：358-359

［144］彭莘之．经阴道超声诊断宫内胎物残留169例分析．中国实用妇科与产科杂志，1999，15（5）：283

［145］顾丽君，陈　鸣，屠　爽，等．绝经后IUD取器前超声测定环距的意义．上海生物医学工程，2006，27（3）：179-181

［146］施荷玉，刘艳萍，王　中，等．B型超声监测宫内节育器下移与带器妊娠关系的研究．中国超声医学杂志，1997，13（11）：55-59

［147］王慧芳，韩兆凤，朱　隽，等．超声引导下对绝经后节育器困难取器疗效观察．上海医学影像，2007，16（3）：209-210

［148］王慧芳，林庆民，陈海兵．超声引导下异常节育器取出的应用价值．上海医学影像，2000，9（2）：113-114

［149］李爱霞．超声诊断宫内节育器合并中、晚期妊娠．中国超声诊断杂志，2002，3（11）：866-867

［150］赵允武，赵佳骏，钟发秀．宫内节育器的超声检查．浙江实用医学，2000，5（1）：43-44

［151］杨国华，胡玉玲，商文金．宫腔镜联合超声检查在常规治疗取环失败后的临床应用．中国临床医生杂志，2007，35（11）：39-40

［152］安红萍，蒲鸿鸥．宫腔镜联合阴道超声用于常规IUD取出失败者的临床观察．中国计划生育学杂志，2007（11）：690-691

［153］吴周亚，倪雪漫，孙家庆，等．宫腔内IUD的正常和异常超声表现．实用妇产科杂志，1992，8（3）：154-155

［154］耿瑞素，路焕芬，王　雷．节育器残端刺入膀胱形成固定性膀胱结石1例的超声表现．中国超声医学杂志，2005，21（11）：846

［155］周　婷，蔡美卿．经阴道超声诊断宫内节育器所致输卵管妊娠12例．中华医学全科杂志，2003，2（7）：61

［156］王金瑜．药物终止早孕的超声检查及临床价值．中国基层医药，2006，13（9）：1526-1527

［157］章正广，高秀荣．双宫腔畸形放置IUD的超声引导及监测．中国医学影像技术，1996，12（5）：377-378

［158］Dietz HP. Ultrasound imaging of the pelvic floor. Part I: two-dimensional aspects. Ultrasound Obstet Gynecol, 2004, 23（1）: 80-92

［159］Dietz HP. Ultrasound imaging of the pelvic floor. Part Ⅱ: three-dimensional or volume imaging. Ultrasound Obstet Gynecol, 2004, 23（6）: 615-625

［160］Sender H. Female pelvic floor anatomy: the pelvic floor, supporting structures, and pelvic organs. Rev Urol, 2004, 6（5）: 2-10

［161］王毅，龚水根，张伟国．盆底功能性疾病影像学．临床放射学杂志，2004，23（5）：405-408

［162］Malouf AJ, Williams AB, Halligan S, et al. Prospective assessment of accuracy of endoanal MR imaging and endosonography in patients with fecal incontinence. AJR, 2000, 175: 741-745

［163］Beets TRG, Morren GL, Beets GL, et al. Measurement of anal sphincter muscles: endoanal US, endoanal MR imaging, or phased-array MR imaging? A study with healthy volunteers. Radiology, 2001, 220: 81-89

［164］Dobben AC, Terra MP, Slors JF, et al. External anal sphincter defects in patients with fecal incontinence: comparison of endoanal MR imaging and endoanal US. Radiology. 2007, 242（2）: 463-471

［165］Oliveira E, Castro RA, Takano CC, et al. Ultrasonographic and Doppler velocimetric evaluation of the levator ani muscle in premenopausal women with and without urinary stress incontinence. Eur J Obstet Gynecol Reprod Biol, 2007, 133（2）: 213-217

[166] Yang SH, Huang WC, Yang SY, et al. Validation of new ultrasound parameters for quantifying pelvic floor muscle contraction. Ultrasound Obstet Gynecol, 2009, 33（4）: 465-471

[167] Bernstein IT. The pelvic floor muscles: muscle thickness in healthy and urinary-incontinent women measured by perineal ultrasonography with reference to the effect of pelvic floor training. Estrogen receptor studies. Neurourol Urodyn, 1997, 16（4）: 237-275

[168] Dietz HP, Shek C, Clarke B. Biometry of the pubovisceral muscle and levator hiatus by three-dimensional pelvic floor ultrasound. Ultrasound Obstet Gynecol. 2005, 25（6）: 580-585

[169] Braekken IH, Majida M, Engh ME, et al. Test-retest reliability of pelvic floor muscle contraction measured by 4D ultrasound. Neurourol Urodyn, 2009, 28（1）: 68-73

[170] 胡　兵, 应　涛, 陈　磊, 等. 超声尿动力学对尿道最大关闭压和腹压漏尿点压及膀胱颈移动度的研究. 中国超声医学杂志, 2001, 17: 202-223

[171] Minassion VA, Dmtz HP, Badr AI. Urinary incontinence as a worldwide problem. International Journal of Gynecology and Obstetrics, 2003, 82: 327-338

[172] Kun HC. The relationships of urethral and pelvic floor muscles and the urethral pressure measurements in women with stress urinary incontinence. Eur Urol, 2000, 37: 149-155

[173] Samuelsson EC, Victor FT, Svardsudd KF. Five-year incidence and remission rates of female urinary incontinence in a Swedish population less than 65 years old. Am J Obstet Gynecol, 2000, 183: 568-574

[174] Major H, Culligan P, Heit M, et al. Urethral sphincter morph-ology in women with detrusor instability. Obstet Gynecol, 2002, 99: 63-68

[175] Huang WC, Yang JM. Bladder neck funnelling on ultrasound cyst urethra graphy in primary stress urinary incontinence: a sign associated with urethral hypermobility and intrinsic sphincter deficiency. Urology, 2003, 61: 936-941

[176] Omer TY, Hassa H, Ozalp S. Effectiveness of ultrasonographic parameters

for documenting the severity of anatomic stress incontinence. Acta Obstet Gynecol Scand, 2000, 79: 421-426

[177] Yang JM, Huang W C. Discrimination of bladder disorders in female lower urinary tract symptoms on ultrasonographic cystourethrography. J Ultrasound Med, 2002, 21: 1249-1255

[178] Dietz HP, Clarke B. The urethral pressure profile and ultrasound imaging of the lower urinary tract. Int Urogynecol J Pelvic Floor Dysfunct, 2001, 12: 38-41

[179] Lo TS, Horng SG, Liang CC, et al. Ultrasound assessment of mid urethra tape at three-year follow up after tension free vaginal tape procedure. Urology, 2004, 63: 671-675

[180] Martan A, Masata J, Halaska M, et al. Ultrasound imaging of paravaginal defects in women with stress incontinence before and after paravaginal defect repair. Ultrasound Obstet Gynecol, 2002, 19: 496-500

[181] Mouritsen L, Bach P. Ultrasonic evaluation of bladder neck position and mobility: the influence of urethral catheters, bladder volume and body position. Neurol Urodyn, 1994, 13: 637

[182] Peschers UM, Fanger G, Schaer GN, et al. Bladder neck mobility incontinent nulliparous women. BJOG, 2001, 108: 320-324

[183] Pregazzi R, Sartore A, Bortoli P, et al. Perineal ultrasound evaluation of urethral angle and bladder neck mobility in women with stress urinary incontinence. BJOG, 2002, 109: 821-827

[184] Sarlos D, Kuronen M, Schaer GN. How does tension free vaginal tape correct stress incontinence? Investigation by perineal ultrasound. Int Urogynecol J Pelvic Floor Dysfunct, 2003, 14: 395-398

[185] Schaer GN, Koechli OR, Schuessler B, et al. Perineal ultrasound for evaluating the bladder neck in urinary stress incontinence. Obstet Gynecol, 1995, 85: 220-225

[186] Schaer GN, Koebli CR, Schussler B, et al. Perineal ultrasound: Determination of reliable examination procedures. Ultrasound Obstet Gynecol, 1996, 7: 347-352

[187] Tunn R, Petri E. Introital and transvaginal ultrasound as the main tool in the assessment of urogenital and pelvic floor dysfunction: An imaging panel

and practical approach. Ultrasound Obstet Gynecol, 2003, 22: 205-213

[188] Tunn R, Gauruder-Burmester A, Kolle D. Ultrasound diagnosis of intra-urethral tension-free vaginal tape (TVT) position as a cause of postoperative voiding dysfunction and retropubic pain. Ultrasound Obstet Gynecol, 2004, 23: 298-301

[189] Viereck V, Pauer HU, Bader W, et al. Introital ultrasound of the lower genital tract before and after colposuspension: A 4-year objective follow-up. Ultrasound Obstet Gynecol, 2004, 23: 277-283

[190] Wang AC. The techniques of trocar insertion and intraoperative urethrocystoscopy in tension-free vaginal taping: an experience of 600 cases. Acta Obstet Gynecol Scand, 2004, 83 (3): 293-298

[191] Andonian S, Chen T, St Denis B, et al. Randomized clinical trial comparing suprapubic arch sling (SPARC) and tension free vaginal tape (TVT): one year results. Eur Urol, 2005, 47 (4): 537-541

[192] Ribeiro S, Reich H, Rosenberg J, et al. The value of intra-operative cystoscopy at the time of laparoscopic hysterectomy. Hum Reprod, 1999, 14: 1727-1729

[193] Farnsworth BN. Posterior intravaginal slingplasty (infracoccygeal sacropexy) for severe posthysterectomy vaginal vault prolapse: a preliminary report on efficacy and safety. Int Urogynecol J Pelvic Floor Dysfunct, 2002, 13 (1): 4-8

[194] Meschia M, Busacca M, Pifarotti P, et al. Bowel perforation during insertion of tension free vaginal tape (TVT). Int Urogynecol J Pelvic Floor Dysfunct, 2002, 13 (4): 263-265

[195] Leboeuf L, Tellez CA, Ead D, et al. Complication of bowel perforation during insertion of tension free vaginal tape. J Urol, 2003, 170 (4): 1310

[196] Kölle D, Tamussino K, Hanzal E, et al. Bleeding complications with the tension-free vaginal tape (TVT) operation. Am J Obstet Gynecol, 2005, 193 (6): 2045-2049

[197] Fox SD, Stanton SL. Vault prolapse and rectocele: assessment of repair using sacral colpopexy with mesh interposition. BJOG, 2000, 107: 1371-1375

[198] Petros P P. Medium-term follow-up of the intravaginal slingplasty operation indicates minimal deterioration of urinary continence with time. Aust N Z J

Obstet Gynaeeol, 1999, 39（3）: 354-356

［199］Yalcin OT, Hassa H, Tanir M. A new ultrasonographic method for evaluation of the results of anti-incontinence operations. Acta Obstet Gynecol Scand, 2002, 81（2）: 151-156

［200］Morkved S, Bo K, Schei B, et al. Pelvic floor muscle training during pregnancy to prevent urinary incontinence: A single-blind randomized controlled trial. Obstet Gynecol, 2003, 101: 313-319

［201］King JK, Freeman RM. Is antenatal bladder neck mobility a risk factor for postpartum stress incontinence? Br J Obstet GynAecol, 1998, 105: 1300-1307

［202］Dietz HP, Clarke B, Vancaillie TG. Vaginal childbirth and bladder neck mobility. Aust N Z J Obstet Gynaecol, 2002, 42: 522-525

［203］Reilly ET, Freeman RM, Waterfield MR, et al. Prevention of postpartum stress incontinence in primigravidae with increased bladde neck mobility: a randomised controlled trial of antenatal pelvic floor exercises. BJOG, 2002, 109: 68-76

［204］Hoyte L, Schierlitz I, Zou K, et al. Two-and 3-dimensional MRI comparison of levator ani structure volume and integrity in women with stress incontinece and prolapse. Am J Obstet Gynecol, 2001, 185（1）: 11-19

［205］Dannecker C, Lieneman A, Fischer T, et al. Influence of spontaneous and instrumental vaginal delivery on objective measures of pelvic organ support: assessment with the pelvic organ prolapse quantification（POP-Q）technique and functional cine magnetic resonanee imaging. Eur J Obstet Gynecol Reprod Biol, 2004, 115: 32-38

［206］Snooks SJ, Swash M, Mat SE, et al. Effect of vaginal delivery on the pelvic floor: A 5-year follow up. Br J Surg, 1990, 77: 1358-1360

［207］陈　娟, 郎景和, 朱　兰, 等. 压力性尿失禁及盆底组织膨出患者肛提肌形态学的观察. 中华妇产科杂志, 2004, 39: 519-521

［208］Wilson PD, Herbison RM, Herbison GP. Obstetric practice and the prevalence of urinary incontinence three months after delivery. Br J Obstet Gynaecol, 1996, 103（2）: 154-161

［209］Farrell SA, Allen VM, Baskett TF. Parturition and urinary incontinence in primiparas. Obstet Gynecol, 2001, 97（3）: 350-356

[210] Faundes A, Guarisi T, Pinto-Neto AM. The risk of urinary incontinence of parous women who delivered only by cesarean section. Int J Gynecol Obstet, 2001, 72 (11): 41-46

[211] Samuelsson E, Ladfors L, Lindblom BG, et al. A prospective observational study on tears during vaginal delivery: Occurrences and risk factors. Acta Obstet Gynecol Scand, 2002, 81: 44-49

[212] Shafik A. A new concept of the anal sphincter mechanism and physiology of defecation VIII. Dis Colon Rectum, 1979, 22 (11): 539-549

[213] Shafik A. A new concept of the anal sphincter mechanism and physiology of defecation IX. Dis Colon Rectum, 1980, 23 (1): 37-46

[214] Shafik A, Asaad S, Doss S. The histomorphologic structure of the levator ani muscle and its functional significance. Int Urogynecol J Pelvic Floor Dysfunct, 2002, 13 (2): 116-124

[215] Berglas B, Rubin IC. Study of the supportive structures of the uterus by levator myography. Surg Gynecol Obstet, 1953, 97: 677-692

[216] Delaneey JL, Hurd WW. Size of the urogenital hiatus in the levator ani muscles in normal women and women with pelvic organ prolapse. Obstet Gynecol, 1998, 91 (3): 364

[217] Goh V, Halligan S, Kaplan G, et al. Dynamic MRI imaging of the pelvic floor in asymptomatic subjects. Am J Roentgenol, 2000, 174: 661

[218] Norton PA, Baker JE, Sharp HC, et al. Genitourinary prolapse and joint hypermobility in women. Obstet Gynecol, 1995, 85: 225-228

[219] Keane DP, Sims TJ, Abrams P, et al. Analysis of collagen status in premenopausal nulliparous women with genuine stress incontinence. Br J Obstet Gynaecol, 1997, 104: 994-998

[220] Sultan AH, Kamm MA, Hudson CN. Pudendal nerve damage during labour: prospective study before and after childbirth. Br J Obstet Gynaecol, 1994, 101: 22-28

[221] Dimpl TH, Hesse U, Schuessler B. Incidence and cause of postpartum urinary stress incontinence. Eur J Obstet Gynecol Reprod Biol, 1992, 43: 29

[222] Peeker I, Peeker R. Early diagnosis and treatment of genuine stress urinary incontinence in women after pregnancy: Midwives as detectives. J

Midwifery Womens Health, 2003, 48 (1): 60-66

[223] 王大鹏, 王山米. 产后早期尿失禁及盆底肌训练. 中国妇产科临床杂志, 2004, 5 (1): 66-67

[224] Filocamo MT, Li Marzi V, Del Popolo G, et al. Effectiveness of early pelvic floor rehabilitation treatment for post-prostatectomy incontinence. European Urology, 2005, 48 (5): 734-738

[225] DeLancey JO, Miller JM, Keamey R, et al. Vaginal birth and de novo stress incontinence: relative contributions of urethral dysfunction and mobility. Obstet Gynecol, 2007, 110 (2): 354-362

[226] Ege E, Akin B, Altuntuǧ, K, et al. Prevalence of urinary incontinence in the 12-month postpartum period and related risk factors in Turkey. Urol Int, 2008, 80 (4): 355-361

[227] Sangi-Haphpeykar H, Mozayeni P, Young A, et al. Stress urinary incontinence and counseling and practice of pelvic floor exercises postpartum in low-income Hispanic women. Int Urogynecol J Pelvic Floor Dysfunct, 2008, 19: 361-365